病案与疾病分类学

主　编　孔　璐　王少康
副主编　陆凯东

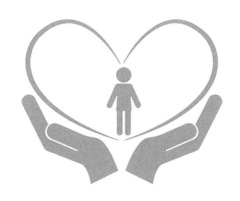

东南大学出版社
SOUTHEAST UNIVERSITY PRESS
·南京·

图书在版编目(CIP)数据

病案与疾病分类学 / 孔璐，王少康主编. —南京 ：
东南大学出版社，2020.8（2022.8 重印）

ISBN 978－7－5641－8972－3

Ⅰ. ①病… Ⅱ. ①孔… ②王… Ⅲ. ①病案—管理
②疾病—分类 Ⅳ. ①R197.323②R366

中国版本图书馆 CIP 数据核字(2020)第 110764 号

病案与疾病分类学

主　　编	孔　璐　王少康	
出版发行	东南大学出版社	
出 版 人	江建中	
社　　址	南京市四牌楼 2 号(邮编：210096)	
印　　刷	江苏凤凰数码印务有限公司	
开　　本	787 mm×1 092 mm　1/16	
印　　张	14.25	
字　　数	342 千字	
版 印 次	2020 年 8 月第 1 版　2022 年 8 月第 3 次印刷	
书　　号	ISBN 978－7－5641－8972-3	
定　　价	48.00 元	
经　　销	全国各地新华书店	
发行热线	025－83790519　83791830	

(本社图书若有印装质量问题,请直接与营销部联系,电话:025－83791830)

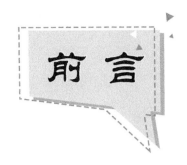

前言

　　病案与疾病分类学是一门新兴的交叉学科,课程设置涉及基础医学、临床医学、预防医学、卫生统计、计算机应用等,其需要临床医学、法学以及计算机等其他多学科的支持。该书是研究以病案资料为基础进行病案汇总、保存、管理和应用的一门学科。作为医疗保险专业的核心课程及基础课程,本书也是高等院校医疗保险系列教材之一,与其他应用学科相比,它是一门偏理论性的学科。内容包括对病案的概念、发展、种类、形成和特点、作用、价值、保存、与法律的关系及有关人员对病案的职责等的描述,还包括对病案管理的内容及要求、编目登记、国际疾病分类、病案质量控制、随诊工作、病案统计工作、电子病历系统、现代技术在病案管理中的应用等的介绍。

　　本书不仅可作为全国高等院校医疗保险专业、卫生事业管理专业、劳动和社会保障专业、保险专业、医事、法律专业教材,还可供其他相关专业进修人员、在职人员使用。

　　在本书编写过程中,全体编委尽心尽力,相互通力合作,力求使本教材有所创新和突破,但由于水平有限,本教材中错误和疏漏在所难免,恳请广大读者批评指正。

孔　璐　王少康

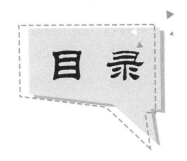

目 录

第一章

绪　　论

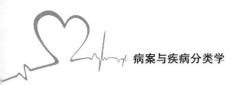

第一节 病案的起源和发展

病案的起源很早,在原始社会里,人们有了病痛,必然会产生消除病痛的愿望,探索某些原始的防治方法,从而产生了人类医药活动的萌芽。医学发展的历史与病案发展的历史的轨迹是齐头并进的,有了医学便有病案。在古代,病案与医书原是没有区分的。

一、世界病案发展的历史

人类医药学的产生,比文字记载要早得多。远古时代人类还没有创造出文字,对于一些事物的记载只能用刻画的图形记录,有的刻在山上的洞穴中,有的刻在墙壁或墓门上、烧制的石瓦上。据考古发掘,在西班牙旧石器时代的山洞的墙壁上,发现环钻和手指截断的侧面图,就大约是公元前25000年所作。这是迄今发现的最早的病案,也可以说是最原始形态的医书。

公元前4147年,医疗方面就有了文字记载,埃及Thot(索托)写有36本书籍,其中6本属于医书。公元前1600年写的一卷纸草,在19世纪被考古家Edwin Smith(埃德温·史密斯)发现,这是埃及古老的医学文字记录,记载48例外科临床病例,这些病例的记载都有固定形式。列有标题、检查、诊断和治疗,接近于现代病案记录。这卷纸草长15英尺、宽13英寸,现存于纽约历史学会。这卷纸草以发现者命名为"埃德温·史密斯纸草"。

另一古典医学记录叫"埃伯斯纸草",是1872年从一个尸体的两腿中间发现的,被德国的考古家Ebers(埃伯斯)买到,现存于来比锡大学,纸草长6.5英尺、宽12英寸。记录中显示当时对疾病已有细微的观察与合理的治疗方法。

公元前460年在希腊一个岛上,出生了一位医学家Hippocrates(希波克拉底),他反映古希腊思想家自发的辩证观点,以整体和统一的观念出发来认识人体和疾病现象,创立"四体液病理学说"。希波克拉底写了很多医学著作,也是第一位采用科学观点和方法做医疗记录的人。他写的病案对病人的体温、脉搏、呼吸、排泄物、痰、局部痛以及整体活动等都做了系统的记录,对病情的描述简明细致、真实和严肃。例如他写的一份产后发热的病历:一产妇分娩一女婴,恶露排泄正常,经过缓和,产后14天突然发热伴有寒战,开始于胃贲部及右季肋区疼痛,生殖器亦痛,恶露排泄中断。施用子宫托后症状减轻,仍有头颈和腰部痛,失眠,四肢发冷,口渴,肠道发热,大便少,尿清淡,初时无色。病情转变后第6日的傍晚,感觉错乱,继之恢复正常。第7日口渴,排出浓色胆汁。第8日有寒战,急性发热,痉挛伴疼痛,说话很多,但语无伦次,用坐药后起来大便,排粪很多有胆汁质,失眠。第9日痉挛。第10

日略轻度镇静。第 11 日睡眠佳,记忆力良好,很镇静但随即恍惚,排出大量尿液伴有痉挛、尿浓、白色,经摇动后未出现沉淀物,据观察颜色和浓度与牛尿相似。第 14 日全身不安,说话很多,轻度镇静忽又谵妄。第 17 日病人无言。第 20 日死亡。希波克拉底书写的病案与现代病案很相似,具有现代病案记录的许多特点,他是科学医学的创始者,也是科学性书写病案的创始人。古罗马著名的医生 Galen(格林)多年从事动物解剖,对医学发展做出巨大贡献。他的出名是由于医好了当时的罗马皇帝。他对病案价值有深刻的认识,常在病人床边记录病历,他有许多学生,他的教材就是以病例为依据。在他的著作里有一幅图画描写他在病床边书写病案的情况。

二、中国病案发展的历史

我国医药的发展历史久远,公元前 3220～2598 年,即神农黄帝之际,就有"神农尝百草"和"伏羲制九针"的传说,从发掘出新石器时代的无针眼骨针,证明了我国古代已用针刺治疗疾病。我国最早出现的有关医药文学记载是殷墟出土的商代甲骨文,公元前 1324～1266 年殷高宗武丁时的甲骨文上,记有疾首、疾目、病齿、病舌、病足、疾止、育疾、疾身等 21 种文字。这是我国最早的有关医学的文字记录。当时已能区别许多部位的疾病了。

公元前 5 世纪,古代著名医学家扁鹊,即运用望、闻、问、切四诊来诊断疾病。公元前 403～221 年战国时代,我国第一部医学经典著作《黄帝内经》诞生,它的整体观念、阴阳五行学说、脏腑经络学说构成了辨证施治的理论体系。我国完整病案的出现约在距今 2170 年的汉代,当时著名的医学家淳于意(公元前 205—167 年)记载了很多病例,史书上称他"辨证审脉,治病多验"。在《史记·扁鹊仓公列传》中记载了他写的病案 25 例,称为"诊籍",是我国现在发现最早的病案记录。以下是他对一例中热病人的记录。淳于意治齐王侍医遂病,自炼五石服之,臣意往过之,遂谓意曰:不肖有病,幸诊遂也。臣意即诊之,告曰:公病中热。论曰,中热不溲者,不可服五石,石之为药精悍,公服之,不得数溲,亟勿服,色将发痈。遂曰:扁鹊曰,阴石以治阴病,阳石以治阳病,夫药石者,有阴阳水火之齐,故中热,即为阴石柔齐治之,中寒,即为阳石刚齐治之。臣意曰:公所论之远矣,扁鹊虽言若是,然必审诊。起度量,立规矩,称权衡,合色脉,表里有余不足顺逆之法,参其人动静与息相应,乃可以论。论曰,阳疾处内,阴形应外者,不加悍药及镵石,夫悍药入中,则邪气辟矣,而宛气愈深。诊法曰,二阴应外,一阳接内者,不可以刚药,刚药入,则动阳,阴病益衰,阳病益著,邪气流行,为重困于俞,忿发为疽。意告之后百余日,果为疽发乳上,入缺盆,死,此谓论之大体也。必有经纪,拙工有一不习,文理阴阳失矣。

淳于意是我国第一位有意识地做诊疗记录的医学家。他说"诊病不能全部没有错误,他写的病案就是为了后来检查诊断对不对,脉法准确不准确"。在 25 例诊籍中,如实地记录了他诊治疾病的成败经验,对我国医学的发展影响很大。宋朝设立医学科,命题考试,对每一疾病的案语(即病情记录)所施方药,都要详细叙述,取其中最好的记录送太医局。从此医生

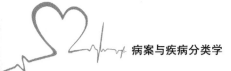

看病都先写案语再记治疗方药,这对病案记录的完整性起了很大的促进作用。

明朝中叶,韩懋(公元 1441—1522 年)结合他对病人的诊疗进一步发展了记录的书写,名"六法兼施"。目的是为继续治疗提供依据。"六法者,望闻问切论治也。凡治一病,用此式一纸为案,首填某地某时,审风土与时令也,次以明聪,望之闻之,不惜详问之察其外也,然后切脉,论断处方,得其真也。各各填注,庶几病者持循待续,不为临敌易将之失,而医之心思既竭,百发百中矣。或曰:六法兼施,得无琐琐乎,予应之曰:医药人之司命,为谋弗忠,非仁术矣。病有不治之条,医有封股之念,诚如是而不救焉,彼虽命尔,吾犹以为未精吾技而误于人人也。若夫轻疾小恙,虽不填案可也,畏其琐而并弃之,非予志矣。嘉靖改元壬千六月。"

韩懋在他的著作中的这段论述,足以说明他高尚的医德、科学严谨的医疗作风与注重医疗记录的态度。

1854 年吴崑在他的"脉案格式"中进一步提出医案书写的程序,使医疗记录更趋完善。

1. 书某年某月某地某人。

2. 书其人年之高下,形之肥瘦长短,色之黑白枯润,声之清浊长短。

3. 书其人之苦乐病由,始于何日。

4. 书初时病症,服某药,次服某药,再服某药,某药少效,某药不效。

5. 书时下昼日孰甚,寒热孰多,喜恶何物,脉之三部九候如何。

6. 引经旨以定病名,某证为标,某证为本,某证急当先治,某证缓当后治,某脏当补,某脏当泄。

7. 书当用某药,加减某药,某药补其脏,某药泄其脏,君臣佐始之理,吐泻汗和之意。

中国的医学家对医案非常重视,评论其"根源洞澈,治法精严",对指导医生对疾病的诊断治疗有实用价值。清乾隆四十三年(1778 年)俞震所著的《古今医案按》一书,在其自序中就有如下论述:"医书多不胜纪,一病必立一门,一门必立数法,究之法有尽,病无尽,一病之变已尽,或萃数病于一人之身,其变无尽,医之法于是乎几穷。盖以法也着,不过梓匠轮舆之规矩,病不依规矩以为患,医第循规矩以为治,常者生焉,变者死焉,转恨医之法未备也。不知法岂能备,要在乎用法者之巧耳。闻之名医能审一病之变,数病之变,而曲折以赴之,操纵于规矩之中,神明于规矩之外,靡不随手而应。始信法有尽,而用法者之巧无尽也,成案甚夥,医之法在是,法之巧亦在是,尽可揣摩。"

宋朝以后,医学家们收集了很多医案,编印成册。宋朝的许可知和张季直,明朝的薛立斋、陈维宜、孙文恒和江瓘,清朝的喻嘉言、魏之琇和叶天士等,集本人和他人医疗的医案刊印成册。其中以明朝江瓘父子所著的《名医类案》和清朝魏之琇所著《续名医类案》收辑较广,病类丰富,将历代名医验案均搜集书内,对个别重要病案附有编者按语,指出要点,对我国医学发展做出贡献。现今在继承发扬祖国传统医学方面,不少人通过潜心研究发掘,使一些难于诊断治疗的疾病得到有效的治疗。

三、现代病案的形成及发展

现代病案是随着科技进步、工业发展而形成和发展的。回顾 21 世纪以前科学尚无今日发达,人口还没有高度集中在大城市里。医生从业也很简单,只用感官来检查各种症状,什么病都能接受治疗,医生可全面应诊。接待的病人比较局限,大多为他的邻里友人亲朋,不似今日广泛接触病人。20 世纪以来,随着工业科技的发展,社会状态也有很大的改变,人类生活更加复杂,城市的发展,病人与医生的关系也起了变化,今日医学正在日新月异地前进,为了保障人民的健康、防病、治病和对疾病的早期诊断治疗,医疗工作不断引进先进科技成果用于疾病的诊断治疗。医学科学本身的进步,专科越分越细,仪器使用和各种检验、操作技术均需专业人员掌握操纵,医生不再可能单独完成诊治工作,必须获得专业人员的协助,这是人类社会、科学进步的必然结果。在医疗单位内要共同完成对病人的诊断治疗,必须依靠信息的传递。临床医师对病人病史、症状、体征检查所见,申请医技科室所做的各项检验都要做出书面记录、医技科室检验各种结果的汇报也必须通过文字记录传递给临床医师。现代的医疗工作凭借着信息的传递交流使医院内各诊疗科室协作尽快地使病人得到正确的诊断和治疗。信息是医院进行医疗活动和管理活动的基本要素,没有病案及其科学的管理,对病人的诊断治疗则无法有效的实施。医疗工作要不断地向前发展,对疾病的诊断治疗要开展研究,研究就要有资料,资料必须在日常工作中积累,因而必须以医学观点做好记录。现代医院的信息内容广泛,使用范围放大,只有对信息及时准确地收集、分析、处理,进行科学管理才能发挥它的效益。医院病案管理部门虽然发展缓慢,但随着等级医院建设、医疗、教学、科研工作对医疗信息的需求,对病案科学管理的专业要求越来越高了。

第二节 病案的有关概念

一、病案定义的来源

病案就其字义来说,就是病人诊疗记录的案卷。比较完整的概念是医务人员对病人疾病诊断治疗过程所记录的文件。它客观、完整、连续地记录了病人的病情变化及诊疗经过,是临床进行科学诊断治疗的基础资料,也是医学科学的原始资料。1986 年美国病案管理学家 Huffman(赫夫曼)曾做如下定义:"病案是由参与病人医疗的卫生专业人员所记载的关于病人生活史和保健史的事件汇编,它包括病人过去和现在病史及治疗史。病案必须及时撰写,要有充分的资料鉴别病人,支持诊断,评判治疗并准确记录结果。"

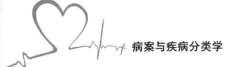

我国地域辽阔,历史悠久,不同地区对诊疗记录的称呼不同。传统医学对病人的诊疗记录称为诊籍、医案或脉案,现代医学则称为病案、病历、病史等。1953年我国原卫生部予以正式定名为"病案""病历",案有案卷之义,历有过程之义。当病案未完成、未交到病案科时,一般称为病历,如医师书写病程记录称之为写病历。当病案回收到病案科,按规定整理装订,这时已成册,遂可称为病案。有时,这些称呼混用。严格地说,病案与病历的区别在于前者是指完成或暂时完成医疗活动的医疗记录,后者是指在医疗过程中的医疗记录。

病案是有关病人健康情况的文件资料,包括病人本人或他人对其病情的主观描述,医务人员对病人的客观检查结果及对病情的分析、诊疗过程和转归情况的记录以及与之相关的具有法律意义的文件。记录病人健康情况的记录可以是文字形式,也可以是图表、图像、录音等其他形式。病案的载体可以是纸张、缩微胶片、磁盘、硬盘、光盘或其他设备。

因此,病案的定义应包含三层意思:一是记录患者健康状况的;二是在诊疗过程中形成的;三是集中起来统一管理的各种诊疗材料。具备了这三个条件才能称之为病案。根据这个观点,给病案下一个完整的定义为:病案是医疗工作的完整记录,是疾病诊治全过程的真实反映,并按一定要求将其集中、管理而形成的总体。

一份合格的病案应能够准确地回答"谁""什么""为什么""什么地方"和"怎么样"等问题。具体地说就是医疗的对象是谁,接受医疗的是什么疾病,为什么要这样医疗,医疗操作在什么地方进行,以及医疗活动是如何进行的。病案除了能够回答上述问题外,记录时还要强调完整性、及时性和准确性。医疗过程中的每一次活动都应有记录,记录的内容应能够确定病人的身份,支持医师的诊断,评判医疗的合理。良好的病案记录不仅能够真实地反映医院的医疗水平、科技、管理的情况和服务质量,而且也是医疗行政部门制订诊疗标准,评价医疗质量,医院管理水平及经济效益的可靠依据。随着医院等级建设与信息管理高新技术的飞速发展,病案作为医疗活动最原始的信息资源,对其进行科学管理日益显示出它的重要。

目前,病案的称谓已不再仅指 Medical Record(医学记录),而是指更为广义的 Health Record(健康记录)。这种改变首先出现在发达国家,他们在20世纪90年代初开始使用"健康记录"这一名称。这与家庭医师、社区医疗紧密相关,通过这些初级医疗及健康的检查,形成了更为完整的个人健康档案,为医院的医疗提供有价值的信息。

二、病案相关概念

(一)表示病案数量的有关概念

1. 病案总体:所谓总体是指性质相同的研究对象中所有观察单位的集合。由于病案是不断增长的,随着年限的延长,病案的数量则不断增加,因此,病案总体是一个动态的概念,而不是恒定不变的概念。

2. 病案单元:它是针对病案总体中任意的某一份病案,这任意的某一份病案即称病案单元。它是调用病案进行研究的最基本单位,如病案个例分析。

3. 组病案:它指在按照某种研究要求抽取病案总体中的一部分,病案总体中的这一部分称之为组病案。这里的组病案概念不同于统计学里的样本概念,统计学样本讲求随机抽样,而组病案只是按某种要求对病案进行分组。如:按解剖学系统分呼吸系统组病案、消化系统组病案等;按疾病名称分阑尾炎组病案、胃癌组病案等;按出院(或就诊)科室分科室组病案;以年份为单位的组病案等。组病案是对某一类病案进行管理的单位,也是病案调阅的常用单位。

（二）表示病案资料性质的概念

1. 一次病案资料(原始病案):它是已形成的可以传递的资料,是病案资料最基本、最重要的层次。上面讲到的病案总体、病案单元、组病案都是一次病案资料。一次病案资料一经形成,就需要给予利用,重复利用得越多,其价值就越高。要达到对一次病案资料的利用,主要依赖于二次病案资料。

2. 二次病案资料:它是对一次病案资料的诊疗结果的一种表达形式,也是病案利用的第一阶段。属于二次病案资料的如疾病分类卡、手术分类卡、姓名索引卡和各种登记本等。二次病案资料的目的在于提高一次病案资料的传递速度和使用效率,因此,它是病案管理的主体。

3. 三次病案资料:它是综合、积累、归纳许多病案资料的产物,是在合理利用二次资料的基础上,选用一些一次病案资料加以分析综合编写而成的,如临床病例分析。

从一次病案资料到二、三次病案资料,是一个由分散到集中、由片面到全面的病案加工和研究的过程,其目的是促进对病案的利用、发挥病案的作用。

4. 病案资料:指一、二、三次病案资料的总称。在特定的情况下,它可能单独指一次病案资料或二次病案资料或三次病案资料,也可能指一、二次病案资料或二、三次病案资料或一、三次病案资料。多数情况下是指一、二次病案资料,因为一、二次病案资料才是病案管理的重点。

第三节　我国现代病案管理的历史情况与今后发展趋势

我国近代医院的兴起是伴随着西方近代医学的传入而发展起来的。公元 1827 年英国东印度公司医生 colledge(郭雷枢)在澳门开设诊所,第二年扩建为医院。1835 年美国教会派传教医生 Parker(伯驾),在广州设立教会医院(博济医院)。这是我国建立的最早的近代

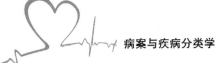

医院。清朝鸦片战争以后随着帝国主义的侵略，西方医学大量传入我国，到 1905 年各地教会医院已有 166 处，诊所 241 个。北京协和医院是由英国传教士始建于 1861 年，即清代咸丰十一年（1861 年）（辛酉），当时院名叫北京施医院。1906 年由六个外国教会联合管理，改名为北京协和医院，开设北京协和医学堂，培养医学生。1915 年该院由美国洛克菲勒基金会接管并筹建新的医院，1921 年新院建成，改名北京协和医学院。发展到 1949 年新中国成立时，全国共有各种医疗卫生机构 3 670 个，医疗卫生人员 541 240 人，其中医院 2 600 所，病床 80 000 张，其中外国教会在中国开设的医院 340 所，医学院校 20 所。新中国成立后，在党和人民政府的领导下，不仅改造和发展了旧医院，而且陆续新建了大批医院。改革开放以来为适应社会主义经济建设的发展，国家、企事业单位投资新建和扩建了大量医院，形成以医院为中心的城乡医疗网，在医院建设上取得了巨大成绩。

我国现代病案的兴起不过 70 余年。根据我国病案管理的创始人王贤星提供的材料可了解到，他于 1909 年到湖南郴县的惠爱医院，仅有一大型登记本，医生在询问病人时做一些登记，尚没有单独的病案记录。住院病人也没有规定的病案，手术及危重的病人仅由医生个人做些记录。1912 年他到长沙雅礼医院、1918 年到南京鼓楼医院都还没有建立单独的病案。北京市的医院病案建立得较早，1914 年北京协和医院的前身北京施医院就建立了病人的个人病案，在 1919 年前后北京的一些医院都建立了病案。20 年代前后我国其他地区的医院相继建立起病案。那时的病案记录也很简单，医生对病案的认识仅限于在医疗上参考使用，只要能够找到原记录帮助记忆就可以了，没有像今天这样详细全面的病历记录，更没有今日这样多的医技科室的检验记录。1913 年美国开展了医院标准化活动，对我国的病案记录有一定的影响，1916 年北京施医院的病案增加了医嘱记录。虽然有了病案但无专人管理，大多分散保存在各个科内，病人每住一次院给一个编号建一份病案，由于病人不多，医生对治疗过的病人大多有记忆，病案的使用率不高，1921 年以前都是使用此法，分科建立病案由各科保存。门诊病案不分科别按年度统一编号，仅有一病人登记本，没有姓名索引。1914 年才建立病人姓名索引，按罗马拼音排放。1921 年协和医院新院建成设立了专管病案的病案室，也仅负责住院病案的管理，1924 年将门诊病案、医院统计交由病案室管理。21 世纪初，我国医生只是着重学习掌握医学知识和新的医疗仪器的使用，病案仍然处于以文字代替记忆的作用阶段。一些对医学研究有兴趣的医生，很注重资料的积累。但终因个人积累有限，有些有价值的研究因得不到足够的病例而不能完成。病案管理组织的建立对病案进行科学管理，不仅对医疗工作有利，也为科学研究提供了丰富可靠的资料，促进了医学科学的发展，引起了医生们对病案的重视，病案管理因此得到了很大发展。

一、我国病案管理的奠基人和对病案管理做出贡献的专家

王贤星是我国著名的病案管理学家，生于 1894 年 6 月 8 日、卒于 1989 年 7 月 4 日，祖籍湖南省临武县，1918 年毕业于长沙雅礼大学，获文学学士学位，后进入南京金陵大学深造。

1919 年 6 月 26 日到北京协和医学院工作,1921 年被聘任为病案室主任,从此投身于病案管理事业。经几十年不断探索,为我国病案管理工作建立了一套科学的管理方法,为北京协和医院的医疗、教学、科学研究工作的顺利开展积累了大量有价值的资料,经王贤星组织领导管理的病案被誉为协和的"三宝"之一。他也是我国病案工作的创始人。王贤星是一位勇于开创,不断探索和不懈追求的病案工作者。自他从事病案管理工作以来便制订了集中统一管理病案的方法,实行了一位病人所有病案记录都集中于一个病案号下统一存放的"整体制",从而克服了资料来源的局限性。病案的整体制和集中统一管理的方法非常有利于医疗工作、医学教学,有助于研究对疾病的发生、发展做出详细病情的分析统计。在病案管理方法和操作技术方面,为使各级医师及时、完整、准确地做好病案记录,收集病案资料,在他的倡议下,协和医院建立的初期就组织了有各临床科室主任参加的病案委员会,订有关病案书写及检查制度、出院病案讨论制度,以保证协和医院病案书写质量。在病案资料的科学管理方面,他设计了系统的管理方法,这包括:(1) 整体制的集中统一管理的病案系统;(2) 统一编号的管理方法;(3) 建立病人的姓名索引,作为按病人姓名查找病案的依据,开始用罗马拼音排列,1958 年改用汉语拼音排列;(4) 建立病人的入院登记,以掌握住院病案情况,同时提供按入院日期查找病案的线索;(5) 建立出院病人分科登记以掌握出院病人的各种情况,也作为按照出院时间查找病案的线索;(6) 疾病分类索引,这是根据病案记录病人所患的疾病诊断进行分类编目,它是提供医师分析研究病案进行检索的主要手段,随着医学科学的发展,历年来分类方法有所变更,从 1984 年起使用国际通用的《国际疾病分类》进行编目;(7) 手术分类索引,这是根据对患者所施的手术和其他医疗操作进行分类编目,也是提供医师检索病案的一个重要方法;(8) 对病案资料的借阅、归档都建有严密的登记和管理制度。

王贤星创建的这一套病案的科学管理方法,为我国近代病案管理奠定了良好的基础,其基本方法在我国不少单位至今仍被广泛使用。北京协和医院的病案在王贤星创建的方法管理之下,到目前为止已积累保存了病案近 220 万册。这些病案已经成为反映我国近几十年来临床医药卫生工作的一份宝贵财富,为医疗、教学、科学研究以及社会历史调查提供了大量可靠的资料。因对协和医院病案的统一保存和管理,1972 年曾得到周恩来总理的表扬。

王贤星于 1954 年 1 月在《中华医学杂志》上发表了《建立病案学科的重要性》一文,建议"在医学的课程中,增加一个独立的科目——病案学科"。教育医学生写好病案,并"建议卫生部成立病案管理人员训练班培养病案管理专门人才"。几十年来,王贤星为我国培训了大量管理人才,我国许多有成就的病案管理人员都直接或间接受到他的教导或影响。他带过许多进修生,为地方和部队举办了 20 余期病案管理短期培训班,其中不少人已成为我国病案管理的骨干。王贤星于 1940 年为协和医院编写过《手术操作分类名称》,指导医师填写病案中手术操作名称和进行病案的手术操作分类编目工作。1951 年,应原卫生部委托重新编写了《手术操作分类名称》汉英对照本,由原卫生部油印出版。1956 年应中国人民解放军总后勤部卫生部邀请,赴南京军区总医院参加编写《部队医疗预防教范》工作。1980 年由王贤

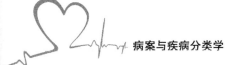

星参加并指导协和医院病案室及有关同志编写《疾病分类及手术分类名称》一书,由人民卫生出版社出版,填补了我国在疾病分类方面的空白。1981年,在王贤星指导下,北京协和医院病案室及有关同志为卫生部组织的全国病案管理训练班编写出一份较完整的《病案管理》教材。王贤星虽已年过九旬,但退休后仍关心我国病案管理工作的发展,积极支持在我国使用国际疾病分类。1982—1983年,他积极参加世界卫生组织发行的《国际疾病分类》第九次修订本的编译工作,为本书的编译做了大量的工作。

抗日战争胜利后,1948年协和医院第二次开院,王贤星设计了将病案,X线片、病理切片和普通照相的病理照片等信息资料统一管理的方案,建议在医院的适当位置建筑楼房,当时正值战后恢复期间,无暇顾及建筑,这一计划未能实现。20世纪50年代北京建设的解放军总医院,中国医学科学院阜外医院,肿瘤医院的病案、X线片统一管理都是由王贤星设计指导实施的。王贤星对工作勤勤恳恳、兢兢业业,精益求精。为维护协和医院保存多年的病案,他置个人的安危于不顾,经过反复曲折的斗争,坚持原则,终于使协和医院的病案较完整地保存到今天。王贤星创建的适合我国情况独立完整的病案管理体系,对我国病案管理和临床医学的发展仍在起着重要的作用。

刘钰泉,河北省玉田县人,是燕京大学第一期的毕业生。1923年到北京协和医院从事病案管理工作,协助王贤星主任做好病案管理工作,1937年后到上海,70年代中期于上海第一医学院眼耳鼻喉医院退休。刘钰泉对病案管理造诣很深,工作几十年中为病案管理培养了大量人才。1960年他与周倬然共同翻译出版了美国医学会编著的《疾病和手术名称》一书,该书的出版对我国病案管理工作中疾病和手术分类的影响很大,很多医院都使用此书进行疾病和手术分类编目。70年代初,他结合个人工作实践整理总结写出十余万字的资料,可惜未能付梓。

李铭,北京市人,1923年到北京协和医院病案室工作,1941年到北京中和医院(现北京医科大学附属人民医院)任病案室主任直到病故。他与刘钰泉对北京协和医院病案管理工作都做出了不同的贡献。1964年在李铭的组织领导下,北京医科大学人民医院病案室由于工作成绩显著被原卫生部评为全国红旗单位。同年受原卫生部委托举办了全国病案管理训练班,在此基础上编写了《病案管理》一书由人民卫生出版社出版。李铭对我国的病案管理事业有着强烈的责任感,多次与王贤星向原卫生部提出有关病案管理工作和人员培训等方面的报告。在工作的50年中为我国的病案管理做出了贡献并培养了一批病案管理人才。他那诲人不倦、谆谆教导的精神,至今仍被人们称颂。

周倬然,江苏省吴江县人,早年在天津总医院工作,1948年在上海从事病案管理工作,任上海市第一人民医院病史室主任,对病案管理工作有很深的造诣。1954年周倬然曾编写出版了《病案管理》一书,是我国第一本有关病案管理正式出版的专著。1960年与刘钰泉共同翻译出版《疾病和手术名称》一书,对我国的病案管理工作起到了指导作用。周倬然还担负着上海市举办的各种短期培育班和卫校病案管理专业的教学工作,培养了众多的病案管理专业人才。1981 年中华医学会召开第一次全国病案管理和统计学术会议,周倬然为会议的筹委和大会主席团成员,为组织编写制订《省地市综合医院病案管理工作基本要求》主要人员之一。1988 年他被选为中华医学会医院管理学会病案管理学组副组长,1993 年被推荐为第二届病案管理学组顾问。他是上海市病案管理学科带头人,负责上海市的学术活动,为上海市和我国病案管理事业的发展做出了积极的贡献。

李国威,早年在上海与刘钰泉一起工作,得到刘钰泉的教导。20 世纪 50 年代中期支援边疆建设,到新疆乌鲁木齐市任新疆医学院附属第一医院病案室主任,为推动新疆及西北地区的病案管理做了大量工作。他刻苦钻研业务,为病案管理的发展勤于思考,克服了多重困难,于 1989 年完成了《病案管理学》的编写,由新疆人民出版社出版,全书约 35 万字,是一本论述较为全面的专著。1994 年他编写的《临床疾病和手术术语集》由新疆科技卫生出版社出版。李国威同志于 1988 年被选为中华医学会医院管理学会第一届全国病案管理学组委员,对我国病案管理工作做出了贡献。

除上述对我国病案管理有较大影响的专家外,他们也培养和带领了一批同志,对我国的病案管理事业的发展做出了贡献。1980 年北京协和医院的李恩生在老主任王贤星的指导下,与院内的同志们组织编写了《疾病分类及手术分类名称》,由人民卫生出版社出版,填补了当时我国在疾病分类和手术分类方面的空白。李恩生教授于北京中日友好医院成立后,组建了该院病案室,举办了多次学习班并与该院卫校组织了二期病案管理中专班,为病案管理做了大量的培训工作。20 世纪 30 年代从事病案管理的杨国城、娄庆生、王泉在王贤星的指导下,在开拓和发展病案管理事业方面做出了贡献,如病案单一编号系统的实施,病案、X线片统一管理等,都是由他们首先实践的。新中国成立前后,全国各地结合当地情况涌现了一批病案管理的同志,为我国的病案管理事业都做出了各自贡献。近年来,一批年轻的同志结合国内外情况,刻苦学习,联系实际,推动我国病案管理向现代化、规范化、科学化发展取得了可喜的成绩。病案管理专业教育的发展,也为我国培养出新一代的病案管理人才。

二、我国病案管理学术活动及学会组织的发展概况

病案管理在我国有 90 余年的历史,旧中国医药卫生事业发展缓慢,新中国成立后随着医药卫生事业的发展,病案管理工作亦有所发展。限于当时的条件,"文革"前一直没有组织起病案管理的学术活动。直到 1981 年在原卫生部和中华医学会医院管理学会组织下,于 1981 年 9 月 21 日至 25 日在南京市白下饭店召开了第一届全国病案管理和统计学术会议。会议收到论文 266 篇,大会交流 31 篇,小会交流 64 篇。参加会议的有来自全国 27 个省市正式代表 94 人,列席代表 15 人。针对"文革"后医院及病案管理中存在的问题,会议围绕怎样写好、管好、用好病案这一主题,广泛交流了病案管理技术、病历质量检查评定、疾病分类编目、随诊和医疗统计方法、指标的分析、应用等方面的经验。大会由筹委会起草了《省地市综合性医院医疗统计工作基本要求》和《省地市综合性医院病案管理工作基本要求》两个文

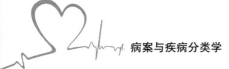

件,交大会讨论,经大会代表讨论通过,文件报送原卫生部医政司。大会的论文会后由《中国医院管理》杂志印发专刊。这次会议的召开极大地鼓舞了病案管理人员,全国各地病案管理工作人员强烈要求组织起来开展学术活动。会后,北京、天津、上海、江苏、湖北、黑龙江、山西等省市,在当地医学会的领导下成立了学术组织,开展学术交流,举办短期培训班,使得我国的病案管理事业有了较大的发展。在第一届全国学术会议上代表们提出病案管理人员专业职称评定问题。会后在北京、天津、上海、黑龙江的部分代表即组织起草病案管理人员职称评定条例,并经多次修改报送原卫生部。1983 年 4 月 7 日北京病案管理学组全体委员邀请原卫生部人事司、医政司有关领导座谈,反映情况,会后起草考核标准。原卫生部于 1983 年 5 月 13 日下发了(83)卫人字 159 号文件:"关于卫生宣教人员、病案管理人员评定技术职称的几点意见"及"病案管理专业人员业务考核标准",提出病案管理人员以及技士、技师等技术职称晋升的考核标准。此件发出不久劳动人事部整顿职称评定,暂停执行。1985 年恢复职称晋升,考核标准基本参照此件。

中华医学会第二届全国病案管理学术会议于 1988 年 12 月 5 日至 12 月 8 日在河北省石家庄市召开。本次会议收到论文 167 篇,大会交流 24 篇,小会交流 53 篇。来自全国 28 个省、市、自治区和解放军正式代表 88 人,列席代表 66 人。原卫生部医政司负责同志与河北省卫生厅长出席会议并发表了讲话。中华医学会医院管理学会副主任委员、中华医学会北京分会副会长王甲午参加并主持会议。会上一些代表做的调查报告指明了我国病案管理工作的现状,讨论了如何加强病案记录的质量管理,利用电子计算机、缩微技术实现病案管理的现代化,对制订全国统一的病案首页,使用国际疾病分类进行疾病诊断编目、检索做了深入探讨。经过几天交流、讨论,代表们一致认为发展病案管理教育是我国实现病案管理现代化的根本措施,建议在我国积极开展不同层次、多渠道的病案管理专业教育。本届会议论文由《中华医院管理杂志》印发专刊。会议成立了全国性的学组即中华医学会医院管理学会病案管理学组,主任委员刘振声,副主任委员马家润、周倬然、李恩生,顾问冯传宜,委员李玉梅、李国威、刘惠英、张一华、张辉华、宋殿佐、沈震岐、徐希文、符品端、薛五骐。

第三届全国病案管理学术会议于 1993 年 11 月 9 日至 13 日在北京召开,会议主题为:"加强病案管理,发挥病案资料信息优势,为医教研医院深化改革提供优质服务"。会议收到论文 399 篇,大会交流 16 篇,分组交流 158 篇。来自全国 28 个省、市、自治区和解放军代表 254 人参加会议。原卫生部顾问、中华医学会医院管理学会常委林钧才出席会议,学会常委兼秘书长王志明代表学会致辞。全国病案管理学组副组长马家润汇报了第一届学组工作。

第二章
病案的基本内容

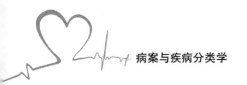

第一节 病案的建立

病案是病人医疗保健资料的汇总,是从病人在医院、诊所或其他初级卫生保健中心第一次就诊或治疗时开始记录的。因此,病案是在病人身上所实施的所有诊疗过程的记录,不管病人是在住院,还是在诊所或保健中心进行诊疗。

一、建立病案的起始时间及病案的形成

1. 病案通常是从病人第一次就诊的诊所或医院的登记处(挂号处),医院的住院处或急诊就医时开始建立的。

2. 建立病案的第一步就是要收集病人基本的和准确的身份证明资料。

3. 如果病人准备住院或留在急诊室观察,则必须要有暂定的或明确的住院诊断,即病人住院接受治疗的原因必须要记录在病案首页上。然后病案随病人一起被送到诊室或病房。

(1) 在诊所或在医院门诊科室,医师和护士要将此时收集到的一些资料记录在表格上,并注意在使用的每一张新表格上端记录病人姓名及病案号,医师应在每一记录项目下签字。

(2) 在病房,护士要记录有关护理治疗计划的资料。医师要记录病人以下方面的资料:① 主诉;② 现病史;③ 既往病史;④ 家族史;⑤ 体格检查;⑥ 治疗计划;⑦ 申请实验室或 X 线检查。另外,在每天记录的基础上,医师要不断记载病人的病程、医疗所见,治疗、检查结果及病人的全身状态。护士要记录下所有的观察所见,使用的药物、治疗及他们给予病人的其他服务。

(3) 病人出院时,医师在病程记录的下面要记载病人出院时的状况,诊断治疗以及病人是否需要随诊。此外,医师还要写出院摘要,在病案首页上要记录主要诊断以及其他诊断和手术操作,并在首页上签上姓名以示对记录资料负责。

(4) 病人在出院处办理好出院手续,结清住院费用,或在门诊结束就诊后,病人的所有资料被送到病案室。

4. 病人的所有资料经病案管理人员按一定要求进行整理、装订后形成病案。

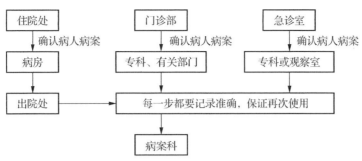

图 2-1 病案建立过程流程图

二、一份完整病案的标准

1. 有关病人的所有医疗资料收集完整,满足保存病案的目的。

2. 按预定的顺序整理装订。

3. 已完成摘要、编码和各种索引。

4. 已归档以便将来检索和查阅。

三、病案的存在状态

病案作为一种文件资料,有各种不同的形状和大小。从表面上看,它包括许多纸页或卡片,可以加上封面或放在封袋中,它的保存形式有多种多样。病案的存在状态分为正规病案及手册式病案。正规病案即指在医院内形成的医疗文件资料,由医院负责保管。手册式病案是指一种交给病人携带的供其在门诊科室就医的医疗记录手册。另一种可交病人携带的医疗记录称为医疗磁卡,磁卡可录入病人每次诊疗的主要情况,其携带方便,便于病人在不同地区、不同医院及医疗诊所就医。在较先进的病案管理系统中,这些医疗资料还可以输入计算机或将纸张记录资料制成缩微胶片或用光盘存储形成无纸病案的保存状态。

四、我国医院或诊所建立正规病案的条件

建立病案原则:每一个到医院或诊所的病人,来院进行门诊、急诊或住院诊疗,医院就应有这一病人适当的完整记录,为医院永久保存的文件。

我国人多地广,医疗制度尚不健全,各地医疗条件技术水平差距较大,病人随意流动,趋向医疗设备好、技术水平高的医院就医,这些医院门、急诊病人很多。每日接待的病人初诊达20%～40%,年增加门诊病案达 15 万～20 万册。这其中只在医院就诊一次的病人占 40%～50%。将近一半的病案只有一次记录,且 20～30 年不再使用,而医院仍为其保存病案。

病案发展很快,医院不可能每年都增加贮存病案的库房,一部分不被使用的病案充斥在库房保存,为了解决病案贮存的空间问题,节省人力物力资源,我国绝大多数医疗单位对一

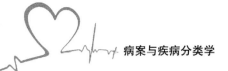

般门诊病人采用门诊医疗手册,对某些需在医院继续治疗的病人建立正规病案。我国大部分医院正规病案的建立遵循以下条件:

1. 凡是与医院建立医疗合同单位的病人当其第一次门诊,或急诊就诊时就应为其建立正规病案。

2. 虽然是非合同单位的病人或居民,但医生认为医治其病情需要建立正规病案者。

3. 凡是外国籍的病人。

4. 一切住院病人(包括合同与非合同单位的病人,本地与非本地的病人等)。

第二节 病案的内容

病案保存了有关病人及医院或诊所的医务工作者对病人进行医疗的资料,它准确地记录事实,起到支持诊断、评判治疗的作用。

病案的基本内容包括:病人基本资料、病史记录、体格检查记录、病程记录、诊断及治疗医嘱、必要的诊疗通知及病人同意书、临床观察记录、操作及实验室检查报告,以及医疗结束时的结论等。

1. 病人基本资料:为了将来用于医疗、法医鉴定,科研和教学,病案必须包括足够的资料用以鉴别病人的病案。如:病人姓名、性别、年龄、日期、民族、国籍、工作单位、家庭住址、籍贯、身份证号码和病案号等。

2. 病人的病史记录:记录病人的既往病史及现病史以及家族的疾病史。

3. 有关的体格检查记录:记录一些与本次病情有关的具体检查及常规的体格检查,通常有呼吸系统(肺)、循环系统(心脏、血压)、消化系统(肝、脾)、神经系统等的叩、听、触、视的检查记录。

4. 病程记录:记录病人在住院期间病情的发生、发展及转归过程。

5. 诊断及治疗医嘱:该部分记录包括医师的会诊记录(会诊指当某科病人的疾病在治疗过程中疑有他科情况时,请他科或他院医师共同对该病人的病情做出诊断和治疗的活动过程)、拟诊断讨论记录、治疗计划所施治疗方法的医嘱(医嘱指医师为病人的治疗给予护士的指示记录,医嘱分为口头医嘱、临时医嘱记录、长期医嘱记录)。

6. 必要的诊疗通知及病人同意书:包括病人病重、病危通知书(此通知书是下达给病人家属的,一式两份,病人家属及院方各执一份),医疗操作、手术同意书(凡进行具有一定危险性或对病人可能造成一定不良影响的操作时,需征得病人或病人家属或其授权人的签字同意方能进行)。其具有一定的法律作用。

7. 临床观察记录：是医师及护士对病人病情观察的记录，如病人体温单、护理单、特别护理记录等。

8. 操作及实验室检查报告：临床操作，如腰穿（抽取脑脊液）、骨穿（骨髓穿刺）以及活组织检查等报告；生化检验，如血尿便常规、X线、放射、扫描、核磁共振、超声检查以及心电图检查等报告。

9. 医疗结束时的结论：出院记录通常称之为出院小结，其内容包括最后的诊断、治疗后的结果、治疗过程的小结（简明扼要）和对病人出院后的建议等。

第三节 病案的作用与价值

一、病案的特点与目的

（一）病案的基本特点

1. 病案作为一种医疗卫生记录，属于科学技术档案之一，作为档案的一个门类，与其他各种档案资料一样，是国家档案宝贵财富的一个重要组成部分。

2. 病案是各种医疗活动的真实的历史记录，它不仅如实地记录和反映了患者的发病过程，诊断经过和治疗效果，而且是反映各类疾病发生和发展的第一手原始材料。

3. 只有按一定要求集中保管起来的医疗记录材料才能称为病案。因此，病案必须是具有内在联系，客观全面地反映病人发病过程和医疗效果的整体。

4. 病案必须是能够确定、鉴别病案与病人之间的医疗关系以及医师对病人的诊断是否具有充分的依据，对病人所施的治疗是否能保证是最优良的并能得到良好的治疗效果。

5. 病案具有实用价值。病案从各方面记载了人类与疾病斗争的历史，从整体上说，我国保存的病案可以反映我国医药卫生事业的发展状况，我国当代病案反映着我国十几亿人民的生、老、病、死的基本情况，反映了我国现今的防病、治病水平。同时，病案也为医疗、教学、科研积累了丰富的资料，为医院管理提供了服务。

（二）病案的目的

为了取得更佳的医疗效果，每一位病人只有一份病案，其目的：

1. 用于交流：它为所有负责同一病人的医务工作者之间提供一种交流的手段，作为医师对病人进行正确诊断和治疗的依据。

2. 计划医疗：它是为每一位病人进行医疗的基础。

3. 证明文件:它提供病人每次住院期间或就诊时患病及治疗过程的书面证据。

4. 分析、研究和评价:它是分析、研究和评价对病人的医疗质量的基础。

5. 保护合法权益:它有助于保护病人、医师、护士、医院、诊所及初级卫生保健中心的合法权益。

6. 用于科研:它可提供临床资料用于研究,以及用于对医学生、护士、医师和其他医务工作者的教育。

7. 提供信息:可以为目前和今后医疗、研究、医疗费用、医疗统计资料的收集及疾病分布提供信息。

好的医疗管理通常应该是为每一位病人建立和保存一份病案,即一份内容完整的病案。一份不完善的病案,也就是说,一份没有足够的资料用来鉴别病人、支持诊断、评判治疗的病案反映了该诊所或医院内医师、护士及其他医务工作者医疗方面的低劣水准,即反映了医院或诊所管理的不善。

二、病案保存的价值与作用

(一) 病案保存的价值

病案是医院中各级医务人员努力劳动的结晶,病案中汇集了各级医务人员的劳动成果。如前面所述病案的内容系统地、完整地、真实地记载了所有有关医务人员为病人所做的近乎一切的工作。这些记录能够客观准确地反映医院的基础医疗,起到了从基础医学到临床医学间的桥梁作用,加强了医学体系的完整性。它还反映出医院各级医务人员的医德、医风、医技水平以及医院的管理水平等。因此,一份完整病案对病人,对医院、诊所及其他医疗单位,对医师及其他医务工作者,对科研、统计和教学、医疗质量的评估和对病人支付医疗费用审核均有不同的价值。

1. 对病人的价值:因为病案包括了病人有关疾病及治疗效果的完整报告,是一份有关病人健康的记录,因此它对病人的以下方面有较大价值。

(1) 对病人的同一疾病或其他疾病今后的治疗有参考价值。

(2) 通知病人治疗的过程及对治疗的评价。

(3) 作为损伤或治疗不当时申诉的支持性法律文件。

2. 对医院、诊所或其他医疗单位的价值:医疗单位可用病案评价医疗水平及治疗结果。如果保存的病案记录不充分,则不能证实治疗的结果。病案在法医鉴定方面对医疗单位来说也是有价值的。

3. 对医师及其他卫生专业人员的价值:病案对所有负责病人的卫生专业人员都有价值。病人可能曾经被医师或其他卫生专业人员治疗过,病案为此能为病人今后的继续治疗提供恰当的、临床的、社会的或其他方面相关的随时可用的资料。另外,病案对某些疾病的检查、治疗及治疗的反应也有价值。

4. 对医学研究、统计和教学的价值:在科研工作中,病案是主要的工具,病案中的信息为医学科学的发展提供了实际的、可靠的材料来源。这些信息在卫生保健、发病率的统计方面也是很有价值的,并可用于今后卫生专业人员的教学工作中。

5. 核对医疗费用:如果病案中没有对各项治疗支付费用的资料就无法判断其合理性。通常卫生保健机构对病人的申诉需要有支持性的证据,这个证据就可以从病案中找到。

(二) 现代病案的作用

1. 在医疗方面的作用

(1)对医师:医师为病人所做的正确治疗,来源于正确的诊断。疾病的诊治过程,是医师调查、研究、认识疾病的过程,病案较全面地记载了这一过程。因此:

① 病案可以帮助医师了解疾病的发生、发展全部过程,对疾病做出正确的诊断和治疗。

② 病案可以帮助医师解决疑难杂症。

③ 通过病案资料的积累,可为医师提供撰写论文的素材,总结成败经验教训,提高医疗质量。

④ 病案可以考核医师的业务水平。医疗活动是医师所掌握的医学理论知识、医疗操作技术与临床医疗相结合的一个具体实践过程。医师所具有的医疗业务水平如何,将在临床医疗实践中得到反映。因此,病案记录是反映医师业务水平的最好证据。通过病案所记录的诊断依据充分与否、辅助检查适当与否、各项处置是否符合医疗原则以及医师诊治过哪些病症、施行过哪些手术、经治病人的治疗效果等内容,可以客观、正确地评价医师的业务水平。

(2)对病人:病人在连续接受治疗或转院进行检查及治疗时离不开病案。病案可以代替病人记忆既往病史,帮助病人为医师提供既往疾病情况、检查及治疗的结果,便于就诊时参考。

(3)对医技科室:病案所记载的医师的医疗实践活动,可以反映出医技科室所做的科学实验结果的准确率及对临床产生的影响,帮助医技科室总结经验,提高实验检查水平。

2. 在教学方面的作用:一套内容完整的病案能够系统地反映出整个病例的全貌,是临床教育极生动的教材。

(1)对医学生的教育:有些病例在临床教学中一时难以遇到,用典型病例的病案作为教材,常可获得满意的效果,如天花等已绝迹的病例。因此,一份内容完整的病案,是某一病例的实例,对医学教学来说,是一本活的教科书。

(2)用于培训医师:对于住院医师和进修医师来说,病案是一个有效的业务培训工具。认真书写病案、培养医师在医疗活动中的逻辑思维能力,将使医师在诊断技术、治疗方法、业务能力等方面都能得到不断的提高和改进,即使是高年资医师,也可以在分析病案资料的过

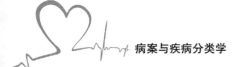

程中使自己的知识得到及时的更新。

3. 在科研方面的作用

(1) 促进医疗医学的发展:医学科研的目的就是提高医学理论水平和寻求最佳的诊断及治疗方法,其关键的一点就是要掌握大量的资料。这些科研资料的来源,一是来自医学科学实验,一是来自临床医疗实践。医学科研的成果最终还是要受到临床医疗实践的检验,而临床医疗实践本身也是医学理论、医疗技术与医疗实践相结合的一次"实验"。因此,病案记录内包含着最丰富、最新鲜、最具体的医学科学实验和临床医疗实践的重要资料,通过对这些资料的研究分析,可以总结出新的经验;新的经验推广于临床所产生的资料又由病案记录予以积累,积累的资料又可以供研究分析,如此周而复始,循环不断,使医学理论和医疗技术的水平推向一个又一个新的高峰,促进医疗医学的不断发展。

(2) 推动预防医学工作的开展:通过病案资料的积累,研究疾病的发生、发展过程,并采用随诊的方法,跟踪观察病人疾病的演变情况,找出某些疾病的预防性措施,使其减少发病率,从而达到保障人民健康的目的。

4. 在医院管理方面的作用:病案是医院管理中重要的信息资料,医院内许多信息流皆可从病案中取得。如危重病人抢救的成功率,反映医护人员的医疗水平,反映其他抢救配套设备的性能与使用效果,反映医疗费用与医疗活动的比值,反映医务人员的工作态度及其他方面的服务质量等。真实而完整的病案标志着医院和其工作人员为病人服务的态度、服务的质量和医疗业务水平。因此,病案可以说是检查和监督全院工作、进行科学管理的可靠依据,可供医院领导在改善服务质量、考核医师业绩、制订工作计划、进行行政管理、医疗管理的决策时做参考。

5. 在统计方面的作用

(1) 病案是医院医疗业务统计工作中主要的原始资料之一,是医疗业务活动数量和质量统计分析的可靠依据,并为卫生统计部门提供分析研究疾病的分布、发病率、死亡原因的数据,为研究疾病的防治和监测做参考。

(2) 通过对医院各项指标的统计,实行卫生部门对医院工作的评价和监督。某些国家要求对每一位出院病人根据病案填写一份病历摘要或将复写的病案首页报送地区行政部门,以此进行医院工作指标的统计,并作为检查评定医疗质量的一项重要依据。1983 年,美国卫生部实行一种 DRGs(Diagnosis Related Groups system),译作"疾病诊断相关分组",对475 组疾病的治疗规定了每个组的最高住院天数,卫生部门根据此规定拨给医院部分经费,实行预付款制度。美国政府的这一措施给美国政府平均每年节省几十亿美元的利益,在医院与医院之间形成了一种竞争的气氛,也促使医院本身为降低医疗费用、增加经济收入而努力提高医疗质量、做好病案统计工作并协调医院内的各项工作。

6. 在历史资料方面的作用:通过病案中所记载的历史背景,可以研究医学科学和社会发展的历史情况,或了解以往对某一疾病的诊治方法、治疗效果。病案成为一部真实记录医学科学和社会发展的宝贵历史资料。一所医院内的病案可以客观地反映这一单位的发展情况。以北京协和医院为例,现保存着自 1914 年以来近 90 年的病案,这些病案记载了每个病人的疾病情况、诊治方法和疗效,对于总结和了解这几十年我国和世界医学的发展、各种疾病治疗方法的改进及发展、医学科学和人民卫生保健事业方面的进步,无疑是一份宝贵的历史资料。病案作为一个整体,也是一部近代病案科学管理的发展史,同时对我国近代社会发展史的研究也起着一定的辅助作用。

7. 在法律方面的作用:病案是患者病情的客观原始记录,因此,有些医疗纠纷、伤残事故的处理、社会上的一些诉讼案件以至某些个案的调查,均可根据病案内的原始记录,作为评议、处理或判明责任的依据,作为法律上的证据。

（三）影响病案价值的因素

病案的使用价值受许多因素影响,有人为因素,有自然因素。人为影响病案使用价值的因素可通过提高医务人员业务水平加以消除,而自然影响病案使用价值的因素则只能加以诱导,以促进对病案的利用。影响病案使用价值的因素主要有:

1. 病案资料的完整性:病案资料的完整性与病案的利用价值有直接的关系。在病案的利用过程中,时常由于病案不完整使病案的利用受到限制。病案的使用价值是多方面的,因某一方面的缺如,都会使该病案在此方面的利用、评价有困难。失去病案的部分使用价值,如病案存在这方面或那方面的不完整,在对病案进行综合评价时,就无法利用整体病案,失去病案的应有价值,只能小范围地利用。因此,病案的完整性是病案使用价值存在的首要条件,也是病案利用的前提。病案的不完整主要表现在抓不住主诉或主要病史情节、记录缺如或不详、不能全面采集病史等。病案这些方面的不完整在病人出院以后是无法弥补的。

既然病案的完整性如此重要,那么什么样的病案属于完整的病案呢? 所谓完整是指凡已形成的或属于归档的病案材料,都应当全部集中管理起来,并要求保持病案材料的有机联系。一份完整的病案,它的内容应包括生物-社会-心理三方面内容,从时间上应包括疾病发生的起因开始至疾病完全治愈这一疾病演变的全过程。如癌症患者需要记录从发病到患者死亡的整个过程。这就是病案的完整性的全部内涵和外延。

2. 病案的书写质量:病案的书写质量是影响病案使用价值的另一个重要因素。它主要表现为医务人员在书写病案时,抓不住主诉或主要病史情节,医护人员观点局限,不认真对病史做全面的采集,病史记录不及时以致记述失实、措辞欠当或文理不通。病案的书写质量存在缺陷,同样会给病案的利用带来负面作用。如某医院乳腺癌手术病人,术后出现皮瓣坏死,因医务人员怕作为并发症处理,在记录病案时含糊其词,若干年以后想做乳腺癌皮瓣坏死病案分析,结果发现大部分乳腺癌皮瓣坏死病案因未能详细记载当时情况,失去了它应有的价值,直接影响了病案的利用。

3. 疾病特征:疾病特征是病案价值存在的本质属性,是病案利用的基础。不同疾病特征的病案利用价值是不同的,如感冒伴支气管炎的病案与脑血管意外的病案就有很大的区别。这是因为感冒和脑血管意外是截然不同的两种疾病,它们在发病原因、诊疗方法和疾病的预后等方面都是不同的,归根到底是疾病特征不同。由于疾病特征不同所引起的病案利用上的差异是病案利用的一大特点,应引起重视。人类对于疾病的认识深浅不一,经几千年人类与疾病的长期斗争,有的疾病人们已经认识,已掌握了该疾病的诊疗方法,部分危害人民健康的疾病已被消灭。新中国成立后,在党和政府的领导下,在医务人员的努力下,消灭了天花,传染病的发病率也大幅度下降,当然这里面也有病案管理人员的努力,也是病案利用的具体体现。

4. 其他:除以上几个主要因素以外,医疗质量、病案管理的水平、病案利用人员业务能力与愿望等都会对病案的利用价值产生影响。

正确认识病案利用价值的影响因素,可以引导病案管理人员去研究、消除影响病案使用价值的因素,促进病案的开发和利用。

(四) 病案使用价值的特点

1. 使用价值的不灭性:病案的使用过程,只是信息和载体的转移过程。病案经使用后作为病案的实体仍然存在,并不像其他物质在使用过程中消失。

2. 病案使用价值的多层次性:同一组病案对于不同层次的用户,有着不同的用处。即使同一层次用户,在不同的时间、不同研究主题,使用同一病案的目的也会不同的。病案的使用价值有着明显的多层次现象。

3. 病案使用价值的连续性:病案在形成过程中有价值(个体价值为主),病案形成以后仍具有价值(群体价值为主)。

三、保存病案的目的

一份完整的病案包括一段时间内病人的健康、疾病和治疗材料,这些材料所产生的价值及其作用充分说明了保存病案的必要性。保存病案的目的归纳如下:

(一) 为了交流

病人在院治疗期间,负责治疗同一病人的医务人员很多,其间所进行的交流主要靠病案的记录。这些记录包括从住院处的工作人员到其他所有医务人员,他们负责照料、医治病人并书写病案。每个医务人员所做的所有记录都应是为了病人目前和将来的医疗利益负责,同时应有益于帮助其他医务人员很好地完成他们的任务。这些医务人员包括:临床各科室的医师、护士、理疗医师/物理治疗医师、职业治疗医师、实验技师、放射及影像科医师、营养师、医学生、医学社会工作者。

各医务人员之间的交流首先是为了病人,因此收集的所有关于病人的资料必须进行记录并加以整理,使之便于交流,有利于为病人服务。

（二）为了医疗的连续性

病人可以再次住进同一所医院或另外一所医院或到一所诊所就诊,所有病人过去的医疗史可用于根据目前的症状做出评价和判断。以病案为基础,在接触病人的医院、诊所和初级卫生工作者之间的交流是非常重要的。对于那些负责病人整体保健的医疗机构的卫生工作者来说,尽快获得病人住院期间治疗的有关资料也是非常重要的。

医院或诊所的病案科的主要功能是尽快地建立病案使之始终为医疗服务。另外作为一个服务场所还应处理出院摘要和信件,以便将病人的病情进展情况及出院后的继续用药要求通知医院以外的有关人员。

（三）为了医疗评价

在任何一种情况下,当病人把自己的健康和幸福交到医务人员手中时,就必须有某种办法评价向病人所提供的医疗标准。在一些国家中,医院的医疗水平由"鉴定"系统进行评价,我国也进行等级医院的评定。根据医院应达到的标准,上级有关委员会对他们的工作进行检查并做出有效期为数年的鉴定。而医院病案工作同样是必须要达到预定的标准及接受委员会的评价与鉴定。医院通过委员会的鉴定可使其地位提高。在一些国家或地区,这也是能否接受培训研究生的必备条件。

医院中有关医疗评价的方法有:

1. 医疗委员会:其任务是定期开会、抽查病案、检查记录、评价医疗水平。

2. 同行检查:医院内的医师可以通过病案互相评价各自工作及单位工作。如通过展示病案的方法进行检查与评价。

3. 医院行政管理委员会:其任务之一是评价某一病房或某一医疗区的医疗水平。

4. 采用统计方法:由病案中获得的统计资料也可用于医疗水平的评估。这种评估工作可在医院中进行,例如:评价某一病房的感染率或某一手术的感染率。此评价工作也可以在诊所之间、医院之间、省或国家之间进行。这些统计资料可用于政府部门,如卫健委、人口调查局、统计局以及非政府组织如世界卫生组织。大部分国家的卫生部门需要传染病的报告,我国也如此,如对结核病、霍乱、伤寒、肝炎、细菌性痢疾等的报告。

（四）为历史提供资料

病案在某一特殊时期中可以作为医疗类型和治疗方法的标本,同时可揭示一定的历史背景下的医疗发展情况及提供某些社会及政治方面所需的资料。

（五）为法律提供依据

在这一方面,病案主要是作为病人状况、病史和预后公证的依据。无论是在法庭内或外都可解决以下纠纷:

1. 鉴定意外事故受伤的范围。

2. 证实医务人员或医院在对病人的治疗中的疏忽或其他不当行为。

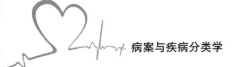

病案有助于保护病人、医院和医务人员的合法权益。

(六) 为了统计

统计资料是从医院、诊所或初级卫生保健中心收集的,这些统计资料可根据病案记录列表显示出疾病、各科操作的数量和某些疾病治疗后的康复率,可通过收集人口统计的详细资料来评价医院、诊所服务区域居民的健康情况,或者可以为公共卫生或流行病学的目的用它来帮助制订未来发展的计划。

(七) 为了科研和教学

过去,病案一直主要用于医疗研究,而今天保存病案的目的已不仅限于医疗研究了。

1. 病案中的人口统计和流行病学资料被更多地用于管理或其他的公共卫生研究。

2. 分析病人的类型、研究各种疾病的诊断,对于设计今后的医疗服务和资料的利用情况(教学等)都是很重要的。

3. 研究病人的周转率是决定各科室工作人员需求量的指标。

4. 一旦参与病人医疗的各类卫生专业人员把他们的工作记录在病案上,就可以对医院或诊所的工作流程进行分析,这些资料可显示卫生计划和交流系统的效率或其他情况。

第四节　有关人员对病案的职责

医院设立的宗旨是要服务于病人,给病人以适当的诊治和良好的医疗照顾。而医院为病人医疗中所做的完整的记录又是评定医院医疗水平可靠的依据。病案是医院的财产,医院要为病人、医师、护士、医院及其他医务人员的利益保存病案,有责任保管好并随时将完整的病案提供使用。

医院必须建有严格的病案管理制度,病案记录要及时、可靠、完整,防止病案的丢失、缺损、涂改,做好安全及保密,不得泄露病案内容,保护病人的隐私。

一、医疗及其他卫生工作人员的职责

医院、诊所及其他医疗卫生单位的主要任务就是为所有病人提供高质量的医疗,不管是对住院病人、急诊病人还是门诊病人。单位的管理机构通过管理人员,在法律和道德上对病人的医疗质量负责。这种负责又委派给了医师、护士及其他的卫生工作人员。因为病案中的资料反映了医疗质量,因此,为了帮助医师和其他工作人员维持完整、准确、有用的病案,病案管理人员懂得在诊断或医院中谁对病案负有责任是非常重要的。

（一）医院领导对病案的职责

医院领导应认识到,病人治疗期间记录不好的临床资料没有什么价值,对病人今后的治疗,对医师、护士及其他医务工作者的医疗评价也是没有什么用处的。可以说,一份记录不好的病案等于浪费了人力、物力、财力。医院领导还应认识到,有价值的病案是医院的宝贵财富。因此,医院领导应重视和支持病案工作,要抓好病案的书写质量,抓好病案的管理及质量保证,督促和检查病案委员会的工作,使病案工作有助于医院管理,有助于医疗、教学、研究等工作的开展。

医院领导应选派适当的干部负责病案科的领导工作。在人员、物资设备、工作条件以及病案存储、阅览室、工作人员办公室的空间等方面进行合理的配备,创造良好的工作条件,以便工作人员有效地工作。

（二）临床科室领导和主治医师的职责

科室领导和病室的主治医师必须保证该科室的病案符合书写质量要求,严格把好质量关。

1. 检查病案质量是科主任、主治医师对病案的首要责任。要注意检查表格项目填写是否完整、内容书写是否符合科学要求。

2. 检查科内医务人员书写病案的熟练程度,负责指导各级医师、护士写好病案,教给他们写好病案的知识和要求。

3. 熟悉有关病案的一切规章制度,模范执行并教育各级人员认识规章制度的必要性,配合病案人员管好病案。

4. 及时向院领导汇报检查病案质量的情况。

5. 提出病案书写或管理方面的建议和意见,经常与病案科联系,正确评价本科病案质量。

（三）医师的职责

医师与病案接触密切,他们既是病案的书写者,又是病案的使用者,病历书写是医师的分内工作,可以说是病案的直接责任者。

1. 医师所书写的病案记录,内容必须真实、完整、客观,忌主观、片面,所有记录必须及时、准确、注明日期及签名。

2. 必须熟练掌握病案各项内容的书写技术和填写要求,以科学的态度写好病案。

3. 所有诊断及手术操作名称,均应按正规命名书写,不能自造诊断或缩写;手术名称必须写明手术部位、术式和手术范围。

4. 病史记录要完整可靠,各项检查的正负结果都需要记录,阳性发现应详细描述;病程记录需按时书写,分析病情进展情况;各种检验报告阅后及时归入病案。

5. 医师应懂得如何使用病案,应严格遵守病案管理的各项规章制度,如按时完成病案

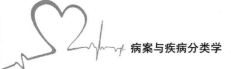

记录,严守病案使用规则,爱护使用病案,防止病案丢失、沾污及破损等。

(四) 护士的职责

护士也是病案形成的直接参与者,他们的护理记录构成了病案资料的完整性,因此,护理记录是病案的重要组成部分之一。做好各项护理记录,写好护士病案,是护士应尽的责任。

1. 护士长应带头做好并督促检查各级护理人员的护理记录。

2. 保管病案是护理人员的另一重要责任。他们应配合病案科管好病案,严格执行病案管理的规章制度,防止病案杂乱、丢失。病案在病室或在门诊部门期间,他们应负责保管病案,不得外借、外拿,没有权力向他人提供病案。病室内的病案应注意经常整理和妥善保存,每日出院病人的病案须将记录收集齐全,待病案科工作人员收取。

(五) 住院处的职责

住院处应准确地掌握病人出、入院的情况,做好登记并向病案科报告,以掌握病人和病案的流动情况,应获得准确的病人身份证明资料并认真完整地记录下来,应正确掌握病案号的应用。采取手工分派病案号时,应防止出现错号、漏号、重号的现象。采用计算机管理应准确输入病人身份的资料。

住院处的登记工作,会影响到医疗、统计、科研工作的准确和随诊的效果。因此,其对病案的质量也有不可推卸的责任。

(六) 其他医务人员的职责

1. 医技科室

(1) 病理科:病理检查与尸检报告是重要的诊断依据,是病案的组成部分之一。为保证病案资料的完整,经尸体病理检查的病例,病理科应在三日内完成临时诊断及解剖诊断,并于三个月内完成尸检的详细报告。所有报告应认真填写,按时送到病室或病案科,使检查结果及时归入病案内。

(2) 实验室及检验科:各种实验及检验报告都是病案的重要资料,是临床诊断的重要依据,因此,各科室应及时准确地发出结果报告单,不应积压或送错,避免造成病案资料的残缺不全。

(3) 放射科及各种影像检查:放射科及各种影像检查报告同样是病案内容之一。报告中需对检查的部位、检查所见详细描述,对阳性发现要有定性定位的明确诊断。书写应字迹工整、清晰,报告应及时、迅速、准确地归入病案内。

2. 总务部门的职责

病案能否长久保存的条件之一是纸张的质量,各种表格规格式样的统一也是保证病案资料整齐有序的条件,为此,总务部门对病案的责任是:

(1) 有关医疗使用的各种表格无论初印、复印,总务部门都需征求病案科的意见,并经病案委员会或表格委员会审查批准后方可印刷,并应保证纸张的质量及规格式样的统一,以利保管和使用。

(2) 总务部门要保证各种医疗表格及纸张的供应。

3. 行政部门的职责

有关行政部门因常需接待病人或有关单位的询问、外调而调用病案。

(1) 相关行政部门应懂得病案的价值,使用后保证病案资料的完整性,防止丢失,按时送还病案科。

(2) 相关行政部门应尊重病人的权力,不得任意透露病人的隐私。

(3) 未经在病案科办理借用手续,不得擅自将病案借出或转交他人。

4. 门诊科室及服务台的职责

病案在门诊使用时,护士长和服务人员应负起保管病案的责任。

(1) 要注意防止病案的丢失,用后及时归还病案科,不积压。

(2) 不允许医师或任何人擅自从门诊拿走病案。

(3) 病人需转科、会诊、住院,应由工作人员传递病案,不得将病案交给病人或家属及陪同人携带传递,以防止丢失。

5. 财务部门职责

(1) 及时汇报结账。

(2) 认真计算。

二、病案委员会的职责

医院、诊所的病案科所有有关工作都是为了提供最优良的病案,医院的领导机构要对病案质量负责,病案记录质量的优劣要由负责医生、护士及其他医务人员来保证。这关系到病人的利益,也反映了医院的医疗质量。一份完整的书写较好的病案能够清晰地反映病人发病及治疗过程。医生、护士及其他工作人员都要对医疗资料的书写负责以达到病案的准确、完整和恰当的标准,他们要通过病案委员会履行他们的责任。

(一) 病案委员会的组成

由主管医疗工作的院长(任主任委员)、医务处主任(任副主任委员)、病案室主任(任副主任委员)、临床各科的代表、护理部门的代表、其他医技科室的代表组成。

(二) 病案委员会的职责

1. 检查病案完成的及时性、临床适当性、医疗的准确性及充分程度,以及教学、评价、科研和医学法律等方面的问题。

2. 确定完整病案的形式、使用的表格及有关病案储存检索问题。

(1) 确定医疗记录的方式,规定各部分内容由谁记录,制订完整病案的标准,规定完成

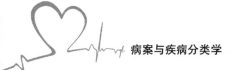

病案的期限。

（2）确定病案的储存、检索的方式，制订保存、筛选保留病案的时间。

（3）审核表格设计的形式、初印、复印，批准表格的使用。

3. 建议、制订有关病案管理的一切规章制度，督促指导病案管理工作，并协助解决有关问题。

4. 协调和加强病案科与各科间的联系，推进相互间的密切协作，从中起桥梁作用。

5. 审核并确定新的疾病诊断和手术操作名称，修正旧的诊断和手术操作名称，以协助解决 ICD-9（ICD-10）的编码问题，保证编码的准确性。

（三）委员会的活动

1. 委员会至少每三个月召开一次会议，如有必要可增加。

2. 委员会应注意病案的完整及医疗记录的改善。

3. 委员会成员应通过对病案进行随机抽样以检查记录的质量。

4. 委员会成员能够应用病案科人员或统计人员编制的统计资料研究医院中临床工作的发展趋势。

5. 病案委员会应能指导回顾性研究，并建立一些前瞻性研究。

6. 病案委员会应检查病案表格，消除资料不必要的重复，保持内容、外观及大小的一致。

（四）国外病案委员会对不遵守病案规则且经教育不改正医师的惩罚措施

1. 暂时取消该医师接收住院病人的权力。

2. 暂时取消该医师使用手术室的权力。

3. 推迟该医师使用医院内物资的权益。

4. 延迟该医师晋升。

5. 降低该医师委任等级。

新中国成立前，北京协和医院的病案委员会也是按照上述措施，对不遵守病案书写要求的医师进行处罚。这些措施都是促进医师按规定完成病历，提高医师写好病历的积极性，完整的病历才能发挥其作用和效果（当前，多数单位都以经济手段如扣除奖金制裁，刺激医师写好病历）。

（五）病案工作人员的职责

病案是医院或诊所的宝贵财富，它是保护病人、医师、医院及诊所利益的法定医学文件。病案包括足够的资料使医师在需要时能够接管病人的医疗，为咨询者提供令人满意的意见。保证病案准确、完整是负责病人治疗的医师的责任。病案工作人员对院长负责，负责对医务人员提供必要的服务，帮助建立并保存完整、准确的病案。

总之，要使病案写好、用好、管好，保证资料的完整性，保证病案的质量，使之具有价值，发挥其作用，则必须依靠各科室、各类人员的共同努力协作。

第五节　病案的种类

病案的分类方法很多,可按照收治方式、收治范围和特定任务等进行分类。

一、按患者收治方式分类

按收治方式分为门诊病案与住院病案,一般所指的病案种类主要指门诊病案与住院病案。其中住院病案是病案管理的主体。

(一) 门诊病案

门诊病案可以是独立的,也可以列入住院病案统一管理,如肿瘤患者的病案,肿瘤患者的确诊大多在门诊完成,而某些恶性肿瘤目前尚无满意的治疗方法。住院病案的利用离不开门诊病案,但此种情况受门诊病案管理条件的限制,如已实行对门诊病案进行管理,只需把门诊首页和主要检查内容的备份列入住院病案。

门诊病案面广、量大、质次、相较住院病案利用价值低,所占人力、财力大部分医院难以承担,复诊及调阅困难。因此,电子病历出现前,我国大部分医疗单位未对门诊病案进行管理。有人曾提出不需对门诊病案进行管理或采用部分管理的方法,宜用对当日门诊病案按一定的要求进行分类处理,或同时对病案进行筛选,选择有保管价值的门诊病案进行管理。2017 年 4 月 1 日我国正式施行《电子病历应用管理规范(试行)》,要求电子病历的建立和使用要按规定进行。因此,现在大部分门诊看病,都是在电脑上挂号、开检查单及药物。门(急)诊病历书写内容包括门(急)诊病历首页、病历记录、化验报告、医学影像检查资料等。一份门诊电子病历包括完整的病史信息。但关于就诊病情的详细记录,还是医生手写在纸质门诊病历上的,因而医院留存的病历信息并不是完整的。

门诊病案的管理一定要对新病例划分清楚,以便门诊病案的编号和统计。新病例的划分标准为:急性病的新病例指患者急性病第一次来诊,急性病治愈后又患同一种疾病,则作为一个新病例统计;同一患者患有两种以上不同疾病时,其新病例应分别统计一例;慢性病的新病例数以年度为界,患慢性病在本年度内第一次来诊时统计为新病例,以后在同一年内不再重复统计(慢性病指结核、高血压、溃疡病等不能确定发病日期的疾病)。

(二) 住院病案

住院病案信息量大,资料完整。我们经常讲的病案主要指住院病案,病案管理主要指的也是住院病案。但存在有收治的偏倚性,使得临床某些研究受限。

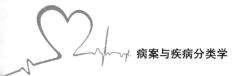

二、按收治范围分类

按收治范围分为综合医院病案与专科医院病案。专科医院病案相较综合医院病案要有特色。因为,专科医院疾病谱相对狭窄,病案也就相对集中,有利于加深病案管理的精度与深度。

三、按特定任务分类

按特定任务分教学医院病案、科研医院病案、厂矿医院病案、军队医院病案等。由于医院的特定任务不同,病案管理的要求和所要达到的目的也不相同。如厂矿医院病案带有对职工医疗保健性质,病员固定,一人一号不变制,具有系统性,同时对研究职业病有特殊价值。

国外还分一般医院病案与流动医院病案(汽车医院病案、飞机医院病案等)。

第六节 门诊病历

一、概述

门诊病历封面设有姓名、性别、年龄、婚姻、职业、住址、身份证号码、邮政编码、药源性疾病史等栏目;每次就诊均填写就诊日期(年、月、日)、就诊科别;急、危、重病人注明就诊时间(年、月、日、时、分),时刻按 24 小时计。

使用通用门诊病历时,就诊医院挂号处应在紧接上次门诊记录下空白处盖上" 年 月 日某某医院 科门诊"蓝色章,章内空白处由医师填写。

儿科病人、意识障碍病人及精神病患者就诊须写明陪伴者与病人的关系,必要时写明陪伴者姓名。

急、危、重病人必须记录病人体温、脉搏、呼吸、血压、意识状态、诊断和抢救措施等。抢救无效死亡病例,要记录抢救经过、死亡日期及时间、死亡诊断等。

初步诊断、诊断、医师签名写于右下方。如需上级医师审核签名,则签在署名医师左侧并划斜线相隔,如甲某/乙某。医师应签清楚易认的全名。处理措施写在左半侧。

法定传染病,应注明疫情报告情况。

门诊病人住院需填写住院证。

门诊病历、住院证可用圆珠笔书写,字迹应清晰易认。

二、门诊初诊、复诊病历书写要求

(一) 初诊

1. 主诉：主要症状及持续时间。

2. 病史：现病史要重点突出(包括本次患病的起病日期、主要症状、他院诊治情况及疗效)，并叙述与本次疾病有关的过去史、个人史及家族史。

3. 体检：一般情况、重点记录阳性体征及有助于鉴别诊断的阴性体征。

4. 实验室检查、器械检查或会诊记录。

5. 初步诊断：如暂不能明确，可在病名后用"？"，并尽可能注明复诊医师应注意的事项。

6. 处理措施：处方及治疗方法记录应分行列出。具体包括：药品应记录药名、剂量、总量、用法；进一步检查措施或建议；休息方式及期限。

(二) 复诊

1. 上次诊治后的病情变化和治疗反应，不可用"病情同前"字样。

2. 体检：着重记录原来阳性体征的变化和新的阳性发现。

3. 需补充的实验室或器械检查项目。

4. 三次不能确诊的患者，接诊医生应请上级医师会诊，并写明会诊意见。

5. 诊断：对上次已确诊的患者，如诊断无变更，可不再写诊断。

6. 处理措施同初诊。

7. 持通用门诊病历变更就诊医院、就诊科别或与前次不同病种的复诊病人，应视作初诊病人并按初诊病历要求书写病历。

第七节　住院病历

一、概述

住院病历是病人办理住院手续后，由病房医生以及其他相关医务人员书写的各种医疗记录(表2-1)。住院病历由以下内容组成：

(一) 一般项目

姓名、性别、年龄(填写实足年龄或出生年月日，不可以"儿"或"成"代替)、婚姻、籍贯(写明省、市、县)、民族、职业、工作单位、住址、供史者(注明可靠程度，若供史者非其本人，应注明其与患者的关系)、入院日期(急、危、重症患者应注明时刻)、记录日期。

(二) 主诉

病人就诊最主要的原因,包括症状、部位及其持续时间。主诉多于一项者,则按发生的先后次序列出,并记录每个症状的持续时间。主诉要简明精炼,一般不宜用诊断或检查结果代替症状。

(三) 现病史

围绕主诉进行描写,主要内容包括:

1. 起病情况:患病时间、发病缓急、前驱症状、可能的病因和诱因。

2. 主要症状的特点:应包括主要症状的部位、性质、持续时间及程度。

3. 病情的发展与演变:包括起病后病情是持续性还是间歇性发作,是进行性加重还是逐渐好转,缓解或加重的因素等。

4. 伴随症状:各种伴随症状出现时间、特点及其演变过程;各伴随症状之间,特别是与主要症状之间的相互关系。

5. 记载与鉴别诊断有关的阴性资料。

6. 诊疗经过:何时、何处就诊,做过何种检查、诊断为何病、经过何种治疗、药物剂量及其效果。

7. 一般情况:目前的食欲、大小便、精神、体力、睡眠等情况。

8. 凡与现病直接有关的病史,虽年代久远亦应包括在内。

9. 若病人存在两个以上不相关的未愈疾病时,现病史可分段叙述或综合记录。

10. 凡意外事件或可能涉及法律责任的伤害事故,应详细客观记录,不得主观臆测。

(四) 过去史

1. 预防接种及传染病史。

2. 药源性疾病和药物及其他过敏史。

3. 手术、外伤史。

4. 过去健康状况及疾病的系统回顾。

(1) 呼吸系统:慢性咳嗽、咳痰、呼吸困难、咯血、低热、盗汗、与肺结核病人密切接触史等。

(2) 循环系统:心悸、气急、咯血、发绀、心前区痛、晕厥、水肿及高血压、动脉硬化、心脏疾病、风湿热病史等。

(3) 消化系统:慢性腹胀、腹痛、嗳气、反酸、呕血、便血、黄疸和慢性腹泻、便秘史等。

(4) 泌尿系统:尿频、尿急、尿痛、排尿不畅或淋漓、尿色(洗肉水样或酱油色)、清浊度、水肿;肾毒性药物应用史,铅、汞化学毒物接触或中毒史以及下疳、淋病、梅毒等性病史。

(5) 造血系统:头晕、乏力、皮肤或黏膜瘀点、紫癜、血肿、反复鼻衄、牙龈出血、骨骼痛;

化学药品、工业毒物、放射性物质接触史等。

（6）内分泌系统及代谢：畏寒、怕热、多汗、食欲异常、烦渴、多饮、多尿、头痛、视力障碍、肌肉震颤；性格、体重、皮肤、毛发和第二性征改变史等。

（7）神经系统：头痛、失眠或嗜睡、意识障碍、晕厥、痉挛、瘫痪、视力障碍、感觉及运动异常、性格改变、记忆力和智力减退史等。

（8）肌肉骨骼系统：关节肿痛、运动障碍、肢体麻木、痉挛、萎缩、瘫痪史等。

（五）个人史

1. 出生地及居留地、有无日本血吸虫病疫水接触史、是否到过其他地方病或传染病流行地区及其接触情况。

2. 生活习惯及嗜好：有无嗜好（烟、酒、常用药品、麻醉毒品）及其用量和年限。

3. 职业和工作条件：有无工业毒物、粉尘、放射性物质接触史。

4. 冶游史：有无不洁性交、有否患过下疳、淋病、梅毒史等。

5. 婚姻史：结婚年龄、配偶健康状况、性生活情况等。

6. 月经、生育史：初潮年龄 $\dfrac{行经期天数}{月经周期天数}$ 末次月经时间（或闭经年龄），月经量、颜色、有无血块、痛经、白带等情况。生育情况按下列顺序写明：足月分娩数—早产数—流产或人流数—存活数，计划生育措施。

（六）家族史

1. 父母、兄弟、姐妹及子女的健康情况，有否患有与病人同样的疾病；如已死亡，应记录死亡原因及年龄。

2. 家族中有无结核、肝炎、性病等传染性疾病。

3. 对家族性遗传性疾病，如糖尿病、血友病等，需问明两系三级亲属，可绘出家系图示明。

二、体格检查

（一）一般状况

体温：℃；脉搏：次/分；呼吸：次/分；血压：mmHg。

发育（正常、异常），营养（良好、中等、不良、肥胖、消瘦），神志（清晰、淡漠、昏睡、谵妄、昏迷），体位（自主、被动、强迫），面容与表情（安静、忧虑、烦躁、痛苦，急、慢性病容或特殊面容），检查能否合作。

（二）皮肤黏膜

颜色（正常、潮红、苍白、发绀、黄染、色素沉着），温度、湿度、弹性；有无水肿、皮疹、瘀点、紫癜、皮下结节、肿块、蜘蛛痣、肝掌、溃疡和瘢痕；毛发的生长及分布。

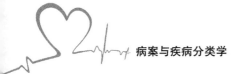

(三) 淋巴结

全身或局部淋巴有无肿大(部位、大小、数目、硬度、活动度或粘连情况,局部皮肤有无红肿、波动、压痛、瘘管、瘢痕等)。

(四) 头部及其器官

1. 头颅大小、形状,有无肿块、压痛、瘢痕,头发(量、色泽、分布)。

2. 眼:眉毛(脱落、稀疏),睫毛(倒睫),眼睑(水肿、运动、下垂),眼球(凸出、凹陷、运动、斜视、震颤),结膜(充血、水肿、苍白、出血、滤泡),巩膜(黄染),角膜(云翳、白斑、软化、溃疡、瘢痕、反射、色素环),瞳孔(大小、形态、对称或不对称、对光及调节反应、辐辏反射)。

3. 耳:有无畸形、分泌物、乳突压痛,听力。

4. 鼻:有无畸形、鼻翼扇动、分泌物、出血、阻塞,有无中隔偏曲或穿孔和鼻窦压痛等。

5. 口腔:气味,有无张口呼吸,唇(畸形、颜色、疱疹、皲裂、溃疡、色素沉着),牙(龋牙、缺牙、义牙、残根,注明位置,斑釉牙),牙龈(色泽、肿胀、溃疡、溢脓、出血、铅线),舌(形状、舌质、舌苔、溃疡、运动、震颤、偏斜),颊黏膜(发疹、出血点、溃疡、色素沉着),咽(色泽、分泌物、反射、悬雍垂位置),扁桃体(大小、充血、分泌物、假膜),喉(发音清晰、嘶哑、喘鸣、失声)。

(五) 颈部

对称、强直;有无颈静脉怒张、肝颈静脉回流征、颈动脉异常搏动;气管位置;甲状腺(大小、硬度、压痛、结节、震颤、血管杂音)。

(六) 胸部

胸廓(对称、畸形、有无局部隆起或塌陷、压痛),呼吸(频率、节率、深度),乳房(大小、乳头、有无红肿、压痛和肿块),胸廓有无静脉曲张、皮下气肿等。

1. 肺

视诊:呼吸运动(两侧对比),呼吸类型,有无肋间增宽或变窄。

触诊:呼吸活动度、语颤(两侧对比),有无胸膜摩擦感、皮下捻发感等。

叩诊:叩诊音(清音、过浊音、实音、鼓音及其部位),肺下界及肺下界移动度。

听诊:呼吸音(性质、强弱、异常呼吸音及其部位),有无干湿性啰音和胸膜摩擦音,语音传导(增强、减弱、消失)等。

2. 心脏

视诊:心前区隆起,心尖搏动或心脏搏动位置、范围和强度。

触诊:心尖搏动的性质及位置,有无震颤(部位、期间)和摩擦感。

叩诊:心脏左右浊音界用左右第二、三、四、五肋间距正中线的距离(厘米)表示。

听诊:心率、心律、心音的强弱、P2 和 A2 强度的比较,有无心音分裂、额外心音、杂音(部位、性质、收缩期或舒张期或连续性、强度、传导方向以及与运动、体位和呼吸的关系;收缩期杂音强度用六级分法,如描述3级收缩期杂音,应写作"3/6级收缩期杂音";舒张期杂音分为轻、中、重三度)和心包摩擦音等。

3. 桡动脉

脉搏频率、节律(规则、不规则、脉搏短绌),有无奇脉和交替脉等,搏动强度、动脉壁弹性、紧张度。

4. 周围血管征

有无毛细血管搏动、枪击音、Duroziez双重杂音、水冲脉和动脉异常搏动。

(七)腹部

腹围(腹水或腹部包块等疾病时测量)。

1. 视诊

形状(对称、平坦、膨隆、凹陷);呼吸运动,胃肠蠕动波;有无皮疹、色素、条纹、瘢痕、腹壁静脉曲张(及其血流方向)、疝和局部隆起(器官或包块)的部位、大小、轮廓;腹部体毛。

2. 触诊

腹壁紧张度,有无压痛、反跳痛、液波震颤、肿块(部位、大小、形状、硬度、压痛、移动痛、表面情况、搏动)。

肝脏:大小(右叶以右锁骨中线肋下缘,左叶以前正中线剑突下至肝下缘多少厘米表示之)、质地(Ⅰ度:软;Ⅱ度:韧;Ⅲ度:硬)、表面(光滑度)、边缘、有无结节、压痛和搏动等。

胆囊:大小、形态,有无压痛、Murphy征。

脾脏:大小、质地、表面、边缘、移动度,有无压痛、摩擦感,脾脏明显肿大时以三线测量法表示(见图2-2)。

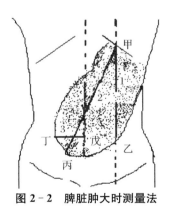

图2-2　脾脏肿大时测量法

"1"线:左锁骨中线上左肋弓缘至脾下间的距离,即甲乙线;"2"线:左锁骨中线与左肋弓交点到最远脾尖之间的距离,即甲丙线;"3"线:正中线至脾右缘之最大距离,即丁戊线。

肾脏:大小、形状、硬度、移动度,有无压痛。

膀胱:膨胀、肾及输尿管压痛点。

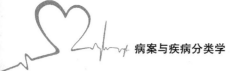

3. 叩诊

肝上界在第几肋间,肝浊音界(缩小、消失),肝区叩压痛,有无移动性浊音、高度鼓音、肾区叩击痛等。

4. 听诊

肠鸣音(正常、增强、减弱、消失、金属音),有无振水音和血管杂音等。

(八)肛门、直肠

视病情需要检查。有无痔疮、肛裂、脱肛、肛瘘。直肠指诊(括约肌紧张度,有无狭窄、肿块、触痛、指套染血;前列腺大小、硬度,有无结节及压痛等)。

(九)外生殖器

根据病情需要做相应检查。

1. 男性:包皮、阴囊、睾丸、附睾、精索,有无发育畸形、溃疡、鞘膜积液。

2. 女性:参见妇科检查。检查时必须有女医护人员在场,必要时请妇科医生检查。

(十)脊柱

活动度,有无畸形(侧凸、前凸、后凸)、压痛和叩击痛等。

(十一)四肢

有无畸形、杵状指(趾)、静脉曲张、骨折及关节红肿、疼痛、压痛、积液、脱臼、强直、水肿、肌肉萎缩、肌张力变化或肢体瘫痪等。

(十二)神经反射

1. 生理反射:浅反射(角膜反射、腹壁反射、提睾反射);深反射(肱二头肌、肱三头肌及膝腱、跟腱反射)。

2. 病理反射:Babinski(巴彬斯基)征、Oppenheim(奥本海姆)征、Gordon(戈登)征、Chaddock(查多克)征、Hoffmann(霍夫曼)征。

3. 脑膜刺激征:项强、Kernig(克尼格)征、Brudzinski(布鲁津斯基)征。

4. 必要时做运动、感觉及神经系统其他特殊检查。

(十三)专科情况

外科、耳鼻咽喉科、眼科、妇产科、口腔科、介入放射科、神经精神等专科须写"外科情况""妇科检查"等。主要记录与本专科有关的体征,前体格检查中的相应项目不必重复书写,只写"见 XX 科情况"。

三、实验室及器械检查

记录与诊断相关的实验室及器械检查结果,包括病人入院后 24 小时内应完成的检查结果。如血、尿、粪常规和其他有关实验室检查,X 线、心电图、超声波、肺功能、内窥镜、CT、血管造影、放射性核素等检查。

四、摘要

简明扼要综述病史要点、体格检查、实验室及器械检查的重要阳性和阴性发现、提示诊断和鉴别诊断的依据。以不超过 300 字为宜。

五、诊断

诊断名称应确切、分清主次、顺序排列，主要疾病在前，次要疾病在后，并发病列于有关主病之后，伴发病排列在最后。诊断应尽可能包括病因诊断、病理解剖部位和功能诊断。对一时难以肯定诊断的疾病，可在病名后用"?"。一时既查不清病因、也难以判定在形态和功能方面改变的疾病，可暂写某症状待诊或待查，并应在其下注明 1～2 个可能性较大或待排除疾病的病名，如"发热待查，肠结核?"。

初步诊断：入院时的诊断一律写"初步诊断"。初步诊断写在住院病历或入院记录末页中线右侧。

入院诊断：住院后住院医师第一次检查病人所确定的诊断为"入院诊断"。入院诊断写在初步诊断之下方，并注明日期；如住院病历或入院记录系主治医师书写，则可直接写"入院诊断"，而不写"初步诊断"。入院诊断即被视为初步诊断，不需重复书写初步诊断。

修正诊断：（包含入院时遗漏的补充诊断）凡以症状待诊的诊断以及初步诊断、入院诊断不完善或不符合，上级医师应用红笔做出"修正诊断"，修正诊断写在住院病历或入院记录末页中线左侧，并注明日期，修正医师签名（住院医师自己修正诊断及签名仍用蓝笔）。

住院过程中增加新诊断或转入科对转出科原诊断的修正，不宜在住院病历、入院记录上做增补或修正，只在接收记录、出院记录、病案首页上书写，同时于病程记录中写明其依据。

六、入院记录

入院记录由住院医师（或床位医师）书写，于病人入院后 24 小时内完成，其内容与要求原则上与住院病历相同，但应简明扼要，重点突出。病史及体检不需要逐项列出小标题，用叙述方式按顺序分段书写。格式如下：

姓名、性别、年龄、婚姻、籍贯、职业、主诉内容和入院日期。

现病史内容与住院病历要求相同，但要精炼。

过去史、个人史、家族史内容，摘要写出有关阳性及有鉴别意义的阴性资料。

体检：体温、脉搏、呼吸、血压，余按顺序记述，特别是阳性体征和有鉴别意义的阴性资料。

主要的实验室检查和器械检查结果。

初步诊断、入院诊断、修正诊断同住院病历。

（如无住院病历则须完整填写一般项目，并较详细地书写入院记录）。

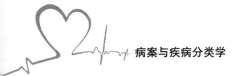

七、再次住院病历

病人再次住院时,由实习医师书写"第＊次住院病历",住院医师书写"第＊次入院记录"。

如因旧病复发再次住院,须将过去病历摘要及上次出院后至本次入院前的病情与治疗经过详细记入现病史中,但重点描述本次发病情况。

如因新发病再次住院,则须按住院病历或入院记录的要求书写,并将过去的住院诊断列入过去史中。

过去史、个人史、家族史可以从略,只补充新的情况,但须注明"参阅前病历"及前次病历的住院号。

表 2-1 住院病历格式

姓名:	职业:
性别:	工作单位:
年龄:	住址:
婚姻:	供史者(注明可靠程度):
籍贯:	入院时间:
民族:	记录时间:

主诉:

现病史:

过去史:

个人史:

家族史:

体格检查

体温　　　脉搏　　　呼吸　　　血压

一般状况:

皮肤、黏膜:

淋巴结:

头部及其器官:

颈部:

胸部:

腹部:

肛门、直肠:

外生殖器:

脊柱:

四肢:

神经反射:

专科情况:

实验室及器械检查

摘要

修正诊断:	初步诊断:
医师签名:	医师签名:
年　月　日	年　月　日
	入院诊断:
	医师签名:
	年　月　日

第八节 病案首页填写

病案首页概括了病人住院期间的主要医疗信息,客观地反映了医疗工作的质量、效率和效益。病例检索、医疗统计、医院管理都要依靠病案首页提供信息。为使医院信息标准化,1990 年国家原卫生部制订并下发了全国统一病案首页。新的首页对医院的病种质量管理、统计报表、信息管理和预测有重大作用。病案首页的填写涉及住院处、临床医师和病案室等数个部门,因此,医院应严格要求,明确责任,保证病案首页的填写质量。

1. 病案首页的所有信息要逐项认真填写,做到有问必答,自己清楚,如无内容可填则用"/"表示。身份证号、邮政编码不得用"未带""不详"等字样。

2. 凡列有方格的填写项目,除首页在左上方的费用类别应根据情况打钩(如公费√)外,其他均应在方格内填写数字。

3. 职业须填写具体工作类别,如车工、教师、儿童、工会干部、失业等,不得笼统地写工人、干部。

4. 入院时情况中"急"是指病情紧急而不影响病人生命,但需及时诊治、处理的病人,参照急症范围判定;"危"是指病情危及病人生命,应立即组织抢救治疗者。

5. 门(急)诊诊断,指病人在住院前医师所确定的诊断,以住院证上的诊断为依据。

6. 入院诊断,指病人住院后主治医师第一次检查所确定的诊断,以主治医师签字后的住院病历或入院记录上的诊断为依据。

7. 住院天数的计算,不论病人入、出院在上午或下午,均以入院、出院合计为一日计。

8. 主要诊断选择的确定应遵循 ICD-10(手术 ICD-10)编码的原则,主要诊断的选择和书写应遵循的原则是:

(1) 选择本次住院对健康危害最大、花费精力最多、住院时间最长的疾病,即选择本次重点治疗的疾病。

例 1:慢性支气管炎

阻塞性肺气肿

肺源性心脏病

心功能不全Ⅱ°

应选择肺源性心脏病为主要诊断。

例 2:急性尿潴留

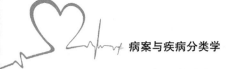

　　　　前列腺增生症

选择前列腺增生症为主要诊断。

（2）选择特异性的特指疾病,指明疾病的具体情况。

　　　　例1:冠状动脉硬化性心脏病

　　　　　急性前壁心肌梗死

　　　　　心功能不全Ⅱ°

应选择急性前壁心肌梗死为主要诊断。

　　　　例2:风湿性心脏病

　　　　　二尖瓣狭窄

　　　　　心房颤动

　　　　　心功能不全Ⅱ°

主要诊断应书写"风湿性心脏病、二尖瓣狭窄"。

（3）经检查已确定病因及病变部位的诊断,不可使用症状诊断,应将症状与病因合并书写。

　　　　例:上消化道出血

　　　　　十二指肠球部溃疡

主要诊断应书写为"十二指肠球部溃疡伴出血"。

9. 其他诊断,指除主要诊断、并发症和院内感染以外的其他诊断。

10. 院内感染,指病人在医院内获得的感染,而病人入院的原因并非该感染。医院内感染包括住院期间已经出现及住院期间获得而在出院后才表现出来的感染,但不包括入院前已开始出现症状,或出院时处于潜伏期的感染。院内感染的判定及名称的填写应符合医院内感染的诊断标准。

11. 出院情况的判定在符合的项目栏内打钩"√",指治愈、好转、未愈、死亡、其他情况等。

12. 损伤和中毒的外部原因,指损伤(死亡)或中毒的原因,而不是医学诊断。如意外触电、房子着火、公路上汽车碰撞、汽车门夹伤、被他人用匕首刺伤、错服(意外事故)鼠药、自杀等,而不能笼统地写车祸、外伤等。

13. 手术名称,应包括ICD-9、CM-3的1～15类目中的各种诊断、治疗性操作,如纤维支气管镜检查、胃镜检查、胸腔穿刺、心导管检查、心脏起搏器植入、血液透析、经皮肾活检等。

14. 切口类别和愈合等级,在斜线左侧填写切口类别,以罗马字Ⅰ、Ⅱ、Ⅲ表示;斜线右侧填写愈合级别,用甲、乙、丙表示。

　　Ⅰ类切口(无菌切口)即非创伤性、无感染性的伤口。手术遵循无菌操作原则,未进入呼吸道、消化道、泌尿道、生殖腔道和咽喉部的手术切口。

　　Ⅱ类切口(可能污染的切口)指有可能被污染的手术切口,如进入呼吸道、消化道、泌尿道、生殖腔道,但无内容物溢出的手术切口;某些部位皮肤不易彻底灭菌的切口(阴囊、会阴部手术等)以及重新切开新近愈合的切口。

　　Ⅲ类切口(污染切口)指新鲜开放性创伤的切口、有明显内容物溢出的消化道和泌尿道手术切口、通过口腔的手术切口(如唇裂、腭裂手术等)。

　　在判定切口类别有困难时,一般宜定下一类,如不能确定为"Ⅰ"者可定为"Ⅱ"。

　　甲级愈合为一期愈合,表示愈合优良,指无不良反应的初期愈合。

　　乙级愈合为二期愈合,表示愈合欠佳,指愈合有缺点但切口未化脓,如缝线感染、红肿、硬结、血肿、积液、切口边缘皮肤坏死、切口裂开等。

　　丙级愈合为三期愈合,表示切口化脓。

　　15. 操作编码,用ICD-9、CM-3进行编码操作。

　　16. 抢救次数及成功标准

　　(1) 对于急、危重患者的连续抢救,使其病情得到缓解,按一次抢救成功计算。

　　(2) 经抢救的病人,如果病情平稳24小时以上再次出现危急情况需要进行抢救,按第二次抢救计算。

　　(3) 如果病人有数次抢救,最后一次抢救无效死亡,则前几次抢救按成功计算,最后一次抢救算为失败。

　　(4) 慢性消耗性疾病患者的临终前救护,不按抢救计算。

　　(5) 每次抢救都要有特别记录和病程记录(包括抢救的起始时间和抢救经过),无记录者不按抢救计算。

　　17. 病理诊断:包括各种活检、细胞学检查及尸检的诊断。

　　18. 过敏药物名称项内不得空置,无过敏者应写"无"字,有过敏者须用红笔写明过敏药物名称。

　　19. 住院费用:由住院处财务人员结账时,把费用总数和分类数字填写在费用各栏目内。

　　20. 病案质量:由各科指定专人(主治医师以上)根据相应的住院病历质量评定标准检查病案质量并填写。

　　21. 签字:各级医师及病案室编码员均需签全名或盖规定的印章。

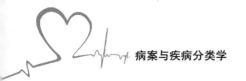

第九节　病案与法律法规

一、保留病案的法律目的

病案保留的意义之一是为了病人、医师、其他医务工作者的利益。作为法律文件,病案应有充足的资料鉴别病人、评判诊断、保证治疗和结果的质量。病案应很容易查到且便于应用,在任何情况下,病案的使用只可以是那些参与病人治疗的医务人员或为法律义务提供资料如传唤或法庭命令。如前所述,病案是医院或诊所的财富,病案是保密性文件,它所包含的资料是病人生活中的一部分,必须始终考虑到病人的隐私权,病案中的资料是医师或其他医务工作者与病人之间进行秘密交流的产物。因而在没有病人同意的情况下,其他人是不得使用的,只有在不需要提供病人的身份,只将病案用于统计、科研或教学时,方可不征求病人的同意,这一点在国外是十分强调的。

二、病案与法律的关系

从前所述的病案特点及保留病案的法律目的来看,病案在法律方面有着很重要的意义和作用。

(一) 病案是有关档案法规的重要内容之一

病案是科技档案的组成部分之一,严格来讲它属于档案学中的一个门类,病案管理得到了国家档案局以及一些档案管理专家的重视。因此,国家颁布的有关档案的法律文件及《科学技术档案工作条例》、原卫生部一系列文件中有关病案的规定以及各级卫生部门有关病案制度、病案管理的规定都属于法律、法规的规范。如原卫生部 1982 年 3 月颁发的《全国医院工作条例、医院工作制度与医院工作人员职责》中的有关规定:医院病案管理制度、挂号工作制度、病历书写制度、病历(例)讨论制度等,这些有关规定一经形成文字,都具有法律作用,任何工作人员都应严格执行,不得违反、抗拒、破坏;否则,当事人要对引起的一切后果承担全部法律责任。

(二) 病案可以成为民事法律关系与经济法律关系中的一种重要根据

病案是治疗经过的原始凭证,以其为重要基础反映了治疗活动中种种经济利益关系的最后实现。例如:① 医疗费用的计算、索取、支付;② 医院、诊所(或者医务人员个人、集体)从事医疗活动的经济效益、财政收支的计划、平衡、工资、奖金的确定与发放等。因此,如果病案在形成、管理、利用过程中,其资料不全、不准,出现自然的甚至人为的损毁,就会产生经济纠纷,直至提起诉讼,产生法律后果。

(三)病案是行政法规的重要内容之一

正规病案是由医院集中统一保管的医疗记录,且为原始记录,因而,各级卫生部门在按照卫生行政法规,实行卫生行政管理时,就须以病案为其主要依据。如医院行政部门的监督、检查医疗质量、统计医疗情况等,以及对医院的等级评审工作都是以病案为依据的。有关的卫生行政法规,对病案做了严格的规定。因而病案的形成、管理、利用不善,本身就是一种违法行为,当事人必须承担相应的法律责任。

(四)病案可以成为法律上的一种重要证据

病案作为医疗活动的真实的历史记录,可以成为处理医疗纠纷和伤残事故以及有关的法律证据、依据。例如:社会调查、行政纠纷和诉讼、民事纠纷和诉讼、刑事诉讼等与法律有关的问题,病案都可提供有关依据或证据。

(五)病案不仅保护医务人员而且保护病人的利益

关于这一点在保留病案的法律目的中我们已提到。由于病案是医务人员在对病人的诊断、检查、治疗中所做的及时的客观真实的记录,因而,一旦发生医疗纠纷,病案就可作为评议、处理或判明责任的重要依据。凭借病案记录的内容,可以判断医师及其他医务人员对病人疾病所施诊断治疗的合理性、及时性、恰当性、记录的合法性,从而保护医务人员及病人的利益。

1. 病案记录的合法性

(1)所有记录检查病人时获得的各种信息应及时,以后追补的记录则被认为是不合法的。

(2)记录中若对病人的信息书写有误,应在写错的字句上画一横线,并签上名字及时间,然后重写正确的信息。

例:病人睡眠好病人不能安睡。

李玉珍   99.7.25

不应采用擦掉、小刀刮掉或粘贴掩盖的方法,看不到原来的记录被认为是不合法的。

(3)书写病案要字迹清楚,内容简明,客观地记录病人的病情,不可主观片面,更不允许随意臆造。

病案管理人员应使所有书写的人员都知道什么是合法的书写,应做好宣传教育工作,并通过病案委员会指导及教育书写者。

2. 病案的保密性

病案是保密性文件,这在前面已叙述过。有关病人资料的保密规定,这不仅是法规要

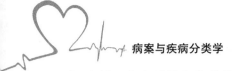

求,也是医务人员的职业道德的要求。任何关于病人的信息,未得到病人的同意不可转给他人,除非是直接参与该病人诊治的医务人员或为科研目的。国外曾有一规定这样说:只有那些参与这一病人的治疗的医务人员才有权力接触这一病人的病案。病案人员的责任是管理、保存病案,但也无权向任何人透露病人的信息,只有当明确是为了研究目的而使用病案。

3. 病人同意书所具有的法律作用

同意书作为医疗法律文件必须包括的内容:① 医院的名称;② 得到信息的机构或个人的名字;③ 病人的姓名、病案号、地址、出生日期;④ 提供信息的范围及性质;⑤ 病人签字的时间;⑥ 病人或保护人或法律代表者的签字。

同意书的保存:同意书应放在病案内,并注明同意书由谁发出给有关人签字的,发出者要签字。

同意书的形式:① 口头同意;② 文字书写;③ 短同意书(意外情况出现时病人的简短意见)。只有文字书写的同意书才具有法律作用。

同意书的有关规定:① 详细说明谁有权力可以把病人的信息在不同情况下发出;② 详细说明以什么样的程序发出;③ 所有的同意书都具有保密性,必须有法律政策说明对同意书的保密要求,并尊重病人对保密性的要求。

病人同意书应是一种"被告知的同意书"。病人在住院期间某些治疗或手术,医师都应向患者或家属阐明诊治手段如何安排、会出现何种危险、预后如何,征求病人或其家属的同意。签署书面的同意书表明医师已和患者或家属讨论了医疗或手术的过程、风险及预后的责任;同意书签名表示已了解并同意进行该项医疗。

三、国外关于病案透露的相关信息

(一)无病人同意书可获得病案信息者

1. 为病人治疗的医师;

2. 其他涉及为病人诊治的医务人员;

3. 为病人治疗的医疗中心;

4. 法院、法律机构;

5. 法庭传票。

(二)无病人同意书不能获得病案信息者

1. 亲属、朋友;

2. 警察、律师;

3. 保险公司;

4. 任何中间部门,如电视摄影员;

5. 社会福利机构。

（三）透露病案信息的必备手续

这里是指将病人信息提供给他人使用时所必须办理的手续，其手续内容包括：

1. 病人的姓名、住址及发生日期；

2. 索取资料的人或单位的名称；

3. 需要该资料的目的；

4. 被透露资料的范围及性质，包括治疗日期；

5. 病人或授权法人的签名；

6. 病人或授权法人签名的日期。

四、病案资料的摘要或摘录

（一）用于什么方面

1. 用于病人的继续医疗（到其他医院或其他国家的医疗单位）；

2. 用于单位或司法部门的需要。

（二）必要的内容

1. 医院的名称及地址（通常在信笺上方）；

2. 病人的姓名、年龄及地址；

3. 住院、出院或就诊日期；

4. 最后或主要诊断，如果有其他诊断也要写上；

5. 现病史或损伤史；

6. 主要的体格检查所见；

7. 有意义的实验室检查结果；

8. X线检查结果；

9. 所行的手术（如果有）：术中发现、手术过程、病理报告；

10. 主要治疗经过；

11. 出院时的状况及随诊详细情况；

12. 负责医师签字及摘录日期。

第三章

病案的管理

第一节 病案管理工作的任务与内容

一、医院病案管理工作的基本任务

根据中华医学会医院管理学会提出的《省、地、市综合性医院病案管理工作基本要求》，病案室的基本任务如下：

（1）负责集中管理全院病案。

（2）按时收取出院（包括死亡）病员的全部病案。

（3）负责出院病人病案的整理、查核、登记、索引编目、装订以及保管工作。

（4）负责临床、教学和科研以及个别调阅病案的供应和回收工作。

（5）负责办理院级病案摘录和经过医务处（科）同意的外调接待工作。

（6）配合统计人员做好有关统计资料的整理分析。

（7）把好病案书写质量的初查关，促进病案书写质量的不断提高。

（8）切实做好病案储藏室的安全和对病案内容的适当保密工作。

（9）做好制订和增印医疗用表或印刷前的审核工作。

（10）如门诊病案由挂号室负责管理，则挂号室应负责门诊病案的建立、供应、回收和保管工作。

概括起来的十大任务，是病案室的最基本工作，但近年来病案管理事业的发展，已改变了病案室原有的基本任务，主要表现在：

（1）开始强调病案管理的理论研究，强调加强病案管理工作的组织管理、人才培养、工作内容和工作方法等。已把病案管理工作作为一门学科来研究，而不是仅仅配合医疗、教学、科研等。

（2）在强调病案保密工作的同时，更加强调病案的开发与利用。过去过分强调了病案的保密工作，很多利用病案的机会因保密工作的要求而限制了病案的利用。病案的保密工作是需要的，保密工作一般多在两种情况下，一是牵涉到病人的隐私权，二是病情需要对病人或他人保密的。在不影响保密的情况下，应以病案利用为第一前提。

（3）随诊工作是病案的延续，也是配合医学、教学、科研等工作的重要手段，该工作已被列入病案管理日常工作和研究的问题。

（4）病案分级管理将成为病案管理工作的重要任务。

（5）新技术、新方法不断用于病案管理工作中，如缩微技术、病案复制技术、电子计算机

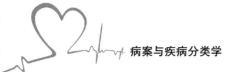

在病案管理工作中的应用等,这些新技术既是病案管理发展的趋势,又是病案管理面临的课题。

二、病案管理工作过程

病案室工作具体内容可分为门诊病案管理工作和住院病案管理工作。门诊病案管理工作和住院病案管理工作各有其特点,但核心工作内容是基本一致的,其差异主要表现在其工作程序的粗与细、工作内容的简与繁、工作方式的简单化与系统化等方面,所有这些都是由门诊病案和住院病案的特点所决定的。比如门诊病案相对住院病案流动性大、门诊病案诊疗缺乏系统性、门诊病案是住院病案的序曲、门诊病案有研究价值的病案远比住院病案少、门诊病案增长速度快等。门诊病案也有其优势,它可直接反映整个疾病谱的变化,在医院管理和研究疾病谱的变化或发病率等方面意义重大。门诊病案与住院病案的共同特点是两者都是医疗信息的载体,其本质是一致的。掌握了这些变化,完全可从容地安排好病案管理工作(门诊病案管理工作或住院病案管理工作),使两者在管理上既有区别又相互沟通。

门诊病案管理工作包括门诊挂号,门诊病案的建立、登记、发送、回收、整理、供应、归档和编制索引等项内容。

住院病案管理工作包括病案的收集、整理、登记、统计、编目、装订、排架、供应、病案资料的补充(随诊)等项内容。

由于目前病案工作仍以手工为主,故上面的门诊病案管理工作和住院病案管理工作都是着眼于现状。

三、病案管理工作的主要内容

(一) 病案的收集

整个病案管理工作是从病案的收集开始的。它的内容包括:

(1)掌握病案的类型和特点。

(2)掌握病案收集的原则和范围(包括部分其他医院的病案摘要和随诊记录)。

(3)掌握病案收集的途径(直接收回、通过其他科室收回、护士传送等)。

(4)掌握病案收集的具体方法和技术(病案的追踪、登录等)。

(二) 病案整理

病案的整理包括病案排列次序、病案分类、病案编目和目录体系的组织等内容。

1. 病案分类:指把收复回来的病案根据一定的要求和选用的分类法,分门别类地、系统地组织起来,使病案单元在所采用的分类法体系中,占有一个适当的位置和分类号码。把具有相同性质的病案集中在一起,不同的区别开来,成为一个有条有理的系统。病案分类的主要工具是疾病分类法,目前广泛使用的有《国际疾病分类》《疾病分类及手术分类名称》《疾病分类和手术名称分类》《中国疾病分类》《操作及手术分类码》等。分类工作是病案管理工作中的一项很重要的工作。

2. 病案编目工作：包括对病案的登录和病案目录的组织两个过程。病案登录就是对某一病案单元进行描述：即按一定的条例，用文字把病案的各个特征(疾病名称、诊断手段、患者特征等)准确地表示出来，以使用户对病案有概括性的了解。病案目录组织、病案登录后，将其按照一整套事先规定好的原则和方法有系统地组织起来，构成病案目录。病案目录的种类很多，如患者姓名目录、疾病目录、随诊目录等。

3. 技术加工：是整个整理的最后工序，包括制卡、制本或表等。

(三) 病案保管(病案组织管理)

病案收集以后，经过分类、登录、目录组织以外，另一方面需要将病案集中统一保存，加以管理。这项工作通常称为病案的保管或病案组织管理。

病案保管工作包括组织规划病案库和病案的上架、病案的保护和跟踪等工作，这些工作都应视为病案管理工作内容的一部分。

(四) 病案的流通

病案的流通包括病案阅览室管理、病案的借阅、病案的复制等工作。

病案阅览室是病案管理工作最重要的服务机构，是用户接触最多的地方，这里也便于宣传病案和指导用户用好病案。原则上讲病案不外借，实现病案的利用在很大程度上完全依靠病案阅览室来完成，其他利用渠道往往只起辅助作用。因此，有条件的病案室都应设立病案阅览室，方便用户。

(五) 随诊工作

随诊工作可以通过信访、门诊复查、家访等方式进行。根据不同的随诊目的选用不同的随诊方式和方法。随诊工作也是唯一的由病案管理人员参与病案形成的途径，虽然目前开展随诊工作的病案室不多，但它作为收集病案资料和完善病案资料的特殊优势将逐步纳入病案管理工作的轨道。

(六) 病案统计工作

病案统计工作是为病案管理工作服务的，并支持医院管理和医学科研工作。病案统计包括对病案资料收集、整理和分析三个过程。

(七) 新技术的研制与应用

所谓新技术，对病案管理工作来说主要指计算机在病案管理中的应用、病案的复制技术、病案缩微工作、病案传送的现代化等新技术、新设备的研制、应用工作。

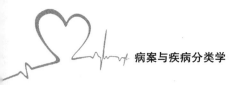

第二节　病案的编号

病案号(Medical Record Number,MRN)是根据病案管理的需求,以编码的方式而制订的、有规则的患者身份标识码,是在没有使用计算机以前人工管理病案的标识码。收集病人身份证明资料及分派病案号是对每位住院或就诊病人所做的第一步,也是以后获得恰当的病人身份资料的唯一途径,病人在办理住院手续时即发给病案号。病案采取编号管理,也是对资料进行有效管理的最为简捷的方法。

一、编号的方法

(一) 系列编号

按照这种方法,病人每住院一次或门诊病人每就诊一次就给一个新号。

例:第一次住院或就诊病案号　　　000246

第二次　　　　　　　　　　　000589

第三次　　　　　　　　　　　007001

这也就是说,每次都将病人作为一个新病人对待,发给一个新号,建立新的病人姓名索引,即 PMI(Patient Master Index)和新病案,并与该病人以前的病案分别存放。

目前,系列编号使用并不广泛,它只适用于那些复诊率较低的医院。

(二) 单一编号

在每位病人第一次来医院时,不管是住院,看急诊或门诊,就要发给病人一个唯一的识别号(病案号)。

不论病人在门诊、急诊或住院治疗多少次,都用这一个号。这种方法的优点是:每个病人只有一个病案号,一张 PMI,所有的病案资料都集中在一份病案内。这些资料可以来源于不同时期、不同诊室和病房。如果不是单一病案,可以使用单一编号系统将分散放置的病案联系起来。

(三) 系列单一编号

它是系列编号和单一编号的组合。病人每就诊一次或住院一次,都发给一个新号,但每次都将旧号并入新号内,最终只有一个编号。

例:第一次就诊或住院病案号 24,第二次来院又给一个新号 79,此时则将 24

号病案归入 79 号内,24 号不再使用,若第三次来院给为 138 号,则将 79 号再归入 138 号内,如此反复,病人最终只有一份病案,一个病案号。

此种方法在归档或查找时,需在消除的原病案号位置上设一指引卡,以表示病案最终所处位置,因此病人越是反复就诊,病案架上的指引卡也越多。

二、号码的类型

(一) 直接数字顺序编号

按阿拉伯数字的顺序从 0 开始,依时间的发展分派病案号。

例如:最后一个病人的号是 524,那么下一个病人的号就应该是 525,这种方法很简单,易于分派和控制。

系列编号和单一编号系统均采用这种发号方法。直接编号的类型,一般都认为比较好,用得也较广泛。

(二) 其他编号类型

1. 用字母与数字编号

将数字与字母结合起来使用。

例如:用 AA99　99　代替　99　99　99

这种方法的优点是可以用于大容量的编号,例如:字母有 A～Z(1～26),数字有 0～9。这种方法使用不广泛。

我国有些医院曾采用过此种编号方法。当编号发展到十万时,就更换字母,有人将此称为"十万号制法"。其目的是想将号码控制在五位数字。而实际上加上字母后的号码仍为六位数。由于病案发展快,字母就更换得频繁,使用上有诸多不便。其缺点:

(1) 各类医务人员在使用病案号时难免写错或漏写字母。如医师的处方、病案记录、各实验室检查、各种申请单、护理记录等。

(2) 病人不注意字母,往往只记得数字编号。

2. 关系编号

关系编号是指其部分或全部号码在某种意义上与病人有关。

出生号:是根据出生日期得来的,它使用了出生日期 8 个数字中的 6 个数字。除了这些数字外还可增加其他的数字,如表示性别的数字(可用奇数表示男性,偶数表示女性)、表示地区编码的数字及 2～3 个或更多的数字作为顺序号(区别生日相同者)。

例如:50　06　24　1　　05　　2
　　　　年　月　日　性别　顺序号　地区号

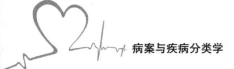

在计算机系统中,除此以外,还应有 1～2 个校验值。

亦有采用国家身份证号作为病案号的。

使用关系编号的优点:病案号上内含一些信息(年龄和性别),因为有出生日期,所以容易记;如果在检索 PMI 发生困难时(拼错姓名,同名同姓),根据出生日期就可以找到病案,可以较好地鉴别病人。

使用关系编号的缺点:号码长,增加了记录错误的机会,特别是在非自动化系统中;容量有限,因为使用出生日期的最大号是 31,月份的最大号是 12,只有年数字范围是 00～99;如果在建立病案时,不知道出生日期,就要用假号代替,一旦知道了生日,就要变换,给管理带来不便。

基于上述缺点,一般认为此法不是个好的病案编号方法。

3. 社会安全号编号

使用社会安全号主要是在美国,这里仅向读者做一介绍,并不作为用于病案编号及归档之目的。

使用社会安全号的优点:它是唯一的身份识别号码;不必参考 PMI 就能很快检索。

使用社会安全号的缺点:一些病人住院或就诊时没有或不发给社会号(例如新生儿、儿童及来自国外的病人),就发给一个假号作为临时号,一旦有了安全号,又要改号。有些病人不只有一个安全号。医院不能控制和核实社会安全号的发放情况,而只能使用它,造成号码不连贯,使归档排架困难。这一点与采用国家身份证作为病案号码是相同的,因而在病案管理方面也是不利的。

4. 家庭编号

以家庭为单位,一个家庭发给一个号,再加上一些附加数字表示家庭中的每一成员。

例如:家庭号码为 6436

01＝家长(户主)　　02＝配偶

03＝孩子或家庭其他成员

史密斯夫人　　　　　016436

史密斯先生　　　　　026436

帕米拉·史密斯先生　036436

约翰·史密斯　　　　046436

然后,所有的病案以家庭为单位按数字顺序分组,同时每一位病人的病案分别用一个病案夹(袋)保存。

这种方法的优点:适用于那些治疗中心及街道保健部门,强调以家庭为单位(如家庭咨询、保健、预防等)。

这种方法的缺点:家庭成员发生变化时,结婚或离婚都可造成成员的人数和其他数字的变化,特别是要改变 PMI 资料。

5. 冠年编号

在号码前冠以年号。

　　　例如:1988 年的病案写作 8800001,8809999 或 88 - 00001 88 - 09999

　　　　　1995 年的病案写作 9500001,9509999 或 95 - 00001 95 - 09999

此种方法的优点:可以直接从病案编号上获得每年病案进展的情况。

此种方法的缺点:若病人反复就诊每年给一新号,则一个病人会有几份病案,使其资料分散;由于冠以年号使病案号加长。

三、号码的分派

一个好的病案管理系统(Medical Record Management System)应能有效地控制病案,从病人一入院建立病案就应对其实行有效的管理,要建立有关的登记和索引,如 PMI、入院登记、病案号的分派等,不要在病人出院后再做这些工作,只有在病人入院时或住院期间做好病案的登记,才较易获得准确的资料。正如前面提到的,不管使用什么样的编号方法,重要的是尽快得到一个唯一的识别标记(病案号)。收集病人身份证明资料和分派病案号是为每一位住院或就诊病人做的第一步工作,也是以后获得恰当身份证明资料的唯一途径。

号码的分派有两种主要方法:

(一) 集中分派

通常只由病案科负责分派号码。

如果病人到了登记处(不论是住院还是门诊病人),工作人员就要通过电话或电传打字机与病案科联系以得到一个新的号码。

在登记处(或住院处),工作人员将病人的姓名、出生日期及其他资料复写一份交于病案科。有条件的话可利用电子设备将资料传送到病案科。

无论是手工操作还是利用电子设备工作,号码的分派过程都应进行清晰地记录和控制,保证号码的准确发放。

(二) 分散分派

若有若干个登记处,病案科应将事先确定好的、大量供新病人使用的几组号码同时发送到登记处。每组号的数量应由每个登记处所做的工作量而定,这些号应加以限制并应小心控制,登记处应将每日号码的发放情况反馈给病案科。

在每个独立的登记处,当他们的计算机可用于核实病人姓名索引并得到下一个病案号时就可以进行号码分派。

但要注意,如果有很多人负责分派号码就会增加号码重复使用的可能性,因此应有一套

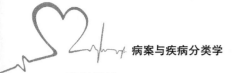

控制措施。

四、号码分派的控制

不论是集中分派还是分散分派,重要的是要有号码分派的控制方法。

可用总登记簿控制号码的分派。登记簿上有所有已分派及待分派的号码,当号码分派后就在该号码的旁边立即登上病人的名字,同时记录分派号码的日期。

例如:号码　　　姓名　　　　　日期　　　　　发号部门

102642　　李克良　　1986 年 9 月 27 日　　门诊部

102643　　张国玉　　1986 年 9 月 27 日　　门诊部

102644　　布郎·约翰　1986 年 9 月 27 日　　住院处

(一)门诊病案号码的控制

1. 应有专人掌握病案号的发放,待用的病案应事先做好编号的检查核对。

2. 坚持新建病案的 PMI 的普查制。

3. 建立病案号使用的核对检查制度。

(1)每日检查登记簿的记录;

(2)检查号码单分派后的销号记录;

(3)进行 PMI 归档时发现重号的病案,及时合并于最新的 PMI 资料内并使用旧号,将新号留下记录以备给其他病人使用。

(二)住院病案号码的控制

1. 病案科专人掌握控制病案号,接到住院处发出的新病人的身份证明资料后发给新号,或负责每日将病案号用列表的形式抄送给住院处,住院处每收到一个病人,必须按列表单上的号码以销号的方式分派,并在号码后填注病人姓名。

例如:病案号　　　　病人姓名

262491　　　米定方

262492　　　卜来柱

262493　　　汪瑜飞

262494

262495

⋮

⋮

最后将号码列表单反馈于病案科。

2. 病案科每日从住院处收回的住院病人登记表,应逐一将病人及有关身份证明资料与

PMI 核对,若发现有老病案,将新病案号留下再次发给住院处另行使用,并找出老病案送至病房,同时通知病房、住院处更改病案号。

3. 明确规定医师在填写病人入院许可证时必须清楚地填写病案号。

4. 住院处要与病案科密切合作,详细询问病人,准确收集病人身份证明资料,认真填写住院登记表。

（三）计算机系统的病案号码的控制

使用计算机进行的自动分派,要根据基本数字的计算确定一个校验位。校验位检验是检查由于数据字段转录引起的错误或号码在使用中排列错误的一种方法。它包含每个数字在字段中的位置和数量值的信息。

（四）号码的分派时间

号码要在病人办理了建立病案的手续及第一次入院时分派。

（五）号码的类型

号码呈现的方式在有效控制号码方面也起作用。一个全数字型（即不加字母等）的号码出现在表格中时,可降低错误引用的发生率。

五、病案联锁

（一）定义

将存放在国家不同省市的医院及其他医疗机构的属于一个病人的病案联系起来,称为病案联锁或联锁病案。

（二）目的

病案联锁的目的是将病人分散的病案资料集中起来,使它们在使用中更有效,更便利。

为了将两个医院的病案资料联系起来,最重要的是准确、快速地提供病人身份证明资料及病案号码。病案号（病案联锁号）应是唯一的（只发给一个人）、广泛的（包括所有的居民、民族、医院）、永久的、通用的（这一号码必须在每一份联锁的病案中出现）、实用的（不应包括任何不必要的资料）。

联锁病案可以使医疗信息资源共享,最主要是方便病人就医,节约资源,同时有利于医疗科研。

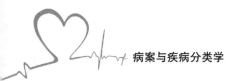

第三节 病案的收集与整理

一、出院病案的收集

病案管理人员应在医师通知病人出院后的 24 小时之内将所有出院病案全部收回,因此这项工作是每天都要做的。出院病案的收集要依据各病房出院病人报表的登记情况进行收集,但由于病人病情的变化或其他原因,如医师未完成病案记录、病人家属未能按时将病人接出等,可能导致病案不能全部按时收回,对未能按时收回的病案应有记录。在收取出院病案时应注意收取滞后的检验报告单(即病人出院后,检验报告单才送回到病房或出院处),同时要有临床医务人员的认真配合,这样才能保证病案资料收集的完整性。

二、出院病案的整理

整理工作是将各方面的资料收集起来,按照一定的组织系统及要求加以编排整理,在整理过程中进行病案资料质和量的分析,并检查病案内的各个组成部分,以确定资料的完整性、准确性,使病案的组成统一化、内容系统化,便于使用时能较快地找到所需要的资料。

病案整理是一项极细致的工作,各科记录项目不同,各种疾病的常规检查亦各不相同,病案工作者在每日整理分析病案时,必须细致地一一检查。每一册出院病案、每一科所需要的项目必须填写完整;每一种疾病的常规和必要的特殊检查必须要齐全。这样才能保证病案质量方面适合于医疗研究的使用。作为病案工作者,要对病案记录有详细的了解,方能整理出合格的病案。

例 1:一份传染性肝炎的病案

既往病史:有无接受输血及注射史、嗜酒、黄疸及腹水史。

接触史:有无毒物接触史,有无与肝炎病人接触史。

症状:黄疸前期是否有发热、头痛、头晕、食欲不佳、倦怠、呕吐、上腹不适、肝区疼痛及消化系统症状。黄疸期症状有无皮肤瘙痒,小便颜色如何,临床自觉症状是否有改变。

体格检查:是否详细记录了黄疸情况、肝脏的大小、坚硬度、压痛等。

实验室检查:是否做了血尿常规检查[包括黄疸指数、胆红素定量、胆红素、尿胆原、尿胆素,肝功能试验(转氨酶、蛋白电泳、乙型肝炎表面抗原、凝血酶原活动度),血浆白蛋白与球蛋白定量试验],大便检查,肝脏活体组织检查,十二指肠引流等。

例2:胃及十二指肠溃疡的病案

重点记录消化系统的症状,如呕血及柏油状粪便;进行大便潜血试验;做胃液分析及X线胃肠造影、纤维内窥镜检查等。

例3:流行性脑膜炎的病案

重要的诊断依据是进行脑脊液的检查。因此整理病案时,要重点检查是否有这一记录。

(一) 出院病案整理工作的任务及要求

1. 任务

(1) 每日上午至各病室巡收前一日出院病人的病案,同时送出病案首页及化验单;或每日签收从病室或其他部门(如统计室、住院处)送回的出院病案。

(2) 按照出院病案内容的排列程序的规定做好整理编序装订工作。

(3) 负责出院及分科登记工作。

(4) 负责督促有关医师及时完成病案记录。

(5) 负责对出院病案书写质量的检查工作,及时向领导和有关科室反映情况,保证病案记录的完整。

2. 要求

(1) 按时收回或签收出院病案,应注意收回老病案,个别未能及时收回的病案应登记,并注意在短时间内再次收取。

(2) 整理出院病案必须逐页检查姓名、病案号,检查病案书写的字迹是否工整易认,检查各种化验报告的粘贴,不合要求者应撕下重新粘贴,每页记录纸的右上角应书写页数码。

(3) 发现记录不全、书写差错者,及时通知有关医师补写或重写,保证资料准确、完整。

(4) 及时准确地做好出院及分科登记,字迹应工整易认,不得潦草,且必须用钢笔书写。

(5) 装订时应以底边和左边为准,将记录戳齐、线绳勒紧,使之平整。

(6) 登记出院日期必须将年、月、日一一注明,不得只写月、日,不记年份。

(二) 病案内容的排列

病案记录的编排顺序,各部分应依日期先后排列,但病人在院治疗期间与其出院后的病案编排程序几乎相反,特别是护理记录及医嘱部分。原因是当病人正在治疗期间,医师所要参阅的是病人最近的病情及其医疗措施,故将最近期的放在上面,病人出院后病案装订成册系长久性的形式,故应按照日期先后顺序排放。病案记录的两种排列方式是:

1. 住院期间病案(病历)排列次序

(1) 体温单(按页数次序倒排)。

（2）长期医嘱单（按页数次序倒排）。

（3）临时医嘱单（按页数次序倒排）。

（4）入院记录。

（5）住院病历。

（6）病程记录，如手术病例还须有：

① 手术前小结；

② 手术议定书；

③ 麻醉前小结；

④ 麻醉记录（或待产记录）；

⑤ 手术记录（或产时记录）；

⑥ 手术后病程记录（产后记录）。

（7）会诊单（按日期先后顺排）。

（8）特殊治疗记录单（如糖尿病、化疗等）。

（9）病人入院护理评估单。

（10）护理计划单。

（11）住院病人护理评估记录单。

（12）特别护理记录单（按页数次序倒排）。

（13）专科检查表（视野检查、听力检查等，按日期先后顺排）。

（14）器械检查报告单（按心电图、心功能检查、脑电图、诱发电位、脑功能、内窥镜、超声、放射性核素、X线、DSA、CT、MRI分类及日期先后顺排）。

（15）血、尿、粪常规化验报告单（按日期先后顺排，自上而下贴于专用纸左边线上，并在顶端抄录日期及异常结果项目）；报告单不得另行转抄于检验记录单上。

（16）特殊化验报告单，如血气分析、肝功、肾功、生化、酶、免疫、细菌培养等（按日期先后顺排）。

（17）细胞学及病理检查报告单（按日期先后顺排）。

（18）病历首页及住院证或其他。

（19）门诊病历。

（20）以前住院病历或其他医院诊疗记录和有关检查资料。

2. 转科后病案（病历）排列次序

（1）转入科接收记录、转入病程记录排于入院记录或住院病历之前。出院后排于转科小结之后。

（2）其他各项按住院期间病案排列次序规定排列。

3. 出院病案排列次序

（1）病案首页（住院证贴于背面）。

（2）出院记录（或死亡记录）。

（3）入院记录。

（4）住院病历。

（5）病程记录（按页数次序顺排）：

① 术前小结；

② 手术议定书；

③ 麻醉前小结；

④ 麻醉记录（或待产记录）；

⑤ 手术记录（或产时记录）；

⑥ 手术后病程记录（或产后记录）；

⑦ 死亡病例讨论记录。

（6）会诊单（按日期先后顺排）。

（7）特殊治疗记录单（如糖尿病、化疗等，按页数次序顺排）。

（8）病人入院护理评估单。

（9）住院病人护理记录评估单（按页数次序顺排）。

（10）护理计划单（按页数次序顺排）。

（11）特别护理记录单（按页数次序顺排）。

（12）专科检查表（按页数次序顺排）。

（13）器械检查报告单（分类按日期先后顺排）。

（14）常规化验报告单。

（15）特殊化验报告单。

（16）细胞学及病理检查报告单。

（17）尸体解剖报告单。

（18）医嘱单（按页数次序顺排）。

（19）体温单（按页数次序顺排）。

（20）以前住院病历。

（21）死亡病人的门诊病历。

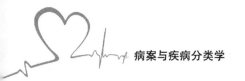

第四节 病案的登记

一、病案登记工作的概念及意义

在病案管理中，将有关病案的资料根据不同的目的和需要收集到一起，进行有选择的或提纲式的简要记录，使其成为系统的资料，便于管理和应用。这项工作是管理工作中的一个必要的组成部分，是病案管理的基础。它不是简单的抄写和罗列。做好病案登记工作可以：

（1）保证病案管理系统的完整性，是进行系统编号的关键。

（2）作为分析整理病案的基本资料，可以充分发挥病案的作用。

（3）作为统计的原始数据和查找供应病案的依据。

病案登记是一种掌握病案发展的明细表，因此，做好病案的登记工作往往能解决一些其他地方所不能解决的问题，并可以弥补其他工作的不足，充实检索、提供病案的线索。因而，登记工作从一开始就要做到登记资料的完整及准确。病人每次住院都要登记，可以掌握病案的流动情况，了解每份病案的发展情况，并从登记内容的安排、设计上产生出合理的效应。

二、登记的种类

（一）住院病案登记

同病人登记一样，医院在病人入院的同时，就要建立该登记，并作为长期或永久保存资料。

1. 登记内容（项目）

（1）必要项目：病案号、姓名、性别、年龄、入/出院日期、科别、病室。

（2）其他项目：生日、籍贯、职业、出/入院诊断、手术、治疗结果及愈合情况。

（3）项目设计要点：必要项目中的前四项内容是各类登记所固有的，其他项目则根据各医院对资料的需求而设计，其登记项目的设计不宜过于详细、复杂，而应以简单、扼要、明了为基本原则。

2. 登记形式：一般为书本式及卡片式。

（1）书本式登记的作用及用途：

① 使用于按病案号次序连贯登记的两号集中制或两号分开制的住院病案。

② 由于依照病人住院先后编号登记，自然成为按病人住院日期进行登记，这就提供了

按病人住院日期查找病案的线索。

③ 诊断、手术、性别、年龄、职业等项目及其再住院病人的登记,都可作为统计的原始资料,可以提供出统计数字中所列举的各项资料,这是一般统计工作所达不到的。

④ 住院病人登记由于项目很全,可以从中查找出某一项需要的资料,而不必调用病案,因而可以省去很多劳动,亦可减少病案的磨损。

⑤ 住院病案的总目录,能准确掌握住院病案的全貌,显示病案的发展数字,可以了解病人的住院次数、主要疾病、治疗结果,并可以帮助查找病人姓名或病案号。

(2) 卡片式登记的作用及用途:一般用于一号集中制的病案。由于一号集中制的病案管理,并非所有的门诊病人都住院,且住院日期先后与病案次序无关,因而卡片式登记,仍可满足登记依病案号大小顺序排列(即可随时按病案号调整卡片的位置),同时,它具有登记本的某些作用及用途。但其有明显的不足:

① 由于卡片按病案号顺序排列,因而无法按住院日期查找病案。

② 卡片的活动性大,使用的人多,且抽出放入方便,容易造成排错或丢失,如有漏登的情况也难以发现,从而影响了卡片的使用价值。

③ 卡片比书本占用的面积大,用纸多,且必须用卡片柜保存,因此,不如书本式经济简便。

从完善病案管理系统来讲,不论是门诊或住院病案的建立,一号制或两号制的管理,在建立病案时都应按号登记,以掌握病案号的分配、整体及个别病案的发展情况。如果因为门诊病人多,病案发展快,而对门诊病案号的分派不予以登记,是管理上的欠缺。

实行一号制管理的医院,如病人第一次到医院就诊建立门诊病案使用书本式按号登记,在病人住院时,也应在该号下再次登记,这样可以更全面地掌握病案的整体情况。

上述两种登记形式,各有其缺点,不论采用哪种形式进行登记,都应扬长避短。

优异的登记工作能使定级的作用得以充分的发挥,要保证这一点,从事登记工作的人员(其他管理工作人员也同样)应养成核对检查工作的良好习惯。

3. 入院登记工作的任务及要求

(1) 任务:掌握住院病案的发展情况,准确掌握住院病案号数及病人姓名,建立住院病案登记卡。

(2) 工作要求:

① 凡住院病人,必须根据住院登记表查找病人姓名索引卡片(或电脑查询),发现以前建有病案者应使用旧号,已给新号者应去新留旧,并做好该号工作。

② 第一次住院有老病案者(即以往有门诊病案),将门诊姓名卡片提出审核,填写现工作单位、住址及住院科别、日期,将该卡片编入住院病人姓名索引卡片中或在电脑中加以修改。

③ 根据自住院处收回的住院病人登记表填写住院病案登记卡片,并按病案号的顺序放

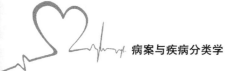

入住院病案卡片柜内。

④ 再次住院者须填写新的病案首页(此项填写工作也有在住院处完成的),并在第一次住院卡片上填写本次住院的日期、科别、病室。

⑤ 填写病案首页、姓名卡片、住院登记卡时,必须详尽、准确、字迹工整清晰。

⑥ 住院处住院病人登记表中病案号、病人姓名、住址等内容填写欠详、有差错时,必须核对准确、予以纠正、补写齐全,必要时可到病室与病人核对,及时准确做好各项登记,不可拖延贻误。

(二) 出院病人登记

出院病人登记也是永久性的登记,是按病人出院时的科别及出院日期的先后登记的(见表3-1)。

1. 主要项目:病案号、病人姓名、性别、年龄、出院及住院日期、科别、出院诊断、手术名称、切口愈合情况、治疗结果等。

2. 登记形式:手工操作一般采用活页纸装订,其使用较方便,便于查找某段时间内各科的病案或根据登记提供某时间、某科的病案。也可采用登记本的形式,一科立一个本,无手术的科室不设立手术的登记项目。

3. 作用

(1) 是查找病案的一个途径,可按出院日期或科别项目来查找所需的病案。

(2) 可为病案讨论会提供即时病案,或为检查某段时间内的医疗情况提供所需的病案。

(3) 帮助统计工作,提供部分原始资料。

(4) 核对检查完整及未完成病案,以掌握住院病案的归档情况。

(三) 转科登记

1. 项目:除登记的必要项目外,其他为入院日期、转出科别、转入科别、转科日期、诊断。

2. 作用:主要作为统计的原始资料,也可作为提供病案的原始资料。

例:某患者因颅内血管畸形入院神经外科手术后,因突发急性心梗转入内科治疗。该病人最后治疗好转后由内科出院。当神经外科需该病案进行讨论时,可以从这项登记中提供病案。

(四) 诊断符合情况登记

1. 项目:包括必要登记项目及入院日期、科别、入院诊断、出院日期、出院诊断、医师等,亦可包括门诊诊断、术后诊断、病理诊断等(见表3-2)。

2. 作用:既是统计的原始资料又可作为病案管理永久性的资料。

(1) 可以通过登记掌握出入院诊断的符合情况,了解医院、诊所及社区医疗单位或医师的诊断水平、业务能力。

（2）可帮助查找某一时期的误诊、漏诊的病案,开展病例讨论总结经验教训,提高诊断水平和医疗质量。

（3）可作为考核、晋升医师时的参考。

（五）死亡与尸体病理检查登记

1.项目:必要项目及死亡日期、科别、死亡诊断、尸检日期、尸检号、病理诊断(见表3-3)。

2.作用:通过它可以掌握全部死亡和尸检病例的情况,从而:

（1）迅速准确地提供死亡和尸检的病案。

（2）作为统计的原始资料,统计出医院内某一时期的死亡及尸检情况。

（3）从中分析临床诊断与尸检病理诊断的符合率,了解医院、诊所的诊断水平。

（4）根据死亡病案,分析死亡原因,检查和分析医疗工作质量。

表3-1　出院病人登记

科别　　　　　　　　　　　　　　　　　　　　　　　　　　　　　年　月　日

病室	病案号	病人姓名	性别	年龄	出院诊断	手术	切口愈合	结果	费用			入院日期	出院日期	住院天数	编目
									药	血	计				

表3-2　诊断符合情况登记

病案号	病人姓名	入院日期	出院日期	门诊诊断	医师	入院诊断	医师	术前诊断	医师	术后诊断	医师	病理诊断	医师	出院诊断

表3-3　死亡及尸体病理检查病例登记

病案号	病人姓名	性别	年龄	死亡诊断	死亡日期	科别	尸检日期	尸检病理诊断	尸检号	备注

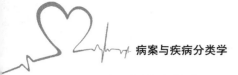

（六）门诊病案登记

这也是一种永久性的登记，是门诊病案的总目录。其登记项目不需过多，只需病案号、病人姓名、性别、年龄、初诊科别和日期。

它可以作为查找病案的线索，特别是某些合并的病案，若不做这项登记，就会有损病案整个管理系统的完整性。采用一号集中制管理病案的医院最有条件建立这项登记。

方法：采用簿册登记。

一号集中制的登记：可将门诊病案及住院病案中的某些项目一同列入登记册中，这样就可以从一种登记中的项目区分门诊及住院病案，同时掌握门诊及住院病案和全部病案的发展情况。

二号集中制的登记：若病人住院，可在原门诊号注明所改用的住院号。若为重号病案的合并，可在作废的号码后面注明已被并入的病案号。

例：某病人原门诊号为 24867，住院后病案号为 8691，此时将门诊病案并入住院病案，并在 24867 号后面注明已改用 8691。重号合并亦是如此。

以上这些登记，均是病案管理工作最基本的登记，是必须要建立的。

三、病案首页的登记工作

（一）作用

做好病案首页的登记是病案管理中一项极为重要的工作。可以通过该工作避免出现病案号错号、漏号、重号现象，准确掌握病人姓名从而使查找病案的重要线索得以保证。病案首页填写的质量也可间接地反映出一所医院、诊所的医疗、行政和病案管理的质量。

（二）住院病案首页的填写与住院号的使用

一份填写完整的住院病案首页是由下列人员共同完成的：

（1）证明病人身份的所有项目及门（急）诊诊断、入院日期和科别等部分，一般由接诊护士、住院处或接诊医师填写或由病案管理人员填写。

（2）出院诊断及各种操作治疗的 ICD 编码由病案编码人员填写。

（3）住院期间各种费用由住院处人员负责填写。

（4）其余凡属临床诊治的内容均由临床医师负责填写。

为确保病人身份证明资料和病案号的准确，这部分内容的填写由病案管理人员负责比较好，因为病案管理人员掌握着病人姓名索引和全部病案资料。他们所关心的是资料的完整性、准确性，而其他人员则不会太关心这些。当这部分内容由住院处负责填写时，常出现病案号的错号、漏号、重号现象，病人身份证明登记不详尽、不准确。如：将王淑珍写成王素贞、将芬写成芳、姓线写成姓钱、姓米写成姓朱等。这些错误的发生直接影响了病案的管理工作。

为了减少和避免病案号的错号、漏号、重号现象,由病案管理人员负责,并掌握和控制病案号码的发放。具体方法:

(1) 病案科按时将待用的住院病案号抄送给住院处,住院处每使用了一个号码,就划掉一个号码,并在后面注明病人姓名。

例:~~106523~~ 刘学华

~~106524~~ 李凤芝

106525

106526

106527

(2) 病案科每收到一个病人的住院登记表都要核对门诊病案空袋的姓名、核对 PMI,以确定病人是否有老病案。如发现病人有旧号,新号去掉改用旧号,并将新号留待下次抄送住院处时再用。

(三) 登记操作规程

1. 由住院处取回病人住院登记表和入院病人日报表、门诊病案空袋。

2. 根据住院病人登记表、门诊病案空袋、入院病人日报表相互核对病人姓名、性别、病案号,检查有无差错及遗漏,发现问题及时追查更正。

3. 根据住院病人登记表查找姓名索引,核对病人姓名、性别、病案号、单位、住址等内容,完全符合可以登记,发现以往有旧病案要把新号并入旧号,确实没有建过病案的可按登记表建立新病案。发现差错及时核对,必要时亲自去病室与病人核对。

4. 根据住院病人登记表的内容,填写病案首页、住院病人登记簿(或卡片)及住院病人姓名索引卡片。

5. 将填写完毕的病案首页放入文件盘内以备次日晨到病室巡收病案时送到病室。姓名索引卡片归档入柜。

6. 登记工作全部完毕,将住院病人登记表交统计人员。

凡病人有更改姓名时,须将原登记卡片上的姓名用括号标记,再填写更改后的姓名,同时填写一份新的病人姓名索引卡片,既要填写更改后的姓名又要注明原用的姓名,交挂号室备查。

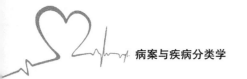

第五节 病人姓名索引

以病人的姓名等大量身份证明列成目录,给予特定的标记,按一定的顺序排列,使用时按姓名能迅速准确地找到所需资料的病案号,称为病人姓名索引(Patient Master Index,PMI)。PMI卡是永久性的资料,它包括所有住院病人或在门诊建立病案的病人的姓名(所以又称病人索引或主要索引)。因为PMI是查找病人病案的关键,因此它被认为是病案科、诊所或初级卫生保健中心医院所使用的最重要的工具之一。

一、PMI 内容

索引中的资料内容可根据各医院或诊所的需要而不同。PMI中仅记载那些可以迅速查找某一病案的鉴别性资料。考虑到维护保密信息的隐私问题,应避免将病人的疾病诊断及手术操作记录在PMI上。应记录的内容有:

(1)病人的姓名(包括曾用名)。

(2)病人的地址(包括工作及家庭住址)。

(3)病案号。

(4)病人的出生日期(年、月、日)及年龄。

(5)民族、籍贯、职业。

(6)其他有助于鉴别病人身份的唯一性资料,如未成年者父母的姓名、国家的身份证号等。

假如几个病人的姓名相同,就要靠年龄、出生日期或住址等来鉴别,以获得正确的病案。

姓名索引卡

病案号码_____ 身份证号码_____ 注音_____

病人姓名_____ 性别____ 年龄____ 籍贯____ 职业_____

永久住址_____

_____

服务单位_____

_____

入院日期_____ 出院日期_____ 科别_____

另外,还应列入一些附加资料:初诊科别、住院和出院日期,治疗结果(出院或死亡)。

二、病人姓名索引卡的建立程序

对住院病人来说,PMI的建立程序如下:

(1) 通常由住院处的工作人员将每日入院的所有病人的入院单的复写件(病案中的身份证明部分)送到病案科,或由病案科的人员将该复写件由住院处取回。

(2) 核查PMI卡片,确定入院单上的病人以前是否住过院(是否已有索引卡),如果有,将原PMI抽出,在背面填写目前住院的资料,同时要核查PMI卡片的姓名、地址等内容是否有变化,如有变化应予以注明。

(3) 如果病人以前没有住过院,PMI中就不会有他的卡片,应为其填写一张PMI卡片。

(4) 在一些医院中,已完成PMI卡单独保存,称为“住院病人档案”,直到病人出院时取出。

(5) 出院时,该病人PMI卡从“在院病人”盒中取出并记录上出院日期。如果病人已死亡,则用红笔记录死亡日期,然后将该病人PMI卡放入病人姓名总索引中。

(6) 如果医院不使用“在院病人”卡片盒,那么,PMI填完后立即归档在总索引中,许多医院规定由另外一个人归档PMI卡以修正其排列错误。

三、PMI的编排方式

可以使用专用的登记本或索引卡排列病人的姓名,或利用现代化的手段建立计算机PMI系统数据库。

用于PMI的最广泛、有效的方式是使用字母顺序排列的索引卡,一个病人一张卡片,使用这种方法很容易找到所需的卡片。采用计算机PMI系统数据库的管理方式时,应能比较姓名索引中的内容,筛选出相同姓名、性别的病人。

四、病人姓名索引卡排列的方法

在我国,曾使用过的索引方法有偏旁部首法、笔画法、五笔检字法、四角号码法、罗马拼音法、注音字母法、汉语拼音法、四角号码与汉语拼音合用的编排方法。其中,汉语拼音方案在总结了以往各种拼音方案的基础上,吸取了各种方法的优点和精华,汉语拼音的普及教育,更使现代人易于掌握采用汉语拼音编制各种索引。索引的编排皆以汉字的拼音字母(即英文字母)为排列顺序。

(一) 姓名索引编排方法

在每张姓名索引卡片上,将病人姓名的汉语拼音全部拼写在姓名的上方,将拼写好的姓名索引卡按英文字母的顺序排列。

1. 将拼写相同的姓分别按笔画的多少顺序排列。

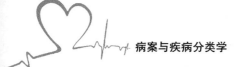

例：王 wang（在前），汪 wang（在后）

张 zhang（在前），章 zhang（在后）

2. 按字母顺序排出先后。

例：张 zhang、王 wang、赵 zhao、李 li、刘 liu 的正确顺序应为李 li、刘 liu、王 wang、张 zhang、赵 zhao。

3. 相同拼写的姓再按第二字的字母顺序排列。

例：下列顺序

zhang hua   zhang yan   zhang ying

张华   张艳   张英

4. 若姓名的第二个字的字母也相同时，再按第三个字的拼写排列。

例：下列顺序

zhang hua li   zhang hua ping   zhang hua yun

张华利   张华平   张华云

5. 当不同的名字拼写出的第一字母相同时，应按第二个字母顺序排列，以此类推。

例：下列顺序

li xiao yan   li xiao yang   li xiao ying   li xiao yun

李小艳   李小杨   李小英   李小云

（二）导卡的设立

导卡可用于每个字的开始或每个姓的开始，如：字头 A、B、C、D……，可设一级导卡；在每个字头的后面又包含很多不同的姓，可将不同的姓再设立二级导卡；必要时还可根据索引的发展情况，在名字中设立三级导卡。

（三）标签

当索引卡片存放于多个抽屉时，为查找方便，可在抽屉的外面粘贴标签，注明该抽屉内起始字母和最后的字母，目的为便于迅速检索。

（四）注意事项

必须掌握正确的汉字读音及熟练掌握汉语拼音的拼写方法。

多音字的拼写按习惯读法固定拼写并记录备案，以便查询。如：行（xing、hang）、重（chong、zhong）、乐（le、yue）、么（mo、me）。

第六节 病案的归档

病案的编号和归档应结合起来进行,因为病案归档是根据标识号码进行的排列系统。病案管理的归档就是将病案按一定的顺序进行系统性排列,以便能快速、容易地查阅和检索。不好的病案管理可严重影响许多地区诊所或医院内的日常工作。因此,病案科工作人员的职责就是要建立一系列制度和程序以保证病案在医疗、医学法律、统计、教学和研究方面有效地运用。对医院病案科工作的评价是根据它为各部门的服务效率来判断,也就是说,当病案用于医疗时,应随时可获得。因此,病案科工作的效率及对病案的控制是病案管理中需考虑的两个最重要的事情。如果我们回想一下前面提到的"系列和单一"编号的两种方法,可以看出病案归档的方法与编号的方法是紧密联系的。

一、按姓名归档

如果不使用病案编号管理,病人的姓名则是唯一的依据。如国内四川省江津曾用汉语拼音排列。国外有些地区用这种方法,按字母顺序排列归档,此办法适用于病案架很少或病人流动量非常小的诊所。与按号码归档比较,这个方法不是个好的归档方法,因此不再详述。

二、按户口集中存放归档

这一方式适用于街道保健组织。其方法是,以户口为依据,类似家庭编号,家庭中的所有成员都分别建立病案,但都集中装在户主的封袋内。归档是按街道、里弄(胡同)编成次序,再按门牌号数编序,病案架亦按街道、里弄做出标记,病案依户主居住的门牌号存放在病案架上。查找病案时,先了解街道,再查门牌号,最后找户口。这样可以掌握每个家庭成员的健康情况,对社区医疗的开展很适用。

三、按号码归档

(一) 顺序归档系统

这一方法是直接将病案按数字顺序排列归档。

如:8984　　108264
　　8985　　108265
　　8986　　108266

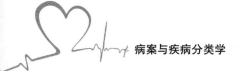

8987　　　108267

这一归档方法反映了病案建立的时间顺序。

1. 顺序归档系统的优点

（1）人们已习惯这一"逻辑"顺序,且易于培训人员。

（2）易于为研究目的或非活动病案的贮存检索连续的号码。

2. 顺序归档系统的缺点

（1）很容易出现归档错误,为了归档病案,工作人员必须记住一个病案号上所有的数字。

（2）易照抄已写错或读错的号码,如将1写成7。

（3）易将号码上的数字换位,如病案号码是194383,但按193483归档。

（4）最高的号码代表是最新的病案,因此就会使大部分病案集中在病案库房某一地方归档。

（5）由于大部分病案和检验回报单要在同一区域归档,因此不好分派工作人员归档工作。

（二）单一归档系统

这个号是病人唯一的一个号,不管病人住过几次院,看过几次病,这个号永不改变。不论门诊或住院病案,均按记录日期先后集中统一装订归档,或将住院病案与门诊病案分别装订,但都集中在一个病案夹（袋）内归档。

1. 优点:由于单一编号,单一归档,避免多种编号造成管理混乱;若医院内各医技科室的各种检查、检验的回报单也都以病案号为基础,那么全院只有一套PMI即可满足各方面的使用;简化和省去了多种编号的手续,避免号码交叉混淆的错误,可节省很多查对号码的时间和精力。

单一归档系统适用于建筑较集中,病房与门诊相邻,具有医疗、教学、研究任务的综合性医院。

2. 缺点:由于门诊与住院病案混合排放,因其发展不平衡,常需从病案架上挪动病案;淘汰门诊病案时有困难,不易区分某一号数是门诊病案还是住院病案,且淘汰后造成编号残缺不全。

（三）系列单一号归档

由于编号的特点,病人始终只有一份病案归档。

其缺点是在从旧病案和病案号到新病案和病案号的转换移位及做交叉索引过程中,需花费大量的时间,且在每一次病案转换移位时,取出旧病案的地方,需放一个查找新病案号的指引卡（示踪卡）,影响查找提取病案的速度。

（四）尾号归档

不管是使用系列编号还是单一编号,最重要的还是实际使用的归档方法。

为了改进检索和归档的效率,一些其他的方法取代了直接顺序归档的方法。这样的方法有两种,即尾号和中间号归档法。

1. 目的:减少或杜绝归档错误,提高归档的速度和准确率。

2. 方法

（1）将六位数和七位数的号码分成三部分:第一部分,位于右边的最后两个号,称为一级号（又称尾号）;第二部分,位于中间的两个号,称为二级号（又称中间号）;第三部分,位于左边的最前面的两个数字,称为三级号（又称查找号）。

例如:142094 这一号码被分为以下几个部分

14	—	20	—	94
三级号		二级号		一级号

（2）在尾号归档中,有 100 个一级号,范围从 00～99,归档时,工作人员应首先考虑一级号。

例如:142094 这个号就被归放在一级号 94 这一组内。

在每一个一级号的组内都有 100 个二级号,其范围也是从 00～99,如 142094 这个号码就被排在一级号 94 这一组内的 20～29 二级号码内,20～29 这部分的病案根据三级号的顺序排列归档。

其归档顺序如下:

132094	022194	082194	152194
142094	032194	092194	162194
152094	042194	102194	
162094	052194	112194	
172094	062194	122194	
182094	072194	132194	
192094		142194	
002194			
012194			
865302	970429	979932	
875302	980429	989932	
885302	990429	999932	
895302	000529	000033	

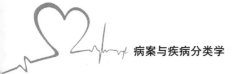

905302　　000629　　010033

（3）负责病案归档的工作人员要从右到左分步考虑排列归档的病案号。

首先确定一级号（尾号），如对于102094这个号的一级号是94，然后在这一组内查找二级号（中间号）20，最后使用三级号（查找号）10，按顺序排列归档病案。

（4）归档之前可使用过渡架位，先按一级号分入过渡架，然后尽快归档。

当病案多于或少于六位数时，也可采用这种方法：如02—44—87，107—09—14。

3. 尾号归档法的优点

（1）病案可均匀地分布在100个尾号内。

（2）每100个新病案只有一个排列归档在同一个一级号（尾号）中。

（3）避免归档区域人员拥挤的状况。

（4）负责病案归档的工作人员分工明确，责任心强。

（5）工作人员的工作量分配较均匀。

（6）当加入新病案时，非活动性的病案可以从每一个尾号组内取出。

（7）使用尾号归档法减少了错放病案的机会。

（8）使用尾号归档法提高了归档速度。

（五）使用原则

在较大的综合性医院，尾号归档法应与序列号归档法并用。即尾号归档法用于活动性病案，被筛选出的不活动病案（置于第二库房）采用序列号归档法。

四、归档工作要求

（1）归档是一项重要工作，归档时，要认真细致，思想集中，看准号码，不要抢时间。

（2）防止归档错误，如将号码看颠倒、字形看错，或将双份病案放入一个位置内。

（3）归档工作要坚持核对制，采取归档"留尾制"，即不要一次把病案全部插入，要留一小部分于架外，经核对无误后方可将病案全部推入架内。

（4）保持病案排列整齐。归档时应随手将架上的病案拍齐。病案排放过紧，应及时移动、调整，保持松紧适度，既可防止病案封皮（袋）的破损，又可提高工作效率。

（5）对破损的病案封皮（袋）或有散页的病案应在归档前修整好，并应注意节约。

五、病案归档设备

（一）开放式固定病案架

开放架归档设备是最常用的病案储存用具。它的规格有木制单面架和冷轧钢板制成的单柱双面架。

当制作或购买开放架时，必须了解架子的尺寸及目前正在使用的架子尺寸。还应计算出今后 5 或 10 年所需架子尺寸,根据空间可计算出需要架子的数量。

在存放病案的地方(病案库),最紧凑的安排即合理地利用空间是将病案架背对背排成长排。在两排架子之间留出 75～80 厘米宽的通道。

开放式的病案架可以使负责归档的工作人员站在通道里有很好的视野,导卡放在架子上很容易看到。与公文柜式的架子比较,在开放式病案架上进行管理效果好、效率高,因为它不用开、关抽屉、所占的空间也少些,查找和归档都很方便,适用于存贮使用频繁、使用率很高的病案。

(二)密集式移动病案架

它是将几排架子密集排列在一起,利用轨道,采用手摇控制或电力移动其中的架子。

这种归档设备可以节省空间,储存更多的病案,但另一方面它的费用也很高。只有在归档区域的储存空间有问题时才考虑使用。它只适用于存放使用率低的病案或在第二库房存放非活动病案。其主要缺点是查找病案不方便,当几个工作人员必须同时进入工作面的时候,由于通路有限,影响工作效率。因而在有大量活动病案的大的教学医院中不适合使用。

(三)自动检索病案设备

这种设备是通过控制台上的按钮帮助工作人员进行自动检索、排列归档病案。虽然,它减轻了工作人员的劳动强度,加快了检索、归档的速度和提高了其准确性,但是这种设备昂贵,不能普遍推广使用。特别是在使用该设备的过程中、在机器的保养维修以及停工期对工作的影响等方面可能会出现不少问题。

(四)公文柜存放病案设备

有些单位使用公文柜式的病案归档设备,这种带抽屉或柜门的归档设备的最大优点是可以保护病案以防尘土等脏东西的侵害。但其占据的空间要相对大些,面对面排放的公文柜之间最少需要 1 米的距离,而导卡放在抽屉里几乎没用,柜门和抽屉的开、关会使邻近的工作人员不便,且会因开关柜门减缓查找和归档的速度,特别对于大量的查找、归档病案工作,开关柜门显然很不方便。

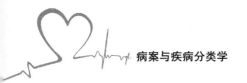

第七节　病案的供应

病案管理所做的一切工作都是为了提供资料的利用,病案只有被有效地提供使用才能产生效益。因而,病案供应工作在病案管理中是一项很重要的工作,它在病案为医疗、教学、科研发挥作用的过程中,是一个不可缺少的环节,它的工作体现着病案的科学管理和病案工作人员辛勤劳动的成果,也是检验病案管理好坏的一个依据(我国等级医院评审中,抽查病案者有一份找不到,就要扣去评审总分中的 5 分)。因此可以说,供应工作反映着病案管理的整体水平。因此,它要求负责病案供应工作的人员在工作中必须做到检索病案动作要快,抽取出的病案要准确,对病案需求者要认真负责、态度好。即要求病案供应工作人员要以快、准、好的供应准则保证病案供应工作的顺利完成。

病案供应工作中包括查找、登记、运送、回收、整理、粘贴检查检验报告单、归档等项工作。以上每道工序完成质量的好坏,都影响医、教、研工作的开展。因此,对每个工作环节都要有明确的操作方法及要求。

一、病案供应工作的任务

(1) 负责门诊、急诊、住院和健康保健病案的供应。

(2) 负责除住院病案外的其他病案的回收、整理、顺号。

(3) 回收病案的归档,包括科研用毕的病案。

(4) 负责病案示踪卡的填写登记、核对等管理工作。

(5) 负责整理、查找、粘贴各种报告单及病案单页。

二、病案供应工作的原则

(1) 病案除了提供病人医疗或教学使用外不得拿出病案科。所有送到门诊或病房及其他部门的病案,都要有追踪措施,以表明病案的去向。如采用示踪卡、登记本、登记表等方法。

(2) 所有借出的病案都要按时收回,并有严格的借阅制度。

(3) 凡为了科研使用病案,一律在病案科内使用,若条件有限(如病案科无阅览室),要建立有效的控制病案的方法,最大限度地做好病案的保管和使用工作。

作为病案科的负责人或供应工作的负责人,必须对病案的保管和使用负全责。所有从病案科拿出去的病案,必须了解谁是使用人、在哪里使用、需要使用多长时间;要能够掌握和控制病案的流动情况。每个负责病案供应的工作人员都必须遵守病案供应工作的原则。

三、供应病案的几种方法

病案的使用是多方面的,供应的方法也是多样的,病案管理工作中的各项登记、统计、编目、索引等都为供应病案提供线索。病案管理人员要会充分利用这些线索,来满足使用者的需要。有时,使用者提供的条件,不一定和已具备的管理线索完全符合,此时,供应人员必须根据使用者提供的条件,结合本人的工作经验,充分利用各种线索,分析使用者的要求和目的,满足使用者对资料的需求。

查找病案的途径及方法如下:

(1)根据病案号供应病案,这是供应病案的最基本的方法。

(2)根据病人身份证明资料,利用 PMI 找出病案号,注意病人有无曾用名。

(3)根据病人入、出院日期及其他一些情况,利用住院病人登记表中的一些内容,帮助找到病案号。

(4)根据疾病分类索引供应病案。

① 查找个别资料,有时只知道病人的疾病和大概的入、出院日期,而不能确切提供病人姓名和病案号,此时可以利用疾病分类索引找到疾病卡片,再根据病人的入、出院日期,择其性别、年龄相同者摘录其病案号,找出病案,再从这些病案记录中的身份证明部分来加以核对,从中找到所需要的病案。

② 供应研究分析某种疾病的资料时,可以根据使用者提出的疾病名称,利用疾病分类索引,找出该疾病卡片,并记下所有病案号即可供应病案。

(5)根据手术操作分类索引供应病案。方法与利用疾病分类索引供应病案相同,只是用手术操作分类索引卡提供病案号找病案。

(6)根据死亡登记供应病案。医院领导或医师要了解或分析病人的死亡情况、死亡原因时,可以利用病人死亡登记查找病案号供应病案。

(7)根据尸体病理检查登记供应病案。为了不断总结临床经验,提高医疗水平,加强临床诊断的准确性,需要进行临床诊断与尸检病理诊断的符合情况的研究,此时可以利用尸检登记查出病案号供应病案。

(8)根据医师索引提供病案。根据医师提供的由他本人所做的手术及日期,再根据手术操作分类索引找出病案号供应病案。

上述几种根据索引查找病案号的方法,若是采用电子计算机管理,检索的速度可大大加快,其准确性也更可靠。供应效率的提高,是有效利用医疗信息的保证。

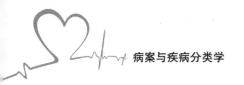

第八节 病案控制和示踪系统

一、病案控制系统

（一）定义

为保证病案的有效使用及最大效率地发挥病案的作用，采取一系列控制病案的措施，这一系列的措施，即构成了病案的控制系统。

（二）原则

病案工作人员对所有病案的归档操作及使用必须加以控制，不论什么原因，凡是从已归档案中取出的病案，必须要追踪。病案取走后，应在原处放一示踪卡（或将示踪卡集中放在固定处）。

医院或诊所的工作人员使用病案，必须保证病案完好地送回病案科，使用者如果没有事先和病案科联系并改变示踪卡上病案的去向，不得将病案送到其他任何地方或转给他人，当使用病案的人发生变化时应重新办理借用手续（国外很多医院采用病案使用"转换单"，使用者将填好的"转换单"送到病案科）。如果病案遗失、丢失，使用者应负责找回，他们对病案的使用应负有责任。

（三）规则

在病案控制系统中建立有效的病案管理规则，是衡量病案科管理水平的一个标志，它可以帮助管理者对管理人员的工作进行监督和指导。

（四）制度

制度是要求所有病案管理人员共同遵守的规程或行动准则。根据病案管理规则及控制病案的原则，各医院及诊所的病案科必须制订出适用于本单位的合理的病案使用制度、病案借阅制度、病案摘阅制度等。

医院的病案委员会应制订有关使用、借阅病案的制度，基本内容应包括：

（1）除为病人医疗使用外，病案不得从病案科取出。

（2）凡是送到诊室或病房的病案必须进行示踪，示踪卡上应显示病人的姓名、病案号、科别、时间、借用医师姓名或病房等有关资料。

（3）每天工作结束时，将所有病案从诊室收回，出院病人的病案应在病人出院后 24 小时内从病房收回。

（4）如有可能,用于科研及其他方面使用的病案应在病案科查阅,如果病案科没有阅览空间,则必须明确示踪,办理借阅手续,以保证病人就医时能很容易地拿到病案。

病案科应建立一定的工作程序并且使它的工作人员能遵循这一程序,以保证对进出病案科的病案进行全面控制。

（五）方式和方法

病案控制的方式和方法是对病案控制的原则、规则、制度的具体体现和实施。有效的方式和正确的方法是完善病案控制系统的最重要的也是最后的一环。

方式:包括病案使用登记本、示踪卡、自动示踪系统、病案号的色标编码、病案归档导卡等,这一系列控制病案的方式,我们把它们统称为病案示踪系统。

方法:指示踪系统中的具体操作步骤。

二、病案借调的控制

病案的借调是指将病案提供给临时借阅或调用者。做好病案借调的控制,是为了达到病案管理的目的,使之能更好地、及时、准确地为各方面使用者提供所需要的病案信息,充分体现病案的价值及其信息的实际效益。病案管理最基本的也是最重要的工作之一,就是对病案实施有效地控制,切实掌握每份病案的流动情况。

（一）病案借调的范围

病案并非所有人都有权使用,这一点我们已经有所叙述。除了病人就诊使用外,病案的使用权属于院领导及负责临床医疗、教学、科研工作的医务人员。借调的范围:

（1）再次住院病人的病案调用。有的医院只要病人是再次住院,一律提供以往的病案,而有些医院则是根据医师的需要而提供。

（2）临床病例讨论会、病理讨论会、死亡病例讨论会、尸体检验等的调用。

（3）医院领导对医疗事故、差错检查及其他有关问题的处理的病案调用。

（4）科学研究、临床教学的调用。

（5）医疗单位以外的因公临时性调阅,如公检法部门、患者工作单位、福利保险等部门。请注意这些部门对病案的调阅,提供者应注意对病人的隐私保密,必要的情况下,应经病人签字同意方可提供,这一点已经详述。

（二）控制借阅病案的方式方法（示踪系统）

1. 登记本的形式:适用于较大量的病案的借调,如科研用病案,一次数量较多,可在登记本上登记使用者的姓名、病案号、科别、使用日期等。部分归还的病案可用划号的方法表示,最好由专人负责。

2. 自动示踪系统:病案的需求和追踪工作可采用计算机辅助以减少或免去一些日常工作。计算机可打印出使用病案的申请单,对其进行分类,储存并提供病案目前状况的资料

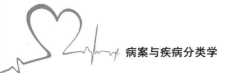

（使用者、需求情况和示踪），并可保存不同要求使用病案的目录，当电子数据处理资料时，计算机可列出所有过期未回的病案目录。使用这种自动控制系统的主要目的是加速工作过程。国外不少医院的病案科的示踪系统采用病案条形编码，减少了很多命令的输入到接收传递的时间，使工作效率提高。

3. 示踪卡（追踪卡）的形式：在使用中有各种不同类型的示踪卡，如彩色塑料（或硬纸）板式或带袋子的文件夹式、纸张表格式等，国外还有更复杂也更昂贵的示踪卡。但不论哪种类型，它们的作用都是一样的，都是用来表示不在架的病案现在何处。在任何情况下取用病案，没有示踪卡就不得将病案取走，这是病案处理的最重要的原则。

（1）塑料或硬纸卡式：这种示踪卡可反复用于不同的病案。将取出病案的病案号、姓名、使用者、科别、日期等填写在卡上，然后将示踪卡置于病案的原位上；病案还回后，将所填内容擦掉，留待其他病案使用。这种示踪卡适用于个别病案的借调，并应选择韧性很强的材料制作。

（2）纸板文件夹式：此种示踪卡是为了放使用病案申请单及报告单页，当病案重新归档时，取出申请单，并将散在的报告单页排列归档在病案中。其大小同病案。

申请单通常是一种三联表格，它包括病案号、病人姓名、使用地点（申请使用病案的个人或部门）、使用日期、医师签字等其他必要的内容。第一联申请单附在病案上；第二联申请单则成为示踪单，放在示踪卡内，替换取走的病案；第三联申请单按照借出时间的前后顺序再按病案号顺序排列存档，它可以提示在一段时间内没有返回的所有的病案。

（3）纸张表格式：

		病案号	姓名		
使用日期	科别	使用者	电话	归还日期	备注

其长 18.5 厘米，宽 8.5 厘米，放在一册病案中用于小批量或零散病案的借调（门诊、急诊使用例外）。

凡病案需借出病案科使用或病案科内无阅览条件的，在病案离开病案科前，必须办理借阅病案的手续。示踪系统的使用，便于病案管理人员掌握和控制病案的流动情况。

4. 操作步骤

（1）病案找出之后，使用者需在病案人员的指导下填写示踪卡中的各项内容，字迹要求清晰、易于辨认，病案人员应对所填内容进行检查、核对，并不代替使用者签字。

（2）若使用者要同时借用几份病案，应每份病案各填一张示踪卡。

（3）病案人员将填好的示踪卡，按病案号的顺序排列存档，放于固定地方，或置于病案在架子的原位上。

（4）病案还回后，取出示踪卡，由病案管理人员填写归还日期后置于病案内归档。

（5）应定期检查示踪卡，催促使用者到期归还，以免影响病案的利用率。

（三）示踪卡的存档方式

关于示踪卡的存档方式，从上面的叙述中大家可以看出，它有两种不同的存档方式，一种是将它们分别置于架上病案的原位，一种是将它们集中排列存档于一个固定地方。下面我们来讨论关于示踪卡存档的这两种方式的优缺点。

1. 示踪卡存档于病案原位

优点：查找病案时，可以直接了解病案的去向；归档时如注意核对，可避免发生错误；如果使用文件夹式的示踪卡，可以在病案归档时随时将报告单归档于病案中。

缺点：质地薄软的示踪卡易失落、破损，从而导致病案去向不明；若示踪卡归错位置，病案归还后不易使其归入病案内；由于示踪卡都在病案架上，不易掌握病案的流动情况，对到期该归还的病案不能做到及时催促提醒使用者，以至不能有效地控制病案。

2. 示踪卡集中存档

优点：便于掌握病案的使用情况；专人管理，保证示踪卡的作用；如果病案库与办公室相距较远，可先查找示踪卡，以确定病案是否在病案科。

缺点：不能直接从病案架上了解病案的去向。

如果将三联或两联病案使用申请单与示踪卡共同使用，上述示踪卡存档方式的不足之处可以较好地得到解决。

三、病案借调（阅）的管理

无论采取何种借调（阅）的方式，均应由病案科专人负责管理。负责借调（阅）病案的工作人员，应按有关规章制度严格办理借调（阅）手续，并限制一次使用数量，借调（阅）病案较多的可采取分批供应的办法。借调（阅）病案的手续，对本院内或院外人应有区别，便于管理。示踪卡应按要求存档，定期检查，及时做好归还病案的注销工作。使用自动示踪系统亦应及时做好数据处理。

四、病案摘阅的管理

病案的摘阅管理工作是指提供给病案的使用者进行阅览及摘录有关资料，或予以进行部分资料的复印。

做好这项工作十分重要，可以满足病人在其他医院的治疗，亦可提供司法等部门处理问题的依据。在一些较发达的国家，病人无论在何处就医，都可以通过传真获得有关病案资料，极大地方便了病人的就医。做好病案的摘阅工作可以大大减少病案的流动，同时又可以充分发挥病案的作用，提高其资料信息的使用价值。

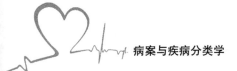

（一）病案可供摘阅的范围

（1）科研方面使用病案及医师撰写论文等。

（2）病人院外就医的病情摘要。

（3）医疗行政部门对病案的质量检查、医疗情况的调查等。

（4）社会方面的使用，如司法部门、律师事务所、社会福利、保险等部门及使用公费医疗的企事业单位。

病案科应有专人负责病案的摘阅工作，注意及时提供、并随时将使用完毕的病案归档。

病案摘要一般应由指定人员完成，或由经治医师或其他临床医师根据医疗需要书写。若需将病案送至临床科室去完成，必须做好登记、示踪。

（二）病案摘阅的制度

（1）凡属摘阅范围使用的病案，一律在病案科内使用，不得携出室外。

（2）院内医务人员阅览病案时，应穿工作服或持借阅证，不准带包进入病案科及阅览室。外单位摘阅病案者，必须持单位正式介绍信，经医务处、病案科主任批准后方予以接待；需抄写摘要者，经主管人员审阅、盖章后生效。

（3）凡到病案科使用病案者，应自觉遵守病案科各项管理规定，不得私自拿取病案。

（4）使用者应对病案的完整、整洁、安全负责，不得私自拆卸、涂改、撕毁、沾污病案，违者应接受批评教育或处罚。

第九节　病案的保留

一、概述

病案的储存和保留在病案管理工作中是一个全球性的问题。通常认为，只要医疗、法律、科研和教学需要，病案就应该保存，但由于病案无止境的发展，与其储存的空间就形成了一对矛盾。1982年我国原卫生部颁发的《全国医院工作条例》中规定，"住院病案原则上应永久保存"。

1994年原卫生部发出的第35号令关于《医疗机构管理条例实施细则》中对病案的保留再次做出了明确的规定，"医疗机构的门诊病案保存不得少于15年，住院病案的保存不得少于30年"。国外一些国家对病案的保留期限也做出了明确的规定，10到30年不等。如澳大利亚从病人医疗、科研和法律问题考虑，政策规定一般病案保存5年，儿童病案保留到18

岁,但出于法律和医疗资料的考虑再延长保留 7 年。一些国家的规定是经过大量的实际调查研究决定的,并不是主观想象的决策。一些国家认为,超过 25 年以上的病案,一般不再具有实用价值,根据政府规定可以将病案销毁。但国外有许多医院仍然保留着大量的老病案,如澳大利亚的阿芙列德王子医院 1882 年开院的老病案至今一直保留着。美国斯坦福大学医学中心为保存年代久远的老病案,在距该院 2 里以外的地区专门建立库房来保存病案。

作为病案管理部门,从积累资料的观点出发,病案保留的时间当然是越久越好。如北京协和医院保存着自 1914 年以来近一个世纪的病案。这些病案有些仍在供医学教研使用,同时对研究近一个世纪以来的医学发展以及我国的社会、政治、历史都具有一定的价值。例如该院对绒毛膜上皮癌的诊断、治疗取得了突破性的成就,其原因之一就是由于病案科提供了大量可供研究的病案资料。另外,当社会团体、组织对历史事件如"二七"大罢工及"三·一八"惨案进行大规模的调查时,从保存的当年的病案中获取了许多有关罹难革命者的佐证,这些病案成为珍贵的历史资料。然而,所有病案不一定都具有同等保存的价值。如丘财康、王存柏这一类标志着医学进展的病案记录乃是医学史的珍贵资料,应当永久保存。有医疗教学研究价值的病案、疑难病例、罕见病例及某些伟人的病案应当长久保存。

门诊病案有的国家规定保存 10 年或 15 年。从医疗角度看,某些疾病间隔 15 年,与当前疾病的处理确实关系不大。但也有某些病例的诊断、治疗与当前的疾病关系密切。例如一位曾于 1938 年在北京协和医院皮肤科门诊诊断为眶部血管瘤、进行了放射治疗的病人,于 44 年后肿瘤复发,1982 年再次来到该院就诊。皮肤科医师在参考了当年的病案记录及病变部位的病理照片后,立即决定了本次治疗的方案。类似这样的情况并不只一例,但它却提示我们处理和销毁病案应做周密审慎的考虑。

国外许多医院将病案区分为活动性和非活动性,分别对待和保存。首先研究确定活动性病案在病案架上的保存时间,在这一段时间以后,将其作为非活动性病案移到第二病案库。一般病案在活动性病案架上保存 5 年,在此期间,如果病人没有来医院就诊,病案就从活动性病案架上取出移到非活动性病案架上保存。做这项工作时,将病案按年度的顺序(并以不同颜色区别)挑选出来移到非活动性病案架上。如果病案在非活动性病案架上存放期间病人又来就诊,那么它就被看作是"复活的"病案,就将该病案取出再放到活动性病案架上,再存放 5 年。然后确定非活动性病案的保留时间及在一段时间后的存留、销毁及处理形式等问题。这些都必须是在医院领导部门与医务人员、病案科工作人员、病案委员会成员共同讨论后决定的。

(一) 活动与非活动性病案

所有病案的存在都有这样一个循环过程,即:病案的建立→活动性病案→使用率低至非活动性病案→永不再使用,被销毁。任何医院,即使有足够的空间储存病案,也应区分活动性与非活动性病案,这样可以减少日常管理,降低工作量,如缩小活动区域,提高归档及检索

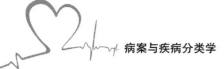

速度及安全保护等。

1. 活动性病案的确定：确定活动性病案应做好调查研究，要调查有多少人需要使用病案和为什么需要。随着时间的推移，只有少数病案是活动性病案，病人长时间不来，越是不来，来的可能性就越小，这是一种规律。但必须有明显的指标来区别活动性与非活动性病案。

活动性病案的指标：① 病人最后一次来院的日期（年度）；② 病案使用的频率、科研用病案所需的年限如 5 年、10 年、15 年，所有的疾病诊断是作为另一个确定活动性病案的参考指标。

2. 非活动性病案的确定：在活动性病案的保存期间内未曾使用的病案，如 5 年或 10 年以上未曾使用的病案。

（1）根据病案号的分派登记，因为所有的病案编号是按时间发放的，因此，5 年或 10 年之内发放的号可不必再查，只需查 5 年或 10 年以前发放的号码的病案。

（2）可在病案封面上以年度做标记并以不同颜色表示，以便在选择时清晰醒目（如图 3-1）。

1991		红色
1992		黄色
1993		绿色
1994		
1995		
1996		
1997		
……		

图 3-1　病案封面的标记

将非活动性病案放在第二库房，做选择性地销毁。

对于非活动性病案在第二库房的保留时间，各国也不相同。对有价值的病案，医师往往舍不得将其销毁，如新西兰的某些医院，至今保存着自 1946 年医院始建以来的病案。哥伦比亚卫生部对病案的保留规定是：根据医院的具体情况规定病案的保存时间，够一定规模的医院，活动性病案保留 5 年。具体保留时间如表 3-4 所示。

表 3-4　哥伦比亚病案的保存时间

	活动性病案保留	非活动性病案保留	合计
局级医院	5 年	5 年	10 年
区级医院	5 年	10 年	15 年
省级医院	5 年	15 年	20 年

二、病案保留的选择方法及保留标准

(一) 病案保留方法

1. 无限期地保存所有病案:这种保留方法必须有足够的空间,在前面我们曾提到国外的一些医院将病案库建在医院以外的其他地方。但无论怎样,由于病案的无止境发展,储存的空间终是个难题。

2. 保存部分病案:如只保存病人的身份证明资料和摘要,此种方法仍需要少量的存放空间,但可减少病案封皮,将 10～20 份省略后的病案集中放在一个病案封皮内,并做好标记。

3. 缩微或光盘存储病案:国外有些医院采取将病人最后一次就诊后存放 5 年的病案制成缩微胶片,而后销毁原件。目前,我国已有少数医院采用缩微技术储存病案,但并未统一缩微的要求,有的要求缩微死亡病案,有的要求缩微 20 到 30 年前的病案。采用缩微技术储存病案,必须考虑制作缩微胶片及从事这一工作的工作人员等方面的费用。光盘存储病案,目前在世界上认为是更好的办法。

关于缩微技术与光盘存储病案将在后面讨论。这两种方法都能很好地解决储存空间的问题。

4. 销毁某一段时间后所有的病案:将超过规定期限的病案全部销毁,如保存 25 到 30 年以上的病案。这种销毁是一种彻底的销毁,可能会影响医学法律和科研方面的需要。

(二) 病案保留期限的制订

病案保留期限的制订应根据以下几方面:

(1) 病案科所具有的存放病案的空间。

(2) 目前病案的年扩展率。

(3) 病人再次入院和就诊的类型。

(4) 用于科研的病案数量。

(5) 医学法律的需要情况。

(6) 用于制作缩微胶片或光盘存储及非活动性病案储存和病案销毁的费用。

病案科的储存空间是有限的,因此,为了避免病案过于拥挤,有必要认真计划病案保留期限。保留意味着病案由活动性储存到非活动性储存,到制成缩微胶片、光盘存储或最终销毁。

(三) 病案保留的标准

病案保留时间的长短要依据不同的标准。

1. 影响病案保留的因素

(1) 医院的类型和医疗水平及病案的活动性(住院病人的再入院率及门诊病人就诊率)。例如慢性病患者的病案是活动性很强的病案。

(2) 许多只在急诊室看病的病案,永远也不会成为活动性病案。

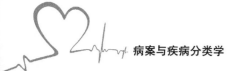

（3）病案的年扩展率直接影响着病案的储存空间。

（4）用于储存空间、工作人员、设备及各种材料的费用。

（5）现有可利用的储存空间。储存空间的大小影响病案在活动性或非活动性病案架上的储存时间。

（6）大量老病案及非活动性病案用于科研及评价，是需要长久保留的因素之一。

（7）病案本身的使用价值，如病案书写内容的充实性，其资料的系统性、完整性、连续性决定着病案保存的意义。

（8）病案本身的老化问题。在长期使用中，病案会因为其字迹逐渐模糊、纸张磨损变质等，使资料残缺不全。

上述诸因素，影响着病案保留时间的长短。除此以外，医院各级领导对病案的认识和重视程度、对病案的管理及合理保留也是至关重要的影响因素。

2. 病案保留时间的规定

在国际病案协会编写的病案教程中规定：

（1）法律可强制病案保留 30 年。

（2）有些病案（如新生儿病案、精神病人的病案）必须要保留更长的时间。

（3）基于以上所有因素，确定病案为活动性还是非活动性，是缩微还是销毁。

三、保留病案的方法

（一）过滤法淘汰病案

确定病案在活动性与非活动性病案架上的保存期限，并不断按要求做到活动性病案架上的病案均为活动性病案，非活动性病案超过保存期限的通过医院领导及病案委员会决定对其处理的方式。

（二）完整性保留病案

非活动性病案可储存在病案科的第二库房（即非活动性病案架上）或医院内的其他地方，甚至在医院外租用储存库房。当然，在院外储存时，如需病案应有工作人员进行传送。

在国外，有商业性储存公司专门办理储存业务，常常也会涉入病案的储存业务。在这种情况下，医院或病案科与该公司签订契约，以确定该公司在病案储存、检索、传递和保密等方面所负的责任及义务。

1. 完整病案储存的优点：病案以原始形态保存；易于查阅原始资料；资料的可用性好。

2. 完整病案储存的缺点：需要大量费用和空间；随着时间的流逝，纸张不断磨损破坏、老化；容易并可能发生火灾。

另外，非活动性病案可制成缩微胶片储存，它只需很小的储存空间，可由病案科工作人员完成也可由商业公司制作。通过自动系统——计算机列出非活动性病案的目录，当病案被制成缩微胶片或销毁后,应更新病人姓名索引上的信息或在上面做出明显的标记。

(三) 选择性保留病案

1. 选择性保留病案:是指将病案中的内容做部分性地选择后保留。有选择性地保留或压缩病案内容意味着病案的不同部分有不同的保留标准。例如:① 护士记录可作为非活动性病案储存,在较短的一段时间后可销毁。② 急诊病案如果不是住院病案的一部分,在存放一段较短的时间后可从活动性病案存放区取出,这比完整病案存放时间要短一些。③ 病人最基本的资料应尽可能长时间地保存,甚至永远保存。如病人身份证资料、住院及出院日期、疾病诊断和操作目录、手术和病理报告、出院摘要及随访信件等。

2. 选择性保留病案的优点:① 减轻了病案的体积;② 减少了储存空间,降低了储存费用;③ 仅保存基本资料;④ 更容易找到有关资料。

3. 选择性保留病案的缺点:① 不能使用完整的病案;② 需花费一定的时间及人力用于挑选保留的资料。

另外,在病案管理中,各种索引和登记,如病人姓名索引、分娩室的登记、出生及死亡证的复印件都应永久保存。其他的索引(疾病、手术分类和医师索引)按医院的需要保存。国外曾有人提出最少保存 10 年。目前,这些索引和登记随科技的发展越来越多地计算机化了。从储存空间的观点看,它实际上解决了储存问题,但必须有特殊的预防性措施,如果使用磁性材料,应保证不被抹掉或失真。

四、病案的销毁

(一) 销毁病案的原则

销毁病案应持审慎的态度,由病案委员会讨论,医院领导部门做出决定,病案管理人员不得擅自决定销毁病案,对一些有历史价值的病案资料更应请示有关国家档案管理部门决定。

在销毁病案之前,首先应做好选择性地处理淘汰,一般不应以硬性的年度为界限进行销毁。

(二) 销毁病案的方法

1. 销毁病案之前,应做好规划和测算,如病案科的储存空间可容纳多少年的病案,病案的年扩展率,保存病案的年限,活动性与非活动性病案的标准。只有那些被认为确实没有保留价值或已采取缩微等其他技术处理过的病案才可最后销毁。

2. 具体销毁方法有烧毁、粉碎、在严格监控下送造纸厂再生纸张。无论采取哪种方法销毁,其目的均是为病案的保密性所采用的措施。在进行销毁时,病案科主任应对其监督,使之做到彻底的销毁。国外对病案的销毁要求包括病案封皮一起销毁。

缩减病案使其剩下基本的有意义的资料的一个基本原则就是:能使其更好地、更有效地使用病案。但病案保存多长时间没有绝对的规则,而是必须要考虑到我们前面提到的病人、法律的需要及具体环境等因素。

第四章

国际疾病分类

第一节　概述

一、国际疾病分类的发展简史

国际疾病分类已有百年发展史,可以说,今天的国际疾病分类已不是哪一个人、哪一个国家的专著,而是世界各国专家合作的产物。百年来,它经过了十次修订,已成为一个被世界各国接受的国际标准分类。1891年国际统计研究所组织了一个起草死亡原因分类的委员会,由耶克泊蒂隆任主席。1893年他在国家统计大会上提出了一个分类系统,包括三个死亡原因分类方案,第一个44条,第二个99条,第三个是161条。这个分类系统就是ICD的原始雏形。

1898年在渥太华会议上提出"十年修订制度"。此后,ICD的修订基本也是按照这一意见操作的。其修订情况如表4-1:

表 4-1　ICD 10 次修订情况

修订次数	修订年度	召开国家/机构
1	1900	法国政府
2	1910	法国政府
3	1920	法国政府
4	1929	法国政府
5	1938	法国政府
6	1946	法国政府＋世界卫生组织
7	1955	世界卫生组织
8	1965	世界卫生组织
9	1975	世界卫生组织
10	1994	世界卫生组织

世界卫生组织于1946年第六次修订起就开始接管这项工作,以后的修订都是由世界卫生组织主持的。国际疾病分类除了传统地应用于流行病学以外,还应用于病案索引的编制及检索,也应用于有关卫生服务的计划、检查和评价的统计。ICD的修订过程中,首次引入了疾病分类是在第六次修订时,以后每次修订更加注意疾病分类的完善和临床检索及管理的需求。但强调病因分类的思想一直保持不变,也就是说,分类的变化只是调整和修改。自第九次修订,专家们更多地考虑到临床的需要,考虑到医疗评价工作、健康保险统计以及为中央对医疗事业拨款提供依据等需要,分类更为精细。在ICD-10的修订中,其变化最大的是引进了字母,形成字母数字混合编码。2018年6月18日,世界卫生组织(WHO)发布了

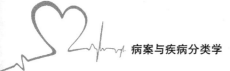

《国际疾病分类》第 11 版（ICD-11）。ICD-11 首次采用全电子版本,在便于使用的同时也降低了错误的发生率。共有 31 个国家和地区参与了 ICD-11 的现场试验。ICD-11 共收录了 55 000 个编码,远多于 ICD-10 的 14 400 个。ICD-11 将于 2022 年 1 月 1 日正式生效,由各成员国投入应用。当前发布的版本为英文预览版,目的在于让各国规划如何使用该版本,筹备翻译工作,以及在全国范围内针对医务工作者开展培训。

二、世界卫生组织疾病分类合作中心

1981 年 1 月世界卫生组织通过我国原卫生部指定北京协和医院为世界卫生组织的疾病分类合作中心。自 1987 年开始向全国推广使用国际疾病分类（ICD-9）,北京世界卫生组织疾病分类合作中心组织编译了 ICD-9 的汉英对照本。编写了《国际疾病分类（ICD-9）死因统计应用手册》和《医院疾病及手术操作分类应用手册》,指导医院病案统计人员和卫生防疫人员正确使用国际疾病分类。目前一共有十个世界卫生组织疾病分类中心,是按语种划分负责相应地区的推广和普及工作（见表 4-2）。

表 4-2　世界卫生组织建立的疾病分类合作中心

国家	中心所在地	语种
英国	伦敦	英语
委内瑞拉	加拉加斯	西班牙语
美国	马里兰	英语
法国	巴黎	法语
巴西	圣保罗	葡萄牙语
俄罗斯	莫斯科	俄语
中国	北京	汉语
瑞典	乌普萨拉	瑞典
澳大利亚	堪培拉	英语
科威特	科威特	阿拉伯语

北京世界卫生组织疾病分类合作中心参加了世界卫生组织每年召开的中心主任会议和 ICD 的修订研讨,1983 年和 1992 年负责组织在北京召开的世界卫生组织疾病分类合作中心的主任会议,并与国家技术监督局、原卫生部卫生统计信息中心共同制订中华人民共和国国家标准《疾病分类与代码》（GB/T 14396-93）。这一国家标准等效于世界卫生组织《国际疾病分类》第九次修订版。标准规定适用范围:适用于统计、医疗卫生、公安、民政、保险、福利等部门各级行政管理机构对疾病、伤残、死亡原因等进行宏观管理和统计分析,也适用于各医学科学领域进行有关资料的收集、整理和分析。

北京疾病分类合作中心与世界卫生组织合作职能:

（1）促进国际疾病分类（ICD）在死亡率统计、发病率统计和医院病案索引中的使用,并根据实践经验对其改进做出贡献。

（2）促进其他和 ICD 有关的分类,如:国际医学操作分类、国际肿瘤疾病分类以及国际障碍、能力丧失和残疾分类在其特定领域的应用,并根据实践经验对其改进做出贡献。

（3）根据中国三级医疗保健网报告的发病率、死亡率和其他卫生数据协助发展卫生问题的分类,并对支持初级卫生医疗途径保健服务的情报系统发展做出贡献。

（4）制订 ICD 和其他有关分类原文的中文译本。

（5）作为 ICD 和其他有关分类所有事务的中文咨询中心开展活动。

（6）与原卫生部卫生统计信息中心一起密切关注、找出在卫生数据收集、处理和分析中存在的问题,解决这些问题并对用于现场实验与评估的新的技术与方法提供文件。

三、疾病分类的目的和意义

在我国执行国际疾病分类,既有卫生行政要求,又有基层医院的实际需求,已形成了较为成熟的环境。1993 年,国家技术监督局发布了疾病分类与代码的中华人民共和国国家标准,将 ICD-9 的分类标准完全等同于国家标准,之后 ICD-10 也批准为我国新的国家疾病分类标准。国家标准与国际标准的接轨,有利于 ICD 的推广和应用。

我国作为世界卫生组织的成员国,有义务执行世界卫生组织的有关规定,向世界卫生组织报送本国的卫生统计信息。在世界卫生组织《关于疾病和死亡原因命名的条例》中的第二条明确指出:"编制死亡和疾病统计表的会员国,应根据世界卫生大会通过的疾病、损伤和死亡原因的国际统计分类现行修订本进行编制,该分类被称为国际疾病分类。"这就是说疾病分类统计要按照国际疾病分类执行。

我国原卫生部早于 1987 年就下文要求医院采用 ICD-9 编制医院出院病人疾病分类统计报告,目前全国县级和县级以上的医院已全部开展了 ICD-10 的疾病分类工作。医院投入大量的人力、物力从事疾病分类工作,主要有以下几个方面的意义。

（一）国内与国际交流

世界卫生组织每年都要出版一本《世界卫生统计年鉴》,它是根据 ICD 的分类原则收集各国的死亡原因的分类资料。许多国家根据 ICD 收集和编辑本国的卫生信息,包括疾病的资料,例如美国每年出版一本《美国卫生》,它包含了大量的医院住院病人的信息、疾病、年龄、性别等。一个国家的卫生资料,是一个国家卫生状况的反映,也是卫生资源投入、卫生行政管理、决策的依据,甚至对于涉及卫生领域的厂商都是一份珍贵的资料。

我国原卫生部过去也有医院的住院疾病分类统计报告,但没有采取国际标准,现在每年的统计汇编都是按照 ICD 的分类原则,医院住院病人统计报表包括了世界卫生组织的 50 项疾病统计类目,同时增加了我国原卫生部希望了解的一些项目,完全可以与国际接轨。

随着 ICD 的推广和普及,它的影响越来越大。有的杂志、国际会议文章在涉及疾病时,要求有疾病的国际编码,甚至病人转诊时医院提供的病历摘要也被要求填写 ICD 疾病分类编码。

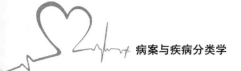

（二）医院中的医疗、研究与教学

如果我们承认医院病案是一个宝库的话，那么疾病分类就是一把打开宝库的钥匙。病案除了医疗时需要参考外，还被用于教学和临床研究。对于病案的检索，医师常常提出的要求是某一具体的疾病名称，而病案工作人员就是通过疾病编码查到病案号，进而取出医务人员所需要的病案。

（三）管理需求

病案中的信息是丰富的，通过疾病分类，可以将信息按不同的用途加以归纳，例如可以按病种来归纳，了解各病种住院的人数、平均的医疗费用、最高或最低的医疗费用、平均的住院天数、最长或最短的住院病人天数等，从而进行病种的管理。病案中还含有医疗人员的信息，各种检验的信息，因此还可以对医护人员的医疗水平、资源利用进行分析，对医疗质量进行评价。

（四）医疗付款

相关疾病诊断分组（Diagnoses Related Groups）是目前各国医疗改革研究的重点，它是一个基于疾病分类和手术分类的医疗经费控制系统和医疗评价系统，将疾病性质、医疗费用、住院天数相同或相似病人分在一个级别中，并据此进行医疗付费和管理。采用此系统，ICD编码是分组病人的依据。由于每一组别的费用是限定的，医院不管提供了多少服务，也不能多收费。因而，医院只能通过加强管理，提高医疗质量，缩短住院天数来达到较高的回报。这种系统可以最大限度地激发医院的工作效率，自觉地消除过度医疗和浪费医院资源的现象。

目前我国现行的医疗收费制度还存在弊病，不管是实报实销，还是大病统筹，还是由单位和病人按一定比例付款，都有一定的不合理性。哪怕是这样，利用疾病分类的资料都可以进行简单的管理。例如，对若干个医院的病种、收费等指标进行比较，就可以很容易地找出哪一个收费低，然后就可以让病人定点医疗或限期让高收费的医院找出原因并纠正。总之，医疗收费的科学管理需要利用疾病分类资料。

四、分类系统的评价

作为一个分类系统，它的基本原则是分类准确与完整，作为好的分类系统则要求科学性、适用性和可操作性。ICD-10完全符合分类的基本原则，用一个好的分类系统的标准来衡量，也达到了较高的标准。

（一）分类科学性

ICD-10能够反映当前医学科学的认识水平，与当前医学分类相适应。对于ICD-9中的一些陈旧概念，ICD-10做了修改。例如，过去急性心肌梗死是以8周来划分，现在是以4周划分；过去对于心肌梗死的诊断水平不够，因而没有细分，现在除了对部位有详细的分类外，还对急性和复发性以及心内膜下与透壁性情况进行了区分。再如,克山病,过去并不了解其病因,因此分类到病因不明确的心肌病,现在则归类到饮食性硒缺乏 E59 中。

（二）分类准确性

类目具有独立性、相互排斥性。ICD-10 保持了 ICD-9 的某些特点,许多类目下都有明确的指示,表示该类目所包含的内容和不包含的内容。一个疾病只能分类到一处,只有一个编码。

（三）完整性

ICD-10 能包括所有分类对象,所有的医疗事件都能找到相应的编码。当然,索引条目是有限的,索引中没有列出的疾病还要依靠分类原则归类。

（四）适用性

分组要合理,不能过粗或过细。适用性主要是从使用目的出发,如果一个分类系统只是要统计几十项内容,就不必设立上千个类目。ICD-10 扩展了应用范围,不仅考虑到了医、研、教和医院管理的需要,而且考虑到医疗经费的控制和管理的需要,因此 ICD-10 由原来 ICD-9 的 1132 个类目(包括外因编码)扩展到 2 036 个类目,实用性更强一些。

（五）可操作性

ICD-10 的操作方法并没有根本的改变,索引条目增加了近万条,比较容易操作。当然,熟练掌握 ICD-10 的分类方法还是需要培训,需要许多相关知识的支持。

五、全国开展疾病分类工作的概况

我国原卫生部卫生统计信息中心是负责全国卫生统计工作的行政机构,也是北京协和医院世界卫生组织疾病分类中心的业务主管部门。医院的疾病分类工作基本上是按照信息中心统计处的工作规划进行的,1987 年 ICD-9 在全国医院中的推广应用和统计报表的修订,以及 1990 年的全国病案首页的制订都是直接在统计处的指导下完成的。为了加快 ICD 的普及工作,提高疾病分类质量,提高统计报告的质量,在信息中心统计处的直接参与下,我国于 1988 年成立全国医院疾病分类协作组。这一学术组织对全国疾病分类做了大量的咨询、指导、培训工作,还编写了教材,对全国疾病分类工作起到了很大的促进作用,使我国在县及县以上医院普遍开展了国际疾病分类工作。

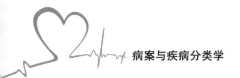

第二节 一般疾病分类编码

一、国际疾病分类(ICD-10)的编排结构

ICD-10 全称为疾病和有关健康问题的国际统计分类,简称国际疾病分类。ICD-10 由三卷组成:第一卷包括主要分类;第二卷对 ICD 的使用者提供指导;第三卷是分类的字母顺序索引。

(一) 第一卷

第一卷的内容包括:前言、致谢、世界卫生组织疾病分类合作中心、国际疾病分类第十次会议报告、三位数类目表、内容类目表和四位数亚目、肿瘤的形态学、死亡和疾病的特殊类目表、定义和关于命名的条例。

第一卷主要是与分类操作有关的内容,内容包括:类目表和四位数亚目、肿瘤的形态学,编排的方式是各章以编码的大小顺序排列。如:

内容类目表和四位数亚目

第 1 章　某些传染病和寄生虫病

第 2 章　肿瘤

第 3 章　血液及造血器官疾病和某些涉及免疫机制的疾患

第 4 章　内分泌、营养和代谢疾病

第 5 章　精神和行为障碍

第 6 章　神经系统疾病

第 7 章　眼和附器疾病

第 8 章　耳和乳突疾病

第 9 章　循环系统疾病

第 10 章　呼吸系统疾病

第 11 章　消化系统疾病

第 12 章　皮肤和皮下组织疾病

第 13 章　肌肉骨骼系统和结缔组织疾病

第 14 章　泌尿生殖系统疾病

第 15 章　妊娠、分娩和产褥期

第 16 章　起源于围产期的某些疾病

第 17 章　先天性畸形、变形和染色体异常

第 18 章　症状、体征和临床与实验室异常所见,不可归类在他处者

第 19 章　损伤、中毒和外因的某些其他后果

第 20 章　疾病和死亡外因

第 21 章　影响健康状态和与保健机构接触的因素

(二) 第二卷

第二卷的内容包括:前言、疾病和有关健康问题的国际疾病统计分类的说明、如何使用ICD、疾病和死亡编码的规则和指导、统计报告、ICD 的发展史、参考文献和索引。

第二卷的内容主要是需要了解的内容,各国在分类原则上可以做适当的修订,因此这个指导手册只能作为参考。手册中的内容绝大多数是对死亡原因分类的指导。

(三) 第三卷

第三卷的内容包括:编译说明、前言、第一部分疾病和损伤性质的字母顺序索引、第二部分损伤的外部原因索引、第三部分药物和化学制剂表索引。

第三卷的三个索引是学习的主要内容,索引是各自独立的,排列方式是根据主导词拼音,按英文字母顺序排列。

二、国际疾病分类基本概念

(一) 国际疾病分类的相关概念

1. 疾病分类:是根据疾病的某些特性,按照一定的规则对疾病分门别类。疾病分类实际上也是一种分组,有时一个组别可以包含若干种相同或相似性质的疾病,有时仅单纯地包含某些疾病。国际疾病分类是用编码的方法,来表示疾病分组情况,例如:用 A01 表示伤寒和副伤寒。

2. 疾病命名:是给疾病起一个特定的名称,使之可以区别于其他疾病,理想的疾病名称应既能反映疾病的内在本质或外在表现的某些特点,又是唯一性的。例如,急性阑尾炎,它表示了疾病的发生部位是在阑尾,又表示了疾病的临床表现急性炎症,因此很容易理解疾病的本身,也容易区别其他疾病。以人名或地名命名的疾病虽然反映了疾病的最初发现者或疾病的发生地,但不能反映疾病的性质。如果在分类时索引不能准确地包含这个名称,就需要仔细地去了解疾病的性质和发生部位,才能进行编码。

3. 疾病分类轴心:是分类时所采用疾病的某些特征。在国际疾病分类中,使用的疾病特征可以归纳为四大类,即病因、部位、临床表现(包括症状、体征、分期、分型、性别、年龄、急慢性、发病时间等)和病理,因此国际疾病分类称之为多轴心分类。疾病分类的轴心也是分类的标准,标准一旦确立,分类将围绕着标准进行,通常国际疾病分类的每个层次的分类轴

心只有一个,例如,第一章某些传染病和寄生虫病的各个类目,都是以病因为分类标准,但是类目下的亚目分类,个别情况有两个分类轴心,例如:A19 粟粒性结核病的亚目,A19.0 至 A19.2 的分类轴心是以部位为轴心,而这个类目的主要分类轴心却是临床表现的急、慢性。一个层次中出现两个分类轴心的情况是特殊情况。国际疾病分类的轴心是依据疾病发生的频率、疾病的重要性、疾病的流行性来分配的。如艾滋病虽频率很低,在 ICD-10 中已较 ICD-9 扩大很多。

4. 国际疾病分类家族:在 ICD-9 的修订过程中,就认识到单纯的 ICD 不能包括某些特殊的需要,所以自 70 年代末期,就开始创建分类"家族",以作为核心分类的补充。分类家族包含几个部分:

(1) 初级卫生保健的信息支持:① 非医务人员报告;② 其他基于社区的卫生信息方案。

(2) 其他与健康有关的分类:① 损伤、障碍和残疾;② 操作;③ 来访(申诉)理由。

(3) 国际疾病命名法(IND)

(4) 专科适用本:① 肿瘤学;② 牙科学和口腔学;③ 皮肤病学;④ 精神病学;⑤ 神经病学;⑥ 产科学和妇科学;⑦ 风湿病学和矫形外科学;⑧ 儿科学;⑨ 全科医学。

5. 特殊组合章:除按解剖系统分类的各章外,余者是特殊组合章。特殊组合章有按某一特定阶段(时期)组成的章节,如第 15 章妊娠、分娩和产褥期;也有按某种特定的疾病分类,如第 2 章肿瘤;甚至还有按症状、体征来分类的,如第 18 章症状、体征和临床与实验室异常所见,不可分类于他处者。但主要还是病因分类的章节。对于特殊组合章,有不同的分类顺序,如下:

(1) 强烈优先分类章:第 15 章妊娠、分娩和产褥期,不管同时伴随有任何其他疾病,只要是向产科求医,就要分类到本章中。必要时,其他章的编码只能作为附加编码。

(2) 一般优先分类章:第 1 章某些传染病和寄生虫病;第 2 章肿瘤;第 16 章起源于围产期的某些疾病;第 17 章先天性畸形、变形和染色体异常;第 19 章损伤、中毒和外因的某些其他后果。

上述这些章在分类时,通常优先于其他章。例如,传染病作为疾病的病因时,往往会引起一些临床症状,涉及身体的某个系统,这时分类要么是采用星剑号编码,要么干脆只有第一章的编码,淋球菌性尿道炎 A54.0 就是例子。

(3) 最后分类章:第 18 章症状、体征和临床与试验室异常所见,不可归类于他处者;第 21 章影响健康状态和与保健机构接触的因素。这两章当有明确疾病病因或其他疾病情况时,他们的编码只作为附加编码。

(4) 附加编码章:第 20 章疾病和死亡外因,此章在 ICD-9 中是补充分类章。在 ICD-10 中,虽然本章归纳为主体分类,取消补充分类章,但由于疾病本身的情况已分类于第 18 章,因此在统计时要将此章的编码除外,否则总数将大于实际人数。

在疾病分类工作中,有两个既基础而又影响广泛的问题需要认识清楚,其一是疾病命名与疾病分类的关系,其二是国际疾病分类与疾病名称标准的关系。前者影响到对国际疾病分类能否用于临床研究和其他特别需求的资料检索的认识,后者是临床医师的诊断能否采用国际疾病分类中的疾病名称问题。

疾病命名是疾病分类的基础,没有名称就无法分类,疾病命名的列表本身就是一份最详细的分类表。反而言之,将一个疾病分类表最详细地扩展开,使每一个编码都对应一个特指的疾病名称,这时的疾病分类表也就是一个疾病命名表了。分类分到最详细时就是命名,分类是在命名的基础上进行的。疾病分组是为了统计收集的目的,为了易于统计分析,所以ICD-10是一本统计分类法,而不是一种命名方法。了解了疾病分类与命名这种内在的联系,就能够从理论上解释ICD的分类可以按照临床或管理等特殊需要而扩展,也就是说ICD可以满足临床研究和管理需求等特殊检索要求。只要在分类的基础上扩展,就不违背ICD分类原则。

国际疾病分类是国际标准,也是各国进行卫生信息交流的基础,世界卫生组织每年出版一本卫生年鉴就是以它为标准,收列了各国的死亡原因的统计资料。国际疾病分类不是疾病命名的标准,国际上有一个组织称之为IND,负责疾病名称标准化的工作。国内没有见到这类资料。国内有医学名词审定委员会,目前出版了十本包括解剖学、细胞学及一些专科的标准名称。由于习惯,许多临床医师并不注重它,推行也不得力,而且疾病名称很有限,只能作为参考材料。中文ICD-10译本大量引用了医学名词审定委员会出版的医学标准名称,这必将很大程度地影响到编码人员,一些人们早已熟悉的名称可能会查不到,例如虹膜缺损改为虹膜劈裂症、麻痹性肠梗阻改为无力性肠梗阻。无论如何,国际疾病分类一书是一本分类的专辑,其中使用的疾病名称不能认定都是标准的名称。因此,医师书写疾病诊断时可以参考ICD-10的疾病诊断,但不能要求完全按照ICD-10书写诊断,因为ICD-10不是标准疾病命名。

(二) ICD-10的术语、符号及略语

1. 术语

(1) 类目表:指三位数编码表,位于ICD-10卷一第21至85页。

(2) 内容类目表:指四位数编码表,位于ICD-10卷一第89至928页。

(3) 类目:指三位数编码,包括一个字母和两位数字。例如A01伤寒和副伤寒。

(4) 亚目:指四位数编码,包括一个字母、三位数字和一个小数点。例如A01.0伤寒。

(5) 细目:指五位数编码,包括一个字母、四位数字和一个小数点。例如S02.01顶骨开放性骨折。

(6) 残余类目(剩余类目):指含有亚目标题"其他"和"未特指"字样的亚目。例如K81.8其他胆囊炎,K81.9胆囊炎,未特指。残余类目是分类那些不能归类到该类目其他特指亚目的疾病。在ICD-9中,这些疾病特定分类在.8和.9,因此也称.8和.9为残余类目。在ICD-10

中,这些疾病绝大多数还是分类在.8 和.9,但也有例外,如 K86.1 其他慢性胰腺炎。

(7) 双重分类(星剑号分类系统):指星号(＊)及剑号(†)编码,剑号表明疾病的原因,星号表明疾病的临床表现。例如,结核性乳突炎,用 A18.0†表示疾病由结核杆菌所致,用 H75.0＊表示疾病的临床表现为乳突炎。星剑号分类系统的应用规则如下:

① ICD-10 中认为星号编码是选择性使用的附加编码,但我们仍需要一起使用,既不能单独使用剑号编码,也不能单独使用星号编码。这是由于单独使用剑号编码不能满足编制与专科有关的统计报表。但如果采用星号编码做统计时,需要有明确的说明。

② ICD-10 全书共有 83 个星号编码,它们出现的情况如下:

a. 剑号或星号出现在类目标题上,说明整个类目适用于双重分类。

例如:A17†神经系统的结核病。

b. 类目:标题没有剑号或星号,但其中含有个别适用于星剑号编码的亚目,说明该亚目适用于双重分类。

例如:A39 脑膜炎球菌性感染

A39.0†脑膜炎球菌性脑膜炎(G01＊)

A39.1†沃-费综合征(G35.1＊)

A39.2 急性脑膜炎球菌血症

A39.3 慢性脑膜炎球菌血症

A39.4†未特指的脑膜炎球菌血症

A39.5†脑膜炎球菌性心脏病

脑膜炎球菌性:

心炎 NOS(I52.0＊)

心内膜炎(I39.8＊)

心肌炎(I41.0＊)

心包炎(I32.0＊)

A39.8 其他脑膜炎球菌性感染

A39.9 未特指的脑膜炎球菌性感染

c. 亚目标题有的同时提供了星剑号,有的则没有。

(8) 主要编码:指对主要疾病的编码,通常是病人住院的原因。当一个住院病人存在多个疾病时,要按有关规则进行选择(参见主要诊断选择规则)。

(9) 附加编码:又称次要编码,指除主要编码外的其他任何编码。包括损伤中毒的外部原因编码和肿瘤形态学的编码。

(10) 合并编码:当两个疾病诊断或者一个疾病诊断伴有相关的临床表现被分类到一个编码时,这个编码称之为合并编码。

(11) 多数编码:用一个以上的编码来说明一个复杂的诊断报告的所有成分时,称之为多数编码。从各方面的用途考虑,采用多数编码都有好处,但过多过细的分类必定会增加工作量,因此,建议只对进行了治疗的疾病进行编码。对于未治疗而又与主要疾病相关或可能相关,今后在科研中可能会应用的疾病,可酌情编码。根据经验,一般医院编码 5 个疾病诊断和 3 个手术操作名称就可以满足各方面的需要。

(12) 形态学编码:是说明肿瘤的组织来源和动态的编码,用 M 加五位数字表示。没有形态学编码的新生物,将不被认为是肿瘤,不分类到肿瘤章。如:前列腺纤维瘤 N40。

(13) 肿瘤表:指卷三 1054 页的肿瘤部位编码表。

(14) 疾病性质分类:是指疾病的病因、临床症状的分类,还包括损伤、中毒的临床表现的分类。这部分的编码要在第三卷第一部分的"疾病和损伤性质的字母顺序索引"中查找(11～1124 页)。

(15) 损伤与中毒外因分类:是指造成损伤原因或中毒的原因及物质。对于损伤的外部原因的编码可在第三卷的第二部分"损伤的外部原因索引"中查找(1125～1212 页)。对于中毒的外因编码可在第三卷的第三部分"药物和化学制剂表索引"中查找(1215～1369 页)。

2. 符号与略语

(1) NOS(not otherwise specified):其他方面未特指。NOS 出现在第一卷,根据分类的轴心,表示三个方面中的某一种情况没有具体说明,如下:

① 病因未特指:例如,臂神经根炎 NOS 分类到 M54.1 神经根病中,M54 类目是一个按临床表现分类的类目,如果指明神经根炎是由于梅毒或是由于椎间盘脱出所致,将会有不同的编码,只有未指明病因时才会有 M54.1 的分类结果。

② 部位未特指:例如,I21.9 心肌梗死 NOS,这个诊断没有指出具体的心肌部位。

③ 临床表现未特指:这是广义的临床表现含义,它还包括了疾病的临床分期、年龄、急慢性等。例如,A53.9 后天性梅毒 NOS,这个诊断未特指早期或是晚期。又如,B52.9 三日疟 NOS,这个诊断不指明临床并发症。

(2) NEC(not elsewhere classified):不可归类于他处者。既出现在第一卷,也出现在第三卷。在第一卷出现的形式是全名称,在第三卷中出现的是缩略形式。NEC 的含义是如果能够分类到其他编码,则不要采用此编码。NOS 和 NEC 实际上都有提醒作用,提示资料不完整,需要进一步地在病案中查找。例如,索引中脊椎后凸,继发性 NEC M40.1,根据上下文就可以判断如果是继发于结核的编码是 A18.0†M49.0*,如果是佝偻病发晚期效应,则编码于 E64.3†M49.8*。

(3) 方括号:方括号中的内容为同义词、代用词、注释短语或指示短语。例如,卒中[中风](脑)(麻痹性)I64。

(4) 圆括号:圆括号中的词为辅助性的修饰词,不管它是否出现在一个诊断当中,都不影响其编码。实际上当一个诊断不含有圆括号中的修饰词时,也被假定按有此情况分类。

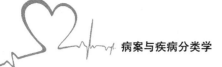

但是当诊断的修饰词与圆括号中的内容相反时,通常就不能分类于该编码。例如,槌状指(后天性)NEC M20.4。不管诊断是槌状指或是后天性槌状指,它的编码都是 M20.4。但如果指出是其他性质的槌状指,如先天性槌状指,则要查阅该主导词下有否"先天性"的修饰词,先天性槌状指在 ICD-10 中被编码为 Q66.8。

(5) 大括号:只出现在第一卷中,表明括号左右两边术语的关系,一般都是一条与多条的关系,目的是减少重复。

例如:过敏

功能减退 迷路的

功能丧失

(6) 冒号(:):表示术语内容不完整,需要与冒号下的修饰词结合才是一个完整的诊断名称。

(7) 星号与剑号(＊)(†):参见双重分类系统。

(8) 井号(♯):只用于第三卷索引的肿瘤表中。它表明当部位标有井号时,如果肿瘤是鳞状细胞癌就要分类到该部位的皮肤的恶性肿瘤中。如果肿瘤是乳头状瘤,则分类于该部位的皮肤的良性肿瘤。

例如:面部鳞状细胞癌的部位编码要查:

肿瘤

—皮肤

——面 C44.3(按原发性肿瘤编码)

不能查:肿瘤

—面 NEC♯ C76.3

(9) 棱形号(◇)只用于第三卷索引的肿瘤表中。它表明当部位标有棱形号时,任何类型的癌或腺癌(或者说,肿瘤形态学的编码不在 M918～M934 之间)都被认为是从另外一部位转移而来,要编码于 C79.5。例如,胫骨腺癌,腺癌形态学的编码是 M814/3,因此不是骨的肿瘤,部位编码只能编到骨的继发性肿瘤 C79.5。

三、国际疾病分类编码操作方法

疾病分类编码的操作方法基本上可以分为三个步骤,首先要确定主导词,相当于在图书馆中检索书时所用的"主题词",其次是要在索引中查找编码,最后是在类目表中核对编码。

(一) 主导词选择

主导词指第三卷索引中的黑体字词,它的确定是操作环节中最重要的一步,其选择方法如下:

1. 疾病的主导词主要是由疾病诊断中的临床表现担任,常常被置于诊断术语的尾部。例如日光性皮炎,慢性会厌炎,胆囊扩张,子宫直肠瘘。

2. 疾病的病因常常可以作为主导词,但细菌、病毒致病还是要以临床表现作为主导词。例如结核性脑膜炎,梅毒性心肌炎,风湿性心脏病,细菌性肺炎,病毒性肝炎。

有的词虽然是致病的原因,但如果以它去查找时往往不够准确,反而不如以临床表现作为主导词更为便捷。如酒精性肝炎,以酒精为主导词查找的结果只能查到酒精肝 K70.9,而酒精导致肝病可分为酒精性脂肪肝 K70.0、酒精性肝炎 K70.1、酒精性肝纤维化 K70.2、酒精性肝硬病 K70.3、酒精性肝衰竭 K70.4。由此可见,多数情况下,以临床表现作为主导词更方便。

3. 以人名、地名命名的疾病(包括综合征),须以人名和地名为主导词。译文以该国发音为准进行汉字翻译。例如克山病,阿尔卑斯山病,马方综合征,里特病。

4. 寄生虫病可以查"侵染"。

5. "综合征"可以作为主导词,但其下的修饰词不含有人名和地名。例如急性呼吸窘迫综合征,胫前综合征,胸廓出口综合征。

6. 以"病"字结尾的诊断,首先要按全名称查(去除明显的修饰词),如果查不到,可以将"病"作为主导词。例如角化病,周围神经病("周围"是明显的修饰词),甲状旁腺病,滑膜病,结肠病。

"心肌病"以全称查编码是 I42.9,归类于未特指病因和类型的心肌病,而如果查:病,心肌(另见 变性,心肌),编码为 I51.5,结果是归类到心肌的变性病中。可见两种查法的结果是不同的,这就是为什么要按上述方法查找的原因。应当说,绝大多数情况查找结果是一致的,遇到不一致时需要分析两个编码的区别,再参考实际病案进行分类。

7. 第15章妊娠、分娩和产褥期是对其并发症的分类,从时间上可分为三个阶段,妊娠阶段的并发症主要以"妊娠"为主导词,分娩阶段的并发症主要以"分娩"为主导词,产后阶段的并发症主要以"产褥期"为主导词。其他主导词也可以查到相同的编码,但不如上述三个主要主导词收集的修饰词那样集中,可以作为辅助主导词。例如产褥期脑出血,可查:产褥期,出血,脑。

8. 损伤如果指出了类型,如脱位、撕裂,就要以损伤的类型作为主导词。如果指出的是"砍伤""穿刺伤"等具有开放性的损伤,要以"伤口"为主导词,没有指出任何情况的以"损伤"为主导词。例如眼损伤,查:损伤,眼;头部枪伤,查:伤口,头部。

9. 部位一般都不能做主导词,但是当部位这个词作为被修饰词时,可以作为主导词。例如鸡胸,马蹄形肾,内翻髋,游走性睾丸。

习惯上,我们将内翻髋称为髋内翻,游走性睾丸称为睾丸游走,这主要是中文与英文的差别。

10. 第三卷的第二部分索引是损伤的外因,它的主导词要选择致伤的原因,常常是名词

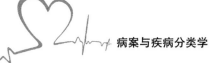

或动词担任。例如狗咬伤,查:咬伤;枪伤,查:射击。各种事故要查意外事故,分别有"意外(医疗)事故"和"意外事故"两个主导词,后者是除医疗事故外的其他各类事故。

(二) 编码查找

查找编码需在第三卷中执行。

1. 第三卷索引的结构:前言中包含了简单的一些说明,索引中容易误读的汉字专门列了一张表,由于索引先将名称按汉语拼音写出来,然后按英文字母的顺序排列(称之为:汉语拼音—英文字母的顺序排列),因此读错音将容易导致查不到编码的结果。

例如:贲(贲门)正音为(ben),误读音(pen),两个词的位置相差近 600 页。

三个索引都是独立的索引,每个索引都有首字拼音和笔画的简字表。

2. 索引的排列方法:第三卷的三个索引各为一体,但排列方法一致,总的原则是按汉语拼音—英文字母的顺序排列。排列分不同层次,首先是主导词一级的排列。

例如阑尾炎(lan wei yan),滴虫病(di chong bing),贫血(pin xue),阑尾周围炎(lan wei zhou wei yan),品他病(pin ta bing),他们在索引中的顺序是:滴虫病(di chong bing),阑尾炎(lan wei yan),阑尾周围炎(lan wei zhou wei yan),贫血(pin xue),品他病(pin ta bing)。

如果第一个字完全相同,则比较第二个字的拼音,依此类推。如果字同音不同,在按四声的阴平(每一声),阳平(第二声),上声(第三声),去声(第四声)顺序排列。如果音同声也同,则按笔画多少排列,以从少到多为顺序。

3. 一个主导词下的内容与其他主导词没有从属和修饰关系:在一个主导词下还要逐层排列,这种分层是以"—"标准。我们可以将有多少个"—"称之为第几层(或级)。第一级下属的其他各级与其他第一级没有从属和修饰关系。每一级都代表前面一级的内容。

例如:聋

—伴随有蓝巩膜和骨脆症

—传导性

— —单侧

— —双侧

— —和感音神经性,混合的

— — —单侧

— — —双侧

—低频性

—耳毒性

第一个"—"都是表示主导词的内容,即"聋";第二个"—"表示最邻近的前面一个"—"的内容。(———单侧)可以写成:聋,传导性,和感音神经性,混合的,单侧。一般来讲,要将这个索引性的诊断读成通俗的诊断要反着读,以读通为准。这个诊断就可以读成:单侧传导和感音神经混合性聋。在实际编码工作中,也必须将临床诊断在头脑中加工形成索引形式的诊断,这样才能顺利查找。

在主导词下的排列也有不按汉语—英文字母的顺序排列的例外,有如下几条:

(1) 数字顺序 1,2,3……;Ⅰ,Ⅱ,Ⅲ……;一、二、三……。他们按大小排列。

(2) 希腊字母按 α,β,γ……顺序排列。

(3) 符号顺序:短线"-",逗号",",隔音号"'"、半圆括号"("。

(4) 表明程序的顺序:轻、中、重;低、中、高;早期、晚期;急性、亚急性、慢性。

上述四条在同级排列中优先于其他汉字排列,

例如:阑尾炎

—急性

— —伴有

— — —穿孔、腹膜炎或破裂

— — —腹膜脓肿

—亚急性

—慢性

—阿米巴

—伴有

— —穿孔、腹膜炎或破裂

— —腹膜脓

4. 编码查找方法

(1) 首字拼音查找法:在每个索引开始都有一个"主导词首字汉语拼音音节索引表",根据主导词首字的拼音,可以确定相应的页码。例如:阑(尾炎)第一部分的"主导词首字汉语拼音音节索引表"可查到位于索引 487 页。但这只能确定第一个字的位置,如果不按拼音,其他字还要无序地翻查。

(2) 首字笔画查找法:类似首字笔画查找法,也可以在每个索引表前找到一个"主导词首字笔画检字表",同样也只能确定首字的位置。

(3) 书眉拼音查找法:在索引上,每页都有一长线,线上说明是第几部分索引,第几页,而且列有本页出现的主导词。采用此法,可以很容易确定整个主导词的位置,而不仅仅是首字的位置。一旦没有查到某个假定的主导词,也可以确定其位置而肯定该词不能作为主导词。

5. "见"与"另见"的意义:在查找编码的过程中,常常会遇到"见"与"另见"的指示,他们有如下意义：

（1）"见"：在主导词之后出现"见"有两种情况。

① "见"后跟着"情况"，表示主导词确定有误，必须另行选择。例如扁桃体炎，查：扁桃体的一见情况。这个主导词选择不对，要重新确定。

② "见"后跟着一个主导词，表示要按新提供的主导词查找。例如，不生育一见不育症。

（2）"另见"：在主导词之后出现"另见"有两种情况。

① "另见"后跟着"情况"，这时主导词下通常都有修饰词，在确定所有的修饰词都不适用的情况下，表明主导词选择不合适，需要另行选择。如，膜一另见情况，其下有若干个修饰词，如果是玻璃体膜，就可以得到编码，也不必再选择新的主导词。如果是腹膜的疾病，则哪一个都不合适，必须重新选择主导词。

② "另见"后跟着一个主导词，这时主导词下也有修饰词，首先还是要确定修饰词是否适用，如果不适用，表明主导词选择不合适，这时才要按新提供的主导词查找。例如，脑脊髓炎（另见 脑炎）。如果是出血性脑脊髓炎，就不能在这个主导词下获得编码，而要查脑炎（出血性）才能得到。

③ 肿瘤形态学后跟随的"另见 肿瘤……"是指示要到肿瘤表中查找部位编码。

（三）编码核对

核对编码是在第一卷中进行，主要是看第一卷中的包括和不包括。一般来讲，没有不包括的指示表示编码是正确的。查看第一卷的包括和不包括不仅要看亚目下的注释，而且要看类目下的注释，有时还要看章下的注释。核对步骤是重要的，有时可以纠正查找编码时的疏忽，常常还可以得到提示。

例如：悬雍垂肥大，获得的编码是 K13.7，而核对 K13.7 为口腔黏膜的其他和未特指损害，似乎不对，但章、类目、亚目都没有指明不包括悬雍垂肥大，因此这个编码是正确的。至于这个亚目标题过"窄"，不能包括其真实的内容也就从这一点得到证实。

例如：创伤性椎间盘移位，以移位为主导词不能查到创伤性，获得的编码是 M51.2。核对编码时可见在节下有注释，不包括近期损伤，并指示要按脊柱损伤编码。

第三节 肿瘤分类编码（C00-D48）

一、肿瘤的命名

肿瘤的命名主要是根据肿瘤的组织来源,人体在胚胎发育过程中可分为外胚层、间胚层和内胚层,良性肿瘤采用细胞或组织的名称＋瘤,例如上皮细胞瘤、鳞状细胞瘤、平滑肌瘤、血管瘤等。恶性肿瘤如果发生在来源于内外胚层的组织,命名就采用组织名称＋癌,例如鳞状细胞癌、腺癌等;恶性肿瘤如果发生在来源于间胚层的组织,命名就采用组织名称＋肉瘤,例如血管肉瘤、淋巴肉瘤、脂肪肉瘤等。

上述是一般的肿瘤命名方法,但不全是这样,有的称之为"瘤"的并不是肿瘤,如动脉瘤、类肉瘤、胆脂瘤等;有的称之为"瘤"的肿瘤也不是良性的,如淋巴瘤、浆细胞骨髓瘤都是恶性的肿瘤;有的没有"瘤""癌""肉瘤"字样的反而是肿瘤,如真性红细胞增多症、顽固性贫血都是交界恶性的肿瘤。

二、与肿瘤编码相关的概念

1. 肿瘤功能活性:是指肿瘤具有影响内分泌功能的能力,需要采用第四章内分泌、营养和代谢疾病的编码附加说明。例如垂体嗜碱性腺瘤伴库欣综合征,肿瘤的部位编码是 D35.2,形态学编码是 M8300/0,功能活性编码是 E24.2。

2. 结缔组织:连接机体不同结构并为其支架的组织,由纤维细胞、纤维性神经胶原纤维和弹力纤维构成。来自中胚层,包括血管、滑囊、筋膜、韧带、肌肉、周围神经、交感神经、副交感神经、神经结、滑膜和肌腱,广义的结缔组织还包括胶原、弹力、黏液、网织、骨和软骨等组织。有人把血液也列到结缔组织。结缔组织按其密度可分为:疏松(蜂窝样)和致密结缔组织。

3. 癌瘤:是除淋巴和血液以外的恶性肿瘤的总称,英文可译为 cancer(通常称之为"癌")和 sarcoma(肉瘤)。

三、肿瘤的编码操作方法

肿瘤编码有多个编码,如部位编码、形态学编码、功能性编码等,如果肿瘤有转移,还需要编码转移部位的肿瘤。但是,一个肿瘤病人,至少有两个编码:形态学编码和部位编码。肿瘤的形态学编码是采用组织学＋动态编码构成,例如 M8550/3 腺泡细胞瘤,M8550 是组织学编码,表示是腺泡组织,而/3 表示恶性。肿瘤的动态编码有固定的意义,表示如下:/0良性;/1 是否良性或恶性未肯定;/2 原位癌;/3 恶性,原发部位;/6 恶性,转移部位。

(一)肿瘤编码方法

1. 首先确定肿瘤形态学的主导词。

2. 查找形态学的编码(第三卷第一部分)。

3. 核对肿瘤形态学编码(第一卷)。

4. 根据形态学编码的指示查找肿瘤的部位编码(肿瘤表)。

5. 核对部位编码(第一卷)。

(二)肿瘤编码规则

1. 肿瘤编码操作步骤不能颠倒,因为有四种情况,肿瘤的部位编码直接在形态学后面给出,如果先行查找部位编码,反而不对,例如胃淋巴肉瘤,要查淋巴肉瘤,得到编码是 C85.0 M9592/3。如果先去查胃的恶性肿瘤的部位编码,得到的是 C16.9。实际上,淋巴肉瘤是不分部位的,因此后者是错误的查找方法。

2. 四种直接在肿瘤形态学编码之后给出肿瘤部位编码的情况。

(1)无法区分部位的肿瘤,如血液性的肿瘤、淋巴瘤。

(2)不区分部位的肿瘤,如脂肪瘤、血管瘤。

(3)特殊组织或部位的肿瘤,如肝细胞瘤、脑膜瘤。

(4)某些未指出部位的肿瘤,如内胚窦瘤、G 细胞瘤。

3. 肿瘤的部位编码除了直接在形态学后给出的以外,都需要到肿瘤表中查找。所谓肿瘤表,即指"肿瘤"项下的部位列表,位于第三卷 1054 页。在肿瘤表中,要注意特指的组织有皮肤、骨、结缔组织等。如果需要查找特指组织,则在形态学编码之后会给出提示,这时必须按提示查,不能直接查找部位,否则也会出错。例如结缔组织肿瘤的查找方式:

(1)在"肿瘤"主导词下,找某种组织的修饰词,如骨、软骨或神经等,然后再找具体的部位。

(2)在"肿瘤"主导词下不能找到具体组织的修饰词,要查结缔组织,然后再找部位。

(3)如果部位表中不能查到部位,则直接在肿瘤主导词下查找部位。

(4)血液有自己的独立分类。

顺序不能颠倒,例如胫骨恶性肿瘤,如果先查结缔组织,则可查到小腿 C49.9 的编码。而正确的编码应是 C40.2。

4. 肿瘤的动态未定和性质未特指在 ICD-10 中合二为一,部位不再区分,但性质完全不同,前者是做了病理检查,肿瘤处于交界恶性;而后者没有做病理检查。在临床分类中,对于动态未定和性质未特指的肿瘤有区分的必要,可通过肿瘤形态学编码 M8000/1 来控制。

四、分类规则

如果诊断没有指明是继发性的肿瘤,索引中也没有其他说明,则肿瘤按原发性处理。在编码原发部位不明确的肿瘤时,如果肿瘤涉及两个或两个以上相邻的部位称之为交搭,部位不相邻的称为跨越。

(一)编码原则

1. 相邻部位的肿瘤,类目相同,编码到该类目的中.8 中,除非另有特指,如食管和骨癌症 C16.0。

2. 类目不相同,按归属的系统分类,如下:

C02.8　舌交搭跨越的损害(具有两个或两个以上 C01—C02.4 亚目编码者)

C08.8　大唾液腺交搭跨越的损害(具有两个或两个以上 C07—C08.1 亚目编码者)

C14.8　唇、口腔和咽交搭跨越的损害(具有两个或两个以上 C00—C14.2 亚目编码者)

C21.8　直肠、肛门和肛管交搭跨越的损害(具有两个或两个以上 C20—C21.2 亚目编码者)

C24.8　胆道交搭跨越的损害(具有两个或两个以上 C22.0—C24.1 亚目编码者)

C26.8　消化系统交搭跨越的损害(具有两个或两个以上 C15—C26.1 亚目编码者)

C39.8　呼吸和胸腔内器官交搭跨越的损害(具有两个或两个以上 C30—C39.0 亚目编码者)

C41.8　骨和关节软骨交搭跨越的损害(具有两个或两个以上 C40—C41.4 亚目编码者)

C49.8　结缔组织和软组织交搭跨越的损害(具有两个或两个以上 C47—C49.6)

C57.8　女性生殖器官交搭跨越的损害(具有两个或两个以上 C51—C57.7 和 C58 中亚目编码者)

C63.8　男性生殖器官交搭跨越的损害(具有两个或两个以上 C60—C63.7 亚目编码者)

C68.8　泌尿器官交搭跨越的损害(具有两个或两个以上 C64—C68.1 亚目编码者)

C72.8　中枢神经系统交搭跨越的损害(具有两个或两个以上 C70—C72.5 亚目编码者)

3. 跨越系统的肿瘤在 ICD-10 中不像 ICD-9 中那样明确指出具体的类目,根据 ICD-9 将其分类到 195 其他部位和部位未明确的肿瘤的情况,我们也将其分类于 C67.8 相同的类目。

(二)异位组织的恶性肿瘤编码

编码于所提及的部位,如异位胰腺恶性肿瘤 C25.9。

五、骨源性和齿源性肿瘤

骨源性和齿源性的肿瘤仍编码在 M918—M934,但是个别也有调整,如浆细胞瘤、类癌

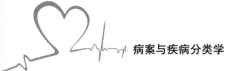

瘤在 ICD-9 中都是交界恶性肿瘤,在 ICD-10 中是恶性肿瘤。

六、复合癌

在 ICD-9 中,没有专门的编码,过去是分别编码,选择医师首先提及的肿瘤作为主要编码。现在的综合编码是 C97,具体情况可作为附加编码。如多发性骨髓瘤和前列腺腺癌,编码为 C97,附加编码是 C90.0 多发性骨髓瘤和 C61 前列腺腺癌。

七、C76—C80 不明确的、继发的和未特指部位的恶性肿瘤

C76 其他和不明确部位的肿瘤,如头部恶性肿瘤;C77—C79 继发恶性肿瘤;C80 未特指部位的恶性肿瘤。

八、脂肪瘤

脂肪瘤在 ICD-9 的部位编码是 214,现在是 C17.—。根据其发生部位的不同有详细的分类。

九、白血病的分类

1976 年法、美、英(FAB)三国协作组将急性白血病(简称 AL)分为急性淋巴细胞性白血病(ALL)和急性非淋巴细胞性白血病(ANLL)两大类。这一分类方法已为世界各国及我国血液病专家所采用。

(一)急性白血病

ALL 按原淋巴细胞的大小及形态分为 L1(第一型)、L2(第二型)和 L3(第三型)。ANLL 分为 7 个亚型:M1,急性粒细胞性白血病(简称 AML,未分化型)C92.0 M9861/3;M2,急性粒细胞性白血病(简称 AML,部分分化型)C92.0 M9861/3;M3,颗粒增多的早幼粒细胞性白血病(简称 APL)C92.4 M9866/3;M4,急性粒-单细胞性白血病(简称 AMMoL)C92.5 M9867/3;M5,急性单核细胞性白血病(简称 AMoL)C93.0 M9891/3;M6,急性红白血病(简称 AEL)C94.0 M9840/3;M7,急性巨核细胞性白血病(简称 MKL)C94.2 M9910/3。

(二)慢性白血病

慢性白血病分为:慢性淋巴细胞白血病(CLL);慢性粒细胞白血病(CGL 或 CML);慢性粒-单细胞白血病(CMML);慢性单核细胞白血病(CMoL);慢性红白血病(CEL)。

(三)特殊类型白血病

特殊类型白血病包括慢性粒细胞白血病急变期、低增生性白血病、淋巴肉瘤或组织细胞肉瘤白血病(即非霍奇金淋巴白血病期)、浆细胞白血病、毛细胞白血病、嗜酸粒细胞白血病、嗜碱粒细胞白血病、组织碱粒细胞白血病、不能分型的急性白血病等。

第四节　疾病诊断书写与主要情况选择

一、疾病诊断的填写

（一）医师对填写疾病诊断的责任

疾病分类是根据疾病诊断名称进行的，也就是说疾病诊断名称是分类的基础，没有诊断名称就没有疾病分类，诊断名称填写不好，疾病编码也必然好不了。因此，临床医师填写诊断是疾病分类工作的一个关键步骤。

疾病诊断由医师负责填写，这一点是毫无疑问的。各级临床医师对疾病诊断书写都负有责任，经治医师负责诊断填写，是直接责任人。上级医师对青年医师负有严格要求和指导的责任，科主任负有检查、审修的责任。

（二）疾病诊断的构成

传统的疾病诊断书写方式是按病因诊断、病理诊断和临床表现顺序。现在的实际情况比较混乱，大多数情况仍然按照传统的方式在填写诊断名称，但也有不这样填写的。

　　　例1：慢性肾衰竭，尿毒症前期
　　　　　　慢性肾小球肾炎
　　　　　　肾性贫血
　　　　　　肾性骨病
　　　例2：心功能Ⅲ级
　　　　　　风湿性二尖瓣狭窄

上述两个例子医师先强调的是心功能和肾功能，然后再按传统方式记录，这样的填写方式在一些大型医院已不难见到。从疾病分类方面考虑，我们更欢迎的是传统的填写方式，因为疾病分类主要也是强调病因分类。对于并非由于病因诊断而住院的病人，疾病分类还有相应的主要诊断选择规则。不管疾病诊断采用何种填写方式，疾病诊断的完整性是最为重要的，根据ICD的编码情况，影响疾病编码的因素有如下几个方面：病因＋病理＋部位＋临床表现。这就说明疾病诊断的构成应包括这些成分，但并不是每一个疾病诊断都必须含有这些成分。病理只是对肿瘤形态学和肾病综合征分类有影响，换言之，对于一般的诊断就不必含有病理诊断。对于病因不清、部位不确定的诊断或者全身性的表现，有时单独一个临床表现也可以作为诊断名称，例如腹痛，发热。一般的疾病诊断都含有的成分是部位＋临床表

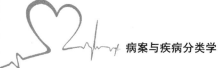

现,例如脑膜炎,脊柱前凸。这两个主要成分称为核心成分。有些诊断还包括病因＋部位＋临床表现三个部分,例如结核性胸膜炎,肠病毒性脑脊髓炎。医师在填写诊断名称时,一定要尽量将上述成分描述清楚,不能只写类似"心肌梗死"这样的诊断,因为"急性""慢性""复发性""透壁性""心内膜下"和具体的部位都直接影响编码的结果。当然,在无法确诊的情况下,"心肌梗死"也是可以编码的,只是编码的特异性差,今后在资料利用时的价值也就低。

(三) 疾病诊断的填写顺序

1. 主要治疗的疾病在前,未治的疾病及陈旧性情况在后。

2. 严重的疾病在前,轻微的疾病在后。

3. 本科疾病在前,他科疾病在后。

4. 对于一个复杂的疾病诊断的填写,病因在前,症状在后。

二、主要诊断选择规则

住院病人情况很复杂,有因疾病就医,也有因创伤或中毒就医,也有因康复性治疗或疑诊而住院观察等。总而言之,凡是到医院求医,接受医疗服务,就是病人。而每一个病人出院都应得到至少一个诊断,即使是无病也是一个诊断。对于有多个疾病诊断的病人,就需要选择主要诊断填写到病案首页中。

总则:在本次医疗事件中,选择对健康危害最严重,花费医疗精力最多,住院时间最长的诊断名称为病人的主要诊断。

1. 对于复杂诊断的主要诊断选择:如果病因诊断能够包括一般的临床表现,则选择病因诊断。如果出现的临床症状不是病因的常规表现,而是某种严重的后果,是疾病发展的某个阶段,那么要选择这个重要的临床表现为主要诊断,但不选择疾病的终末情况如呼吸循环衰竭作为主要诊断。

> 例 1:高血压动脉硬化性心脏病
>
> 　　　　心律不齐
>
> 选择:高血压动脉硬化性心脏病
>
> 例 2:冠状动脉粥样硬化性心脏病
>
> 　　　　急性膈面正后壁心肌梗死
>
> 选择:急性膈面正后壁心肌梗死
>
> 例 3:老年性慢性支气管炎急性感染
>
> 　　　　支气管哮喘
>
> 　　　　肺心病
>
> 选择:老年性慢性支气管炎急性感染,分类于 J44.0 慢性阻塞性肺疾病,伴有
>
> 　　　　急性下呼吸道感染

例 4：老年性慢性支气管炎

支气管哮喘

肺心病

选择：肺心病

2. 对已治和未治疗的疾病，选择已治的疾病为主要诊断。

例 1：急性胃肠炎（已治）

高血压性心脏病（未治）

选择：急性胃肠炎

例 2：重症肌无力（未治）

流行性感冒（已治）

选择：流行性感冒

3. 病人由于某些症状或体征或异常检查结果而住院，治疗结束时仍未能确诊，那么症状、体征或异常发现可以作为主要诊断。

例 1：发热

选择：发热

例 2：血红蛋白尿

选择：血红蛋白尿

4. 因怀疑诊断住院，在出院时仍没有确诊，怀疑诊断要按肯定诊断编码，而且可作为主要诊断。而经调查后排除的可能情况要分类到 Z03.—（对可疑疾病和情况的医疗观察与评价）。

例 1：急性胆囊炎待除外

选择：急性胆囊炎

例 2：可疑肺癌—已排除

选择：可疑恶性肿瘤的观察

对于例 1 急性胆囊炎待除外的诊断名称，虽然在编码时按肯定情况分类，但在做索引时必须用某种方式表明它不是肯定诊断，这样在检索时才能与首诊区别开来。

5. 当多个诊断没有一个更为突出，而多个诊断又可分类到一个被称为"多发……"的类目时，选择"多发……"类目的编码为主要编码，而对所列出的逐个情况可加用选择性附加编码。

这样的编码主要用于与 HIV 病有关的情况以及损伤和后遗症。

例 1：HIV 病毒引起的分枝杆菌感染、脑病和卡波济肉瘤

选择：HIV 病毒造成的分类于他处的多发性疾病为主要编码，对 HIV 病毒引

起的分枝杆菌感染,HIV 病毒引起的脑病和 HIV 病毒引起的卡波济肉瘤还要逐个编码,但作为附加编码。

例 2:头、颈部擦伤

选择:选择头、颈部擦伤,分别还要对头部擦伤和颈部擦伤编码,作为附加编码。

6. 如两个疾病或一个疾病伴有相关的并发症,而此时有合并类目的编码可以表示,就要选择合并编码作为主要编码,不能将其分开编码。

例 1:肾衰竭

　　高血压肾病

选择:高血压肾病伴有肾衰竭

例 2:慢性胆囊炎

　　胆总管结石

选择:慢性胆囊炎伴有胆总管结石

7. 后遗症的类目(B90—B94,E64.—,E68,G09,I69.—,O97,T90—T98,Y85—Y89)是用来指出不复存在的情况是当前正在治疗疾病的原因。而主要编码要选择这个正在治疗的疾病,后遗症编码可作为附加编码。

例 1:陈旧性脑梗死所致的言语困难

选择:言语困难

例 2:脑血管病后偏瘫(陈旧性)

选择:偏瘫

8. 急慢性情况:当慢性疾病急性发作时,如果有合并编码,则选择合并编码为主要诊断。如果没有合并编码,而且索引中对急、慢性情况有分别编码,则选择急性编码为主要诊断。

例 1:慢性阑尾炎急性发作

选择:急性阑尾炎

例 2:慢性梗阻性支气管炎急性加重

选择:慢性梗阻性支气管炎急性加重,编码于慢性梗阻性肺病伴有急性加重(J44.1)。

9. 损伤主要编码的选择

(1) 多处损伤要以综合编码为主要编码,对于逐个损伤的情况的编码可作为选择性附加编码。

例如:膀胱和尿道的损伤

主要编码:S37.7 多个盆腔器官损伤(附加编码 S37.2 膀胱损伤 S37.3 尿道损伤)。

(2) 内部损伤伴有浅表性损伤或开放性伤口时,以内部损伤作为主要编码。

例如:胸部穿刺伤伴有血气胸

选择:创伤性血气胸 S27.2

(3) 颅内出血伴随有头部其他损伤,以颅内出血为主要编码。

例如:创伤性硬脑膜下出血伴随头部挤压伤

选择:创伤性硬脑膜下出血 S06.4

(4) 骨折伴随有同一部位的开放性伤口,以骨折为主要编码。

例如:尺骨干骨折伴有开放性损伤

选择:尺骨干开放性骨折 S52.21

对于损伤编码,由于主要编码已确定,如果不想用编码去标明开放性,可用细目".0 闭合性、.1 开放性"标明。细目编码虽然是选择性使用,但对于损伤中毒这一章,建议使用。

10. 妊娠、分娩和产褥期主要编码的选择:本章主要编码的选择是对并发症情况的选择,也就是选择影响妊娠、分娩和产褥期处理的最主要并发症。

(1) 人工流产或自然流产伴有绝育者,选择绝育为主要诊断。分娩伴有绝育者,选择分娩的并发症为主要诊断。

(2) 产科病历诊断常常是多个,在选择统计的主要诊断时要注意突出报表序号的疾病。

(3) 若产科病人进行了某种操作,如剖宫产,产钳分娩,此时如果指出操作的疾病原因,则要以疾病原因作为主要编码,而操作按手术分类进行编码。只有当未提及操作的疾病时,操作才能作为主要编码。

11. 恶性肿瘤的主要编码的选择

(1) 原发性肿瘤伴有转移,如是首次就医,选择原发性肿瘤为主要诊断,否则按治疗的情况选择。

(2) 未指明原发部位的继发性肿瘤,选择继发性肿瘤为主要编码。

(3) 肿瘤采用化疗或放疗的方法治疗,如果是首次就诊,按上述原则选择原发性肿瘤或继发性肿瘤。如果是再次住院的维持性治疗,选择化疗或放疗的情况为主要诊断。化疗或放疗的病人在治疗期间死亡,选择肿瘤的编码为主要编码。

三、修饰规则

(一) 其他诊断被记录为主要诊断,而主要诊断被记录为其他诊断

当一个次要的或长期存在的疾病或伴随的疾病被记录为主要诊断,而另一个更重要的、与病人接受治疗、转科相关的诊断被记录为其他诊断,则要选择后者为主要诊断。

例1:主要诊断:急性鼻窦炎

其他诊断:白内障

高血压

住院科别:眼科

操作:白内障摘除术

选择:白内障

例2:主要诊断:癫痫

其他诊断:耳真菌病

住院科别:耳鼻喉科

选择:耳真菌病

(二) 主要诊断栏中列有几个诊断名称

几个独立的疾病诊断被同时列于主要诊断栏中,而病案记录中指出其中之一为病人接受治疗的主要疾病,选择这个疾病为主要诊断。

例1:主要诊断:白内障

葡萄球菌性脑膜炎

缺血性心脏病

其他诊断:—

病人住院5周,住神经科。

选择:葡萄球菌性脑膜炎

例2:主要诊断:二尖瓣狭窄

急性支气管炎

类风湿性关节炎

其他诊断:—

住院科别:普通内科

没有关于治疗的资料。

选择首先提到的二尖瓣狭窄

(三) 记录为主要诊断的名称是其他诊断所表现的症状

如果这个症状或体征可分类到第18章(症状、体征和临床与实验室异常所见,不可归类到他处者)或第21章(影响健康状态和与保健机构接触的因素),而且是接受治疗的其他诊断所表现的体征、症状或问题,那么要选择后者为主要诊断。

例1:主要诊断:血尿

其他诊断：下肢静脉曲张

　　　　　　膀胱移行性乳头状瘤

　　选择：膀胱移行性乳头状瘤

例2：主要诊断：腹痛

　　其他诊断：急性阑尾炎

　　选择：急性阑尾炎

(四) 特异性

如主要诊断只是个笼统的术语，而其他诊断对性质有更为具体的描述，选择后者。

例1：主要诊断：脑血管意外

　　其他诊断：糖尿病

　　　　　　高血压

　　　　　　脑出血

　　选择：脑出血

例2：主要诊断：风湿性心脏病

　　　　　　二尖瓣狭窄

　　选择：风湿性二尖瓣狭窄

(五) 主要诊断的取舍

记录的主要诊断是症状或体征，而且可能是由于两个疾病中的某一个所引起时，选择症状为主要诊断。当有症状或体征被记录为主要诊断，而又怀疑它是某个可疑诊断的表现时，选择症状或体征为主要诊断。当有两个或两个以上的诊断被描述为主要诊断而又无法认定某一个是主要治疗的疾病时，选择首先提到的诊断为主要诊断。

例1：主要诊断：紧张性或急性鼻窦炎引起的头痛

　　其他诊断：—

　　选择：头痛

例2：主要诊断：腹痛

肠梗阻待除外

　　其他诊断：—

　　选择：腹痛

例3：主要诊断：急性胆囊炎和急性胰腺炎

　　其他诊断：—

　　选择：急性胆囊炎

第五章

病案质量控制

第一节　病案质量管理

一、病案质量管理概述

病案作为医疗记录的载体,反映了医疗质量和医院管理质量,病案质量管理是医疗质量管理的基础。病案质量管理要坚持把追求社会效益和维护群众利益、构建和谐医患关系放在第一位。病案质量管理要以患者为中心,不断提高医疗质量、服务质量,保障医疗安全。

(一) 质量

质量是一组固有特性满足要求的程度。

(二) 质量管理

质量管理是在质量方面组织指挥和控制协调的活动。质量管理通常包括制订质量方针、目标以及质量策划、质量控制、质量保证和质量改进等活动。

质量管理的基础工作包括标准化工作、计量工作、质量信息工作、质量责任工作和质量教育工作。

(三) 病案质量

病案质量包括两个方面,病案管理质量和病案书写质量。

1. 病案管理质量:是指病案从建立、形成、归档到利用等一系列工作环节按照各项工作预定标准和要求衡量需要达到的程度,是对病案管理专业人员所进行的病案收集、整理、装订、疾病/手术分类编码、统计、归档及病案信息服务等过程中各个环节工作质量的要求,如出院病案的回收率、出院病案归档的正确率、疾病分类编码的准确率等,反映病案信息管理水平。

2. 病案书写质量:是对医师、护士、技术人员所写的病案内容记录及报告的及时性、完整性、准确性以及治疗合理性的要求,反映医疗水平和医院管理水平。

二、病案质量管理常用方法

质量管理的方法分为两类:一是建立在全面质量管理思想之上的组织性的质量管理;二是以数理统计方法为基础的质量控制。

(一) QC 七大手法

QC 七大手法又称新旧 QC 七大工具(手法),都是由日本人总结出来的。日本人在提出旧七种工具推行并获得成功之后,1979 年又提出新七种工具。旧 QC 七大手法偏重于统计分析,针对问题发生后的改善,新 QC 七大手法偏重于思考分析过程,主要是强调在问题发生前进行预防。

1. QC 旧七大手法:检查表、层别法、柏拉图、因果图、散布图、直方图、管制图。

(1)检查表:是使用简单易于了解的标准化图形,以简单的数据,用容易理解的方式,制成图形或表格,必要时记上检查记号,并加以统计整理,作为进一步分析或核对检查之用(表 5 - 1)。

表 5 - 1　某医院某月内科系统住院病案质量检查甲级病案情况

科室	出院病案(份)	甲级病历(份)	甲级率(%)
呼吸科	360	270	75.00
消化科	325	215	66.15
血液科	262	220	83.97
肾内科	232	215	92.67
心脏科	266	226	84.96
神经内科	186	160	86.02
内分泌科	163	149	91.41
合计	1 794	1 455	81.10

(2)层别法:又称为分层法。为区分所收集数据中各种不同的特性特征对结果产生的影响,以个别特征加以分类统计,就是将性质相同的,在同一条件下收集的数据归纳在一起,以便进行比较分析。因为在实际工作中,影响质量的因素很多,如果不把这些因素区别开来,则难以得出变化的规律。数据分层可根据实际情况按多种方式进行。例如,按不同时间、不同情况进行分层,如按检查手段、使用条件进行分层,按不同缺陷项目进行分层等。数据分层法经常与上述的统计分析表结合使用(表 5 - 2)。

表 5 - 2　某年某院病案质量检查缺陷统计表(份)

项目 \ 科别	内科	外科	妇科	儿科	耳科	口腔	中医	全院总计
缺陷总数	29	34	37	29	37	28	34	228
病案首页	10	12	12	10	11	8	9	72
入院记录	6	6	7	6	9	4	6	44
首次病程记录	2	3	6	2	3	3	3	22
上级医师查房	4	5	6	3	4	3	4	29
日常病程记录	5	6	5	6	7	6	6	42
出院记录	2	2	1	2	3	3	6	19

(3)柏拉图:又称主次因素分析图,也称帕累托曲线图,是为寻找影响产品质量的主要问题,用从高到低的顺序排列成矩形,表示各原因出现频率高低的一种图表。1897 年,意大利经济学家 V. Pareto 在分析社会经济结构时发现一个规律,这个规律就是 80% 的社会财富

集中在 20% 的人手里,而 80% 的人只拥有社会财富的 20%,后被称为"柏拉法则"。

1907 年美国经济学者 M. O. Lorenz 使用累积分配曲线来描绘"柏拉法则",即经济学上称为"劳伦兹(Lorenz)曲线"。美国 J. M. Juuan 将劳伦兹曲线应用到品管上,同时创出"Vital Few,Trivial Many"(重要的少数,琐细的多数)的名句,并借 Pareto 的名字将此现象定位"柏拉图原理"。柏拉图能够充分反映出"少数关键、多数次要"的规律,也就是说柏拉图是一种寻找主要因素、抓住主要矛盾的手法(图 5 - 1)。

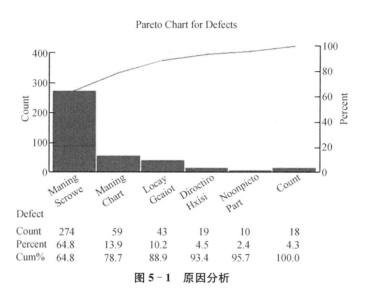

图 5 - 1 原因分析

柏拉图是质量活动中查清影响工作质量的关键因素的一种常用的统计方法。该排列的构成为:两个纵坐标,左边一个纵轴表示频数,如时间、金额等,右边一个纵轴表示累计频率;一个横坐标表示影响质量的各项因素,并按其影响大小从左到右依次排列;多个直方形,其高度表示影响因素的大小;一条曲(折)线构成表示各项累计频率的连线。在设计排列图时需注意:主要因素不宜过多,一般不要超过 3 个,横轴不要过长,小于 5% 的影响因素可以归为其他类,放在横轴最后。每图显示的同比因素应为同期调查的结果。

(4) 因果图:因果图最先由日本品管大师石川馨提出来,故又叫石川图,同时因其形状,又叫鱼刺图、鱼骨图、树枝图,还有一个名称叫特性要因图,是用来寻找质量问题产生的原因,以便确定因果关系,从结果中找出影响质量的主要问题,分析其中的原因的一种方法,通常用鱼骨刺图表法评估问题及原因。因果分析图的特点是:能够反映出一般问题的基本规律;形象、直观、简单、实用,任何质量问题都可以用因果图表示,从而很容易找出关键问题,以利于解决;可以做分层分析,每层又可以绘成因果图。通过此图的绘制来寻找影响结果的各种原因,因果分析图模式如图 5 - 2。

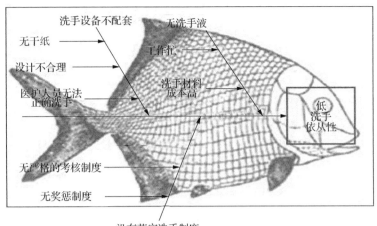

图5-2 医护人员洗手依从性偏低的原因

（5）散布图：是用来表示一组成对的数据之间是否有相关性的一种图表。这种成对的数据或许是"特性-要因""特性-特性""要因-要因"的关系。在散布图中，成对的数据形成点子云，研究点子云的分布状态，便可推断成对数据之间的相关性程度。当 X 值增加，Y 值也相应增加，就称 X 与 Y 之间是正相关。当 X 值增加，Y 值相应减少，就称 X 与 Y 之间是负相关。

① 散布图的分类（图5-3）：强正相关（如容量和附料重量）$r = +1$；强负相关（油的黏度与温度）$r = -1$；弱正相关（身高和体重）$0 < r < 1$；弱负相关（温度与步伐）$-1 < r < 0$；不相关（气压与气温）$r = 0$；非线性相关 $r = 0$（r 为相关系数）。

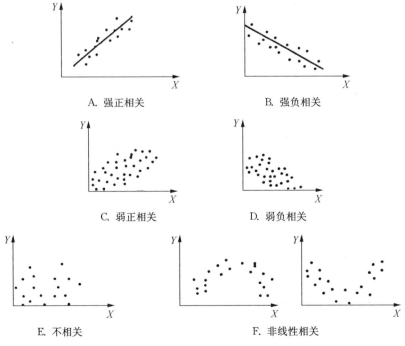

图5-3 不同类型散布图

② 散布图的用途:可以用来发现两组数据之间的关系,并确认两组相关数据之间的预期关系。分析两组相关数据之间的关系主要是确认其相关性质(即正相关和负相关)、相关程度(即强相关和弱相关)。两个随机变量的关系可能有函数关系、相关关系和没有关系三种状态,其中函数关系可以看作为不相关。对散布图可以进行定性分析,也可以进行定量分析。

需要强调的是,在试用散布图调查两个因素之间的关系时,应尽可能固定对这两个因素有影响的其他因素,才能使通过散布图得到的结果比较准确。

③ 制作步骤:收集两组变量的对应数至少在 30 个以上,最好 50 个以上,100 个最佳。找出 X、Y 轴的最大值与最小值,并以 X、Y 的最大值及最小值建立 X、Y 坐标。通常横坐标用来表示原因或自变量(X),纵坐标表示效果或因变量(Y)。把各组数据打点在 X、Y 的坐标图上。散布图绘制后,分析散布图应谨慎,因为散布图是用来理解一个变量与另一个变量之间可能存在的关系,这种关系需要进一步的分析,最好做进一步的调查。

(6) 直方图:又称柱状图、质量分布图。一条条形图,表示时间和数据,依据的理论基础是正态分布的原理。用矩形面积表示某个连续变量的频数(频率)分布,一般根据频数分布绘制。直方图纵轴为频数或频率,横轴为连续变量的组段,纵轴的刻度必须从"0"开始,各矩形的高度为频数,宽度为组距。

直方图是将所收集的测定值或数据的全距分为几个相等的区间作为横轴,并将各区间内的测定值所出现系数累计而成的面积,用柱子排起来的图形,故我们亦称之为柱状图(图 5-4)。

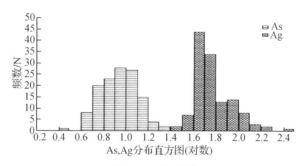

图 5-4 直方图

直方图的作用有:显示质量波动的状态;较直观地传递有关过程质量状况的信息;通过研究质量波动状况,就能掌握过程的状况,从而确定在什么地方集中力量进行质量改进工作。

(7) 控制图:又称为管制图。美国的贝尔电话实验所的休哈特博士 1924 年首先提出管制图使用后,管制图就一直成为科学管理的一个重要工具,特别在质量管理方面成了一个不可或缺的管理工具。它是一种有控制界限的图,用来区分引起质量波动的原因是偶然的还是系统的,可以提供系统原因存在的信息,从而判断生产过程是否处于受控状态。控制图按其用途可分为两类:一类是供分析用的控制图,用控制图分析生产过程中有关质量特性值的

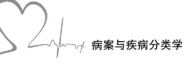

变化情况,看工作环节是否处于稳定受控状;一类是供管理用的控制图,主要用于发现生产过程是否出现了异常情况,以预防产生不合格品。

在质量管理的常用统计工具中,控制图是核心。其中纵坐标表明质量特性值,横坐标是时间顺序或采样号,坐标中的三条横线是控制界限。中线是实线,表示样本数据的平均值(X);控制上限是虚线,表示平均值加上 2 或 3 个样本数据的标准差(X+2S 或 X+3S);控制下限也是虚线,表示平均值减去 2 或 3 个样本数据的标准差(X-2S 或 X-3S)。曲线是实际质量特性值以一定时间顺序按坐标打点的连线(图 5-5)。

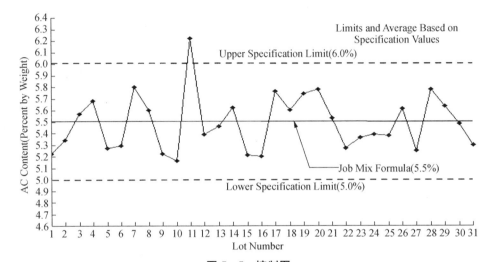

图 5-5　控制图

控制图的使用步骤:收集数据并画在图上;根据过程数据计算试验控制线,识别变差特殊原因并采取措施;确定普通变差的大小,并采取减少它的措施。

控制图是运用统计学原理,反映医疗工作过程中质量的趋势与变量的变化,以便及时发现超异常状态,从而起到质量控制的作用。

2. QC 新七大手法:关系图法、系统图法、亲和图法、矩阵图法、PDPC 法、矩阵数据分析法、箭条图法。QC 新七大手法偏重于思考分析过程,主要是强调在问题发生前进行预防。

(1)关系图法:又称关联图,20 世纪 60 年代由日本应庆大学千住镇雄教授提出,是用来分析事物之间"原因与结果""目的与手段"等复杂关系的一种图表,它能帮助人们从事物之间的逻辑关系中,寻找出解决问题的方法。它是解决复杂关系、因素之间有相互关联的原因与结果或目的与手段的单一或多个问题的图,是根据逻辑关系理清复杂问题、整理语言文字资料的一种方法。它的应用范围主要有:推行 TQC 工作,从何处下手,怎样深入;制订和实施质量保证的方针、目标;研究解决如何提高产品质量和减少不良品的措施;促进质量管理小组活动的深入开展;从大量的质量问题中,找出主要问题和重点项目;研究满足用户的质量、完成时间、价格及减少索赔的要求和措施;研究解决如何用工作质量来保证产品质量问题。

（2）系统图法：是把要实现的目的、需要采取的措施或手段，系统地展开分析，并绘制成图，以明确问题的重点，并寻找最佳手段或措施的一种方法。因系统图由方块和箭头组成，形状似树枝，所以又名树型图、树枝系统图、家谱图、组织图等。

系统图目前在企业界被广泛应用。系统图一般可分为两种，一种是对策型系统图，另一种是原因型系统图。系统图简单、直观，可以形象地将繁杂流程一目了然地展现出来。

（3）亲和图法：又称 KJ 法。就是针对某一问题，充分收集各种经验、知识、想法和意见等语言、文字资料，通过 A 型图解进行汇总，并按其相互亲和性归纳整理这些资料，使问题明确起来，求得统一认识，以利于解决的一种方法。其工具 A 型图解只适用于需要时间研究解决的问题，不适用于要立即解决的简单问题。KJ（亲和图）法的核心是头脑风暴法，是根据结果去找原因，是一种创造性思考问题的方法。人的大脑分左右两个部分，人类的思维行为受大脑左边部分的支配，是理性的，不是创造性的，如果抑制左脑的功能，有意识地使人脑右脑活跃起来，就可以进行创造性的思考，KJ 分析法正是基于以上原理来分析解决问题的。

在全面质量管理活动中，KJ 法是寻找质量问题的重要工具，具体来讲，KJ 法可以用在以下几个方面：制订推行全面质量管理的方针和目标。制订发展新产品的方针、目标和计划。用于产品市场和用户的质量调查。促进质量管理小组活动的开展。协调各部门的意见，共同推进全面质量管理。调查协作单位的质量保证活动状况。

（4）矩阵图法：利用数学上矩阵的形式表示因素间的相互关系，从中探索问题所在并得到解决问题的设想。矩阵图法就是从多维问题的事件中，找出成对的因素，排列成矩阵图，然后根据矩阵图来分析问题，确定关键点的方法，它是一种通过多因素综合思考、探索问题的好方法。在复杂的质量问题中，往往存在许多成对的质量因素，将这些成对因素找出来，分别排列成行和列，其交点就是其相互关联的程度，在此基础上再找出存在的问题及问题的形态，从而找到解决问题的思路。

矩阵图法的用途十分广泛，在质量管理中，常用矩阵图法解决以下问题：把系列产品的硬件功能和软件功能相对应，并要从中找到研制新产品或改进老产品的切入点；明确应保证的产品质量特性及其与管理机构或保证部门的关系，使质量保证体制更可靠；明确产品的质量特性与试验测定项目、试验测定仪器之间的关系，力求强化质量评价体制或使之提高效率；当生产工序中存在多种不良现象，且它们具有若干个共同的原因时，希望搞清这些不良现象及其产生原因的相互关系，进而把这些不良现象一举消除；在进行多变量分析、研究时，明确从何处入手以及以什么方式收集数据。

（5）PDPC 法：中文称之为过程决策程序图法，是针对为了达成目标的计划，尽量导向预期理想状态的一种手法。PDPC 是在制订计划阶段或进行系统设计时，事先预测可能发生的障碍（不理想事态或结果），从而设计出一系列对策措施以最大的可能引向最终目标（达到理想结果）。该法可用于防止重大事故的发生，因此也称之为重大事故预测图法。

PDPC 法有五大方面的用处，它们分别是：制订目标管理中间的实施计划，怎样在实施

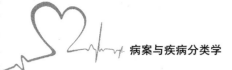

过程中解决各种困难和问题;制订科研项目的实施计划;对整个系统的重大事故进行预测;制订工序控制的一些措施;义务选择处理纠纷的各种方案。

(6) 矩阵数据分析法:是将矩阵图中各因素之间的关系用一定量表示,即在其交点上标出数值资料,把多种质量因素或多个变量之间的关系定量地加以表示,从而对大量数据进行预测、计算整理分析的方法。利用此法可从原始数据获得许多有益的情报。主成分分析法是一种将多个变量化为少数综合变量的一种多元统计分析方法,利用此法可从原始数据中获得许多有益的信息,但是由于这种方法需要借电子计算机来完成,且计算复杂,虽然是品质管理新七大手法之一,但在品质管理活动中应用较少。

矩阵数据分析法与矩阵图法类似。它区别于矩阵图法的是:矩阵数据分析法不是在矩阵图上填符号,而是填数据,形成一个分析数据的矩阵;它是一种定量分析问题的方法。

(7) 箭条图法:又称矢线图法,是将项目推行时所需的各步骤、作业按从属关系用网络图表示出来的一种方法。箭条图法基本原理是把一项工作或项目分成各种作业,然后根据作业顺序进行排列,利用所形成的网络对整个工作或项目进行统筹规划和控制,以便用最短的时间和最少的人力、物力、财力的消耗去完成既定的目标或任务。

(二) 4M1E 法

4M1E 法指 Man(人)、Machine(机器)、Material(物料)、Method(方法)、Environments(环境),也就是人们常说的人、机、料、法、环现场管理五大要素。

1. 人(Man):最大限度发挥人的潜能和竞争意识,实行岗位培训,自学成才,实行岗位和业绩考核,技能与工资挂钩,重点培养吃苦耐劳精神和严谨的工作作风。

2. 机器(Machine):提高设备的最大利用率,执行设备日保月保制度。

3. 材料(Material):做到最合理的投入产出,实行工序制造成本管理,制订可行的消耗、增效目标,控制物资材料的浪费,减少损耗。

4. 方法(Method):生产过程采用最佳的工作方式,认真执行操作规程,完善工艺流程卡,经常开展规范化作业检查,班组长对每班情况进行评价和考核。

5. 环境(Environments):某些产品(电脑、高科技产品)对环境的要求很高,环境也会影响产品的质量。

(三) PDCA 循环

最早由美国戴明博士所倡导,故又称"戴明环"。是全面质量工作的基本程序,共分为四个阶段(图 5-6),八个步骤。

1. 计划阶段(Plan):在制订计划前应认真分析现状,找出存在的质量问题并分析产生质量问题的各种原因或影响因素,从中找出影响质量的最主要因素,制订有针对性的计划。步骤:① 分析现状找出问题;② 找出造成问题的原因;③ 找出其中的主要原因;④ 针对主要原因,制订措施计划。

2. 执行阶段(Do):⑤ 按预定计划和措施具体实施。

3. 检查阶段(Check):⑥ 把实际工作结果与预期目标对比,检查在执行过程中的落实情况。

4. 总结处理阶段(Action):⑦ 巩固措施,对检查结果按标准处理,制订制度条例,以便巩固;⑧ 对不能做标准化处理的遗留问题,转入下一轮循环,或做标准化动态更新处理。

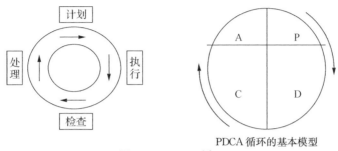

PDCA 循环的基本模型

图 5 - 6　PDCA 循环

戴明循环的特点有以下三点:

1. 大环带小环:如果把整个企业的工作作为一个大的戴明循环,那么各个部门、小组还有各自小的戴明循环,就像一个行星轮系一样,大环带动小环,一级带一级,有机地构成一个运转的体系。

2. 阶梯式上升:戴明循环不是在同一水平上循环,每循环一次,就解决一部分问题,取得一部分成果,工作就前进一步,水平就提高一步。到了下一次循环,又有了新的目标和内容,更上一层楼。

3. 科学管理方法的综合应用:戴明循环应用以 QC 七种工具为主的统计处理方法以及工业工程(IE)中工作研究的方法,作为进行工作和发现、解决问题的工具。

第二节　病案质量管理的组织与任务

一、岗位职责

(一) 医院领导

根据当地政府对医院的区域规划、性质、任务、门诊患者流量、开放床位数等要求来规划医院病案科的设置,包括任务范围、功能定位、人员配置、设备配置、场地要求等,定期召开医院病案管理委员会,会议协商、决定促进医院病案信息管理、持续改进病案质量等内容。

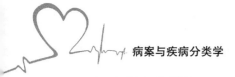

（二）医务处(科)

根据医疗管理、信息管理的要求对病案科工作进行协调、监督、推动,并按照《病历书写基本规范》的要求,组织全员医师进行病历书写的规范化培训,组织对环节病历进行督察考核以提高病历质量,协助推动病案科信息管理的工作。

（三）病案科(室)

做好病历的回收、整理工作,做好医院病案信息标准化的培训,推动、落实好标准化工作以保障病案信息的准确性、有效性和时效性,做好病案库房管理以保障病案的安全,做好病案的服务以满足医疗、科研、教学和医院管理的需要。

（四）计算机中心

在各个环节为医院病案信息、医疗管理信息搭建和维护好相关网络设施,根据医务处(科)、病案科信息的要求、临床科室的要求完成相关软件开发、数据接口等工作。

（五）医护人员

按照《病历书写基本规范》的要求认真完成病案等医疗文书的书写,认真填写病案首页,做好主要诊断的选择,准确书写疾病名称、手术操作名称以保证病案书写质量。

二、质量管理流程

病案质量管理流程是病案质量管理实施的基本内容,是医院病案质量管理的核心内容之一,医院病案质量管理流程主要包括以下几个方面。

（一）环节质量监控

病案质量控制人员对从入院到出院前的病案质量进行检查、考核以发现存在的问题,及时反馈给临床医务人员督促改进,是病案质量控制的最重要环节。环节质量监控的覆盖率应为 35%～45%。

（二）终末质量监控

病案质量控制人员对出院归档的病案质量进行检查、考核,以发现存在的问题,并反馈给临床医务人员督促改进,是一份病案是否合格的最后一个质量管理节点。终末质量监控的覆盖率应≥70%。

（三）专项质量监控

1. 按科室/病种抽样检查:如急性心肌梗死、脑梗死等单病种检查。

2. 针对病案的某一部分抽样检查:如输血前检查、手术安全核查等。

3. 重点病案抽样检查:如死亡病案、危重患者病案、纠纷病案等。

（四）电子病案的质量监控

电子病案的质量监控是病案质量控制的新问题,需要医院医务管理人员、病案管理人员对计算机工作人员提出质控考核要点,真正将每一个细小的病案质量控制要点都做到电子病案系统中,并规定好质量控制功能要求,才能有效实现电子病案的质量监控。

病案质量控制以医疗质量和医疗安全为核心,从依法执业、规范医疗行为入手,严格落实医疗核心制度。

主要检查包括:准入制度审核,病历书写时效性与规范性,医嘱的规范性,辅助检查的合理性,知情同意制度、三级查房制度是否落实到位,医疗技术管理是否有效以及对急诊患者、危重患者、疑难患者、重大手术及二次手术患者、纠纷患者的管理等方面。

三、持续质量管理改进

持续质量改进(CQI)是在全面质量管理基础上发展起来的,更注重过程管理和环节质量控制的一种质量管理理论。医院病案质量控制人员应该按照 PDCA 的原则做好病案的持续改进。

(1)建立良好的病案质量管理机制。

(2)做好病案质量的培训。

(3)优化病案质量管理流程。

(4)重视环节病历的质量控制。

(5)建立稳定有效的病案质量控制队伍。

(6)实施严格的质量控制考核并落实:以国家卫生健康委员会《病历书写基本规范》为基础。

(7)统计分析与报告。

第三节 病案书写质量控制与评估

一、病案书写质量控制的依据

病案书写质量控制主要依据的国家法律法规和相关规定如下:

(1)《中华人民共和国执业医师法》

(2)《中华人民共和国传染病防治法》

(3)《中华人民共和国母婴保健法》

(4)《中华人民共和国献血法》

(5)《中华人民共和国侵权责任法》

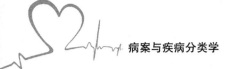
（6）《医疗机构管理条例》

（7）《医疗机构病历管理规定》

（8）《病历书写基本规范》

（9）《医疗事故处理条例》

这些法律法规的部分条款涉及病案书写，例如《中华人民共和国侵权责任法》第七章的医疗损害责任中，在第五十五条指出：医务人员在诊疗活动中应当向患者说明病情和医疗措施。需要实施手术、特殊检查、特殊治疗的，医务人员应当及时向患者说明医疗风险、替代医疗方案等情况，并取得其书面同意；不宜向患者说明的，应当向患者的近亲属说明，并取得其书面同意。

根据这一条款，应当衍生出相关的病案质量控制方法，包括患者具有对病情的知情权，即应当有知情同意书的签署。对于需要实施手术、特殊检查、特殊治疗的患者，知情同意书上除了应有相关的医疗风险描述外，还应当有替代医疗方案。

病案质量控制对病案完整性、准确性等方面的检查是为了保证病案的医疗、研究、教学价值。依据相关法律法规进行检查评估，是为了发现病案书写中的法律风险，保护医患双方的权益。

二、病案书写质量控制的方法

（一）建立四级质量监控系统

医院应建立四级病案书写质量监控系统。一级监控是由科主任、主治医师、护士长组成的科室病案质量监控；二级监控由医务部、门诊部组成；三级监控是由病案科质控医师及病案科质控技术组成的终末质量监控；四级监控以医院病案管理委员会为核心，由各专业专家组成。

质量监控采用以环节质量检查为主、终末检查为辅的方式，重点在于病历书写过程中，病区上级医师对住院医师的指导和监督。医务部定期加强对运行病历的监管工作，重点检查各项内容书写是否及时、规范，抓好环节质量控制，发现问题及时反馈给科室或个人整改。病案科质控医师（技师）应按照既定的比例对部分或全部归档的病案进行质量分析评分。

（二）建立相应考核及奖惩制度

建立且逐步完善病案书写质量控制的考核制度，并实行奖惩制度。在执行制度时要做到制度面前人人平等，严肃认真，照章办事，杜绝随意变通，打友情评分。

（三）定期总结与反馈

每月或每季度，各检查小组将病案质量检查结果汇总，在医院医疗工作例会上公布。另外，对病案检查中发现的重点问题和共性问题进行总结、分析、研究，以利于进一步持续改进。

（四）加强培训

通过病案缺陷原因分析,提高医务人员对病案书写质量重要性的认识,是切实提高病案书写水平的关键。院内、科内要定期组织医护人员学习《病历书写基本规范》《医疗事故处理条例》《侵权责任法》等相关法律及规范文件。特别是要加强对医护人员的岗前培训及初、中级职称人员的培训。通过反复培训,提高医护人员对病历书写重要性的充分认识和加强其法律意识。

三、病案书写质量评估标准

病历书写质量反映医院的医疗质量与管理质量,是医院重点管理的工作,具体包括急诊留观病历、门诊病历和住院病历的书写质量。按照国家卫生健康委员会《病历书写基本规范》对病历书写的要求,从客观、真实、准确、及时、完整、规范等方面进行监控。

（一）门诊病案评估要点

（1）一般项目填写完整,每页门诊病案记录纸必须有病案号和患者姓名、联系方式。

（2）病史采集准确、完整。

（3）查体记录具体、确切。

（4）确诊及时、正确。

（5）三次确诊。

（6）处理措施及时、得当。

（7）检查、治疗有针对性。

（8）维护患者的权利(知情权、隐私权)。

（二）急诊留观病案评估要点

（1）留院观察病历必须有初诊病历记录(门、急诊就诊记录)。

（2）急诊留院观察必须有病程记录。

（3）普通患者急诊留院观察时留院观察病历的病程记录每 24 小时不得少于 2 次,急、危、重症患者或患者病情发生变化时则应随时记录。

（4）留院观察病历 24 小时内应有上级医师查房意见。

（5）交接班、转科、转院均应有病程记录。

（6）须有患者就诊时间和离开观察室时间,并记录去向。

（7）被邀请急会诊的科室医师须有详细的会诊记录,急诊留观医师应有执行记录。

（8）留观时间≥48 小时应有病情小结。

（三）住院病案质量评估标准

对于如何检查病案质量,许多医院都做了有益的尝试,以下是江苏省第三版病案质量评分标准。

1. 病案级别:分甲、乙、丙三级。

(1) 85 分以上为甲级,70~84 分为乙级,69 分以下为丙级。

(2) 主诉、病史、体格检查、诊断、治疗、病程记录六个主要项目实得总分不足 65 分不得评为甲级,不足 55 分即为丙级。

(3) 手术病例无麻醉记录或手术记录即为丙级,发现擅自篡改病案一律定为丙级。

(4) 无上级医师查房记录,病案在原等级基础上下降一级。

(5) 各项扣分以扣完该项标准分为止,不倒扣分。

2. 住院病历质量评定标准(表 5-2)

表 5-2　住院病历质量评定标准(总分 100 分)

| 病人姓名 | 性别 | 年龄 | 住院号 | 病区 | 专业书写者 | | |

项目	要求	标准分	扣分标准	扣分	理由	实得分
基本规则	病历书写应真实、及时、完整、规范、整洁。	5	1. 不能如实反映疾病全过程不得分; 2. 各项记录不能按规定时限完成,每项扣 3 分; 3. 每缺一项扣 2 分;应有的各项有关记录和检查报告单不齐全,每发现一项扣 2 分; 4. 书写不符合规范要求扣 2 分; 5. 字迹潦草、错别字、杜撰简化字、涂改、污损、出格、跨行、补贴,五处以内扣 3 分,五处以上扣 5 分; 6. 上级医师不认真修改病历扣 3 分,发现一处不签名扣 1 分。			
首页	1. 使用部颁首页; 2. 有项必填。	5	1. 不使用部颁首页不得分; 2. 缺项或填写错误,每项扣 1 分。			
主诉	1. 简洁明了,不超过 20 字; 2. 完整:症状+部位+时间; 3. 能导致第一诊断。	10	1. 冗长,超过 20 字扣 2 分; 2. 不完整、缺一部分扣 5 分; 3. 不能导致第一诊断扣 5 分。			
病史	(一)现病史 1. 应与主诉紧密结合,有鉴别诊断资料; 2. 能反映主要疾病的发展变化过程; 3. 简要记述入院前的诊疗过程; 4. 重点突出、层次清楚、概念明确。 (二)过去史、个人史、家庭史记录详细、齐全。 (三)传染病应有流行病史。	15	1. 与主诉不紧密结合,没有必要的鉴别诊断资料扣 5 分; 2. 不能反映主要疾病的发展变化过程扣 5 分; 3. 只罗列过去的治疗或检查过程扣 5 分; 4. 叙述混乱、颠倒、层次不清扣 4 分; 5. "三史"缺一项扣 2 分,记录过简每项扣 1 分; 6. 无流行病史扣 2 分。			

项目	要求	标准分	扣分标准	扣分	理由	实得分
体格检查	1. 一般项目齐全； 2. 各系统检查有序、齐全； 3. 阳性体征及与诊断有关的阴性体征均需详细记录； 4. 有专科或重点检查。	10	1. 一般检查遗漏一项扣1分； 2. 遗漏一个系统检查扣3分，检查无序扣2分； 3. 遗漏一般阳性体征扣1分，遗漏重要阳性体征及与诊断有关的阴性体征各扣3分； 4. 遗漏专科或重点检查各扣5分。			
诊断	1. 诊断确切、依据充分、主要诊断选择正确、主次排列有序； 2. 应有的检验及器械检查及时、齐全。	10	1. 不确切、依据不充分、主要诊断选择不正确各扣5分，主次排列颠倒扣2分； 2. 非技术条件原因延误诊断扣5分； 3. 误诊或主要疾病漏诊不得分。			
治疗	正确、及时、合理。	10	1. 不正确、不及时、不合理各扣5分； 2. 延误抢救或误治不得分。			
病程记录	1. 首次病程记录应有诊断依据和诊疗计划； 2. 危重病人随时记，重病人每天记； 3. 三级查房记录内容符合要求； 4. 有疑难危重、术前、死亡病例等讨论记录并符合要求； 5. 会诊及时并有记录； 6. 病程记录应重点突出，有分析、有综合、有判断； 7. 诊疗操作当日有记录； 8. 各项检查结果有记录、有分析。	20	1. 不符合要求扣5分； 2. 不按规定要求记录，每缺一次扣2分； 3. 记录内容不符合要求扣5分； 4. 无讨论扣5分，记录不符合要求扣3分； 5. 会诊不及时或无记录各扣5分，会诊记录不符合要求扣3分； 6. 记录不符合要求扣5分，流水账式记录每次扣1分； 7. 当日无记录扣2分； 8. 无记录扣2分，无分析扣1分。			
其他要求	1. 使用法定计量单位； 2. 凡切除组织均应送病检，并有病理检查报告； 3. 各种检查报告单书写符合要求。	5	1. 未使用法定计量单位扣2分； 2. 未送病检或无病理报告各扣3分； 3. 无检查报告单，发现一次扣2分，每份报告单书写不符合要求扣1分； 4. 血型、血交叉配合报告涂改发现一次扣2分。			
护理文件	1. 体温单点线整齐、血压、体重、过敏试验、特殊诊疗措施和用药记录符合要求； 2. 临时治疗医嘱执行时间、输液医嘱分组清楚； 3. 医嘱序列正确； 4. 特护单生命体征记录符合医嘱要求，出入量统计准确。	10	1. 体温单点线不整齐每页扣2分，无过敏试验记录、无特殊诊疗措施和用药记录各扣2分； 2. 一次无执行时间扣1分，输液分组不清每处扣2分； 3. 序列颠倒，错一条扣1分； 4. 特护单记录不符合要求扣2分，出入量统计不准确扣2分。			

3. 病案评分办法

（1）病案评级以各病区为单位，由各病区主治医师主持，按病案评级标准评定等级，再由科主任或主任医师审核签字。

（2）病案评分后，评分表需附在病案中，随出院病案一起作为资料保管。

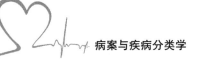

（3）在评分过程中,如有批改较多的丙级病历应重新整理、誊清后归档。不再评级。不得将批改过多、字迹潦草的病案归档。

第四节 病案管理质量控制与评估

病案质量管理控制与评估方法主要依据国家卫生健康委员会《三级综合医院评审标准实施细则(2011 年版)》对于医院的病案管理制订的评价标准。

一、入院登记工作质量要求

（1）认真准确做好入院登记工作,坚持核对制度,准确书写或计算机输入患者姓名和病案号,正确率为 100%。

（2）病人姓名索引卡的等级应避免一个患者重复建索引卡或一个患者多个病案号;再次住院患者信息变化时,切忌将原信息资料涂掉。

（3）保证各项数据的真实、可靠、完整和安全。

（4）及时、准确提供查询病案号服务,提供病案号的正确率为 100%。

（5）录入计算机的数据应保证其安全性和长期可读性。

二、出院病案整理、装订工作质量要求

按时、完整地收回和签收、整理出院病案,24 小时回收率 100%;出院病案排序正确率≥98%;出院病案装订正确率 100%。

（1）整理质量要求保证各项病案资料的完整及连续,做到序号准确,码放整齐,无多页、无缺页,无颠倒,无混装,无漏号、无重号。

（2）装订标准左侧装订,不掉页、数量准确,整齐牢固,装本平整、清洁、无折角,钉距适当,无坏钉、漏钉、重钉,钉脚平伏牢固,后背不可散页明订。裁切的纸张规格应符合标准,误差不超过±1 cm,不歪、不斜,四角呈 90°直角,切口光洁,无刀花,无毛茬,无缺损。

三、编目工作质量要求

（1）熟练掌握国际疾病分类 ICD-10 和 ICD-9-CM-3 手术分类方法,并对住院病案首页中的各项诊断逐一编码。

（2）主要疾病分类诊断的编码正确率≥98%。

（3）主要手术操作名称编码正确率≥98%。

（4）负责疾病诊断检索工作,做到及时、准确。

四、归档工作质量要求

（1）坚持归档时两人核对制度,防止归档错误。

（2）保持病案排放整齐,保持松紧度,防止病案袋或病案纸张破损、折皱和散落。

（3）出院病案归档正确率100%。

（4）出院化验报告检查单正确粘贴率100%。

五、供应工作质量要求

（1）严格遵守病案借阅制度,及时、准确地提供病案。

（2）维护患者知情权、隐私权。

（3）必须建立示踪系统。

（4）借出病案科的病案应按时限收回。

六、病案示踪系统质量要求

（1）准确、及时、完整地进行病案的出入库登记。

（2）准确显示每份病案的动态位置。

（3）记录使用病案者的姓名、单位和联系电话及用途。

七、病案复印工作质量要求

（1）复印手续及复印制度符合《医疗事故处理条例》的要求。

（2）复印件字迹清晰。

（3）复印等级记录有备案。

八、医疗统计工作质量要求

（1）按时完成医疗行政部门要求的报表。

（2）利用计算机可以完成主要医疗指标的临时报表。

（3）每年出版医院统计报表及分析报告。

（4）每天向院长及相关职能部门上报统计日报表。

（5）出入院报表24小时回收率100%。

（6）病案统计工作计算机应用率100%。

（7）各类医学统计报表准确率100%。

（8）统计人员必须有统计员上岗证。

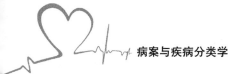

九、门诊病案工作主要监控指标

(1) 门诊病案在架率(或者可以说明去向)100%。

(2) 门诊病案传送时间≤30分钟。

(3) 门诊病案送出错误率≤0.3%。

(4) 门诊病案当日回收率95%(因故不能回收的病案应能知道去向)。

(5) 门诊化验检查报告24小时内粘贴率99%(医师写错号、错名且不能当即查明的应限制在≤1%)。

(6) 门诊化验检查报告粘贴准确率100%。

(7) 门诊病案出、入库登记错误率≤0.3%。

(8) 门诊病案借阅归还率100%。

(9) 门诊患者姓名索引准确率(建立、归档、入机)100%。

(10) 挂号准确率≥99%。

(11) 挂号信息(挂号证)传出时间≤10分钟。

第六章

随诊工作

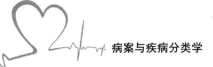

随诊是医院医疗、教学、科研活动中一项重要的工作。病案管理人员可根据不同的随诊种类，采用不同的随诊方式、方法，科学地积累随诊资料，从而帮助医师全面、系统地掌握各种疾病发生、发展和消失的规律，达到提高医疗质量和发展医学科学的目的。

第一节　概述

一、随诊的概念

医院根据医疗教学、科学研究的需要，与诊断治疗后或未治的病人保持联系或约病人定期复查，对病人的疾病发展情况继续进行追踪观察所做的工作称作随诊。由于医务人员通过到病人家中访视或用文件方式调查了解病情，故又称为随访。简单地说，随诊即是医院在对病人在医院内的诊治工作结束之后，继续对病人的疾病发展情况所进行的追踪查访的活动。

二、随诊工作的意义

随诊是一项不可忽视的工作，是医院全面质量管理的重要环节。由于条件的限制，在医院诊疗期间医生们主要关心患者需要诊断治疗的即时情况，把以前的病史作为医疗的参考。出院后医院和医生们则需要通过随诊来了解患者的情况和疗效，通过患者的反馈或来院复查，从而收集到患者更完整的健康信息。开展随诊工作，通过对随诊资料的总结分析，对于患者、医生、医院以及医学发展均具有重大的意义和作用。

（一）有利于患者的继续治疗和康复

许多患者所患疾病在住院期间是无法彻底治愈的，在医院外他们仍需要更多地与医院的医务人员沟通以获得继续治疗和康复的指导。通过随诊，可以了解患者及其家属的心理状态，改变其对疾病与生命的消极态度和行为，预防许多并发症的发生。及时的随诊，还可以了解出院患者的病情是否稳定，并在关键时刻及时抢救急危重症。在有效的随诊指导下，出院患者治疗依从性好，可以正确用药，有利于病情的顺利康复。相反，随访失败的患者往往治疗依从性降低、服药随意或复查中断、再次住院概率增加，有的患者甚至付出了生命的代价。

（二）验证治疗是否得当，避免或减少误诊、漏诊

随诊可以验证医师的诊疗方法是否正确、恰当，总结医疗经验，在日后的工作中避免或

减少误诊、误治、漏诊、漏治,提高医疗水平。临床上有很多疾病容易漏诊、误诊和误治,细支气管肺泡癌就是这样的一个例子。因细支气管肺泡癌是起源于细支气管和肺泡的原发性肺癌,具有单纯的细支气管肺泡生长模式而没有基质、血管或胸膜侵犯。大多数患者临床表现为咳嗽、咯痰、痰中带血、胸痛,多无发热等炎症症状,临床表现虽与其他肺癌相似,但无典型的临床表现,有文献报道大量黏液泡沫痰或胶冻样痰为细支气管肺泡癌的特征性表现,但并不是所有患者都有此表现。该病也无特异性影像征象,因此细支气管肺泡癌的漏诊、误诊、误治率较高。细支气管肺泡癌的生长也较缓慢,呈现惰性发展的趋势,平均倍增时间大于 1年,早期转移较少。尤其在老年人中,病程可稳定数年而无变化,报道中最长的自然病程为12 年,有时病情甚至能一度缓解,造成治愈的假象。对此类患者跟踪随访进行病灶的动态观察十分重要,这样才能正常诊断,才可以采取恰当的治疗方式,以免延误患者的病情。

(三) 探索某种治疗方式的近期、远期治疗效果

随诊可以追踪观察采用某种疗法后患者的健康情况和病情变化,探索该疗法的近期、远期的治疗效果。循证医学是近年来逐渐发展起来的临床医学方法论,强调根据客观的临床科研结果对患者做指导治疗。循证医学要求收集各种临床证据及客观医学资料,随访是获得医学证据的主要途径,许多临床试验和临床流行病学研究证据均建立在对患者的随访基础上,通过严格的随访取得试验结果和观察结论。一种新的疗法、术式或药物,其最初开展时往往有一个盲目乐观期,但只有坚持随访才能做出客观评价。以三叉神经痛的治疗为例,对保守治疗无效的病例采取射频治疗,近期疗效很理想,但所有病例经过 3 年随访后,其中少部分患者又有复发,几经研究后采用显微血管减压术治疗,较好地解决了复发问题,达到了根治的目的。因此,随访工作的加强明显促进了各种医学资料的收集,为临床治疗的改进提供依据,从而促进医疗质量的提高。

(四) 探索疾病的发生原因和发展规律

随诊可以帮助人们找到疾病的发病原因和发展规律,有助于发展医学科学,保障人民的健康。例如,2012 年发表的一项临床流行病学研究对 58 例产后甲状腺炎患者随访 2 年,发现持续性甲减的发生率为 20.8%,产后甲状腺炎患者是否发生持续性甲减与产后甲状腺炎的病程特点和促甲状腺激素水平有关,应当对促甲状腺激素进行筛查,筛查的时机可选择在产后 6 个月。

(五) 帮助医院留住患者,提高医疗和管理水平,增加医院的经济效益

随着医疗市场竞争的日益激烈,人们选择医院就医就像购买商品一样,不仅要求产品质量有保证,更要求有完善的售后服务。从营销的角度考虑,谁拥有更多忠诚的就医群体,谁就是医疗市场的优胜者。企业要想获得更多的市场份额,必须提供比竞争者更多的服务价值。对医院而言,不仅需要持续提高医疗技术水平与护理质量,让患者在住院期间得到良好的医疗护理服务,其出院后的随诊工作对于留住患者、增加医患互信的意义也很大。在保证

医疗质量的前提下,竞争成败的关键就是服务。要努力在"跟踪服务"上做好文章,做足文章,通过回访使患者出院后也能感受到医院"一切以患者为中心"的人文关怀和充满人情味的"售后"服务。随访能准确及时地了解患者出院后的诊疗效果,对于医务人员总结经验、吸取教训,促进业务技术的不断提高有很大帮助。请患者评价各个科室的医疗技术、医德医风情况,可方便医疗管理层了解服务质量,促进医院和谐发展,帮助医院在患者中赢得良好的口碑。而随访中的医患互动还能促进医患信赖关系的建立,提高患者满意度与再次就诊率;并通过患者的口口相传,树立医院的良好声誉,从而吸引更多的就诊人群,增加医院的经济效益。

三、随诊工作的基本内容

作为病案信息管理人员,应认识到随诊工作的重要性,具备随诊的基本知识和技能,在随诊中应完成的基本工作内容有:

(1) 建立科学的随诊管理体系,准确地建立随诊患者的各种可靠联系方式,提示随诊时间、内容及相关事项。

(2) 及时、准确、完整、安全地获取患者出院后的健康信息及康复信息。

(3) 及时、准确、安全地传递医师对患者的指导和约诊信息。

(4) 协助医师整理、统计、分析随诊资料。

(5) 为管理部门收集、整理、提供随诊资料。

四、随诊时间

就患者而言,随诊的时间没有严格的限定,一般是根据患者的病情、治疗需要或者研究目的而定。治疗用药副作用较大、病情复杂和危重的患者出院后应随时随访;一般需长期治疗的慢性患者或疾病恢复慢的患者出院 2～4 周内应随访一次,此后至少 3 个月随访一次。

对于医院来讲,随诊是医院全面质量管理的重要环节,是一项不可忽视的长期任务。随诊工作首先是为了患者的利益,在为患者做好服务的前提下进行科研、教学资料的积累。为了医学科学的发展,需要通过随诊来保证病案资料的完整性,不断提高医疗水平,医院应重视和坚持发展这项工作。

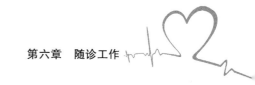

第二节 随诊工作的种类

按照不同的分类标准,随诊工作可以分为不同的种类。

一、按随访实施者的级别划分

(一)院级随访

常用于医院服务质量和满意度的调查,归纳总结患者的意见和建议,从而提高医院服务质量和服务水平。

(二)科室级随访

多用于对具体科室和医务人员的满意度调查和科研需要。

(三)医师级随访

患者的主治医师对出院患者进行跟踪指导、治疗或提醒其到院复查等,同时也可对患者进行满意度调查。

二、根据随诊的目的划分

(一)医疗保健性随访

医疗保健性随诊是对特定群体进行有关保健项目的观察和访问,了解他们的健康情况,掌握发病、患病和死亡的情况。一般多采用定期健康检查的方法,如对员工定期检查或进行家访和信访,以取得随诊资料。又如社区医疗中心建立医疗保健工作系统,对于本社区居民的健康和疾病情况进行登记,定期对居民进行体格检查,对有关医疗保健项目进行观察访问,从而了解本地区居民的健康和发病情况,掌握本地区各种疾病的发病率、病死率。这些都属于医疗保健性随诊。

(二)预防保健性随诊

某些工种的工作人员长期接触有害物质,处在有害环境中,对这些职工的健康情况定期进行预防性的检查和监测,长期随诊了解他们的健康、发病和患病情况。如对于从事放射线、粉尘工作以及化工作业的职工,通过定期随诊进行流行病学调查,并对某些致病因素提出预防性措施和改善工作环境的建议,以达到消除病因的目的。

(三)研究性随诊

患者结束医院内诊断治疗后,医务人员为了证实诊断和观察疗效,需要对出院患者进一

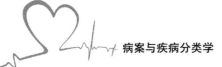

步了解,称之为研究性随诊,这也是医院最常开展的随诊类型。研究性随诊又可分为诊断学随诊和疗效观察性随诊。

1. 诊断性随诊:一般多由医院的医技科室开展诊断性随诊,主要目的是进一步核实已经做出的诊断报告,以辨明诊断的正确程度。活动开展的过程中,将医技部门的检查报告单和临床病案记录进行核查,核实诊断的正确程度,必要时邀请患者来院复查,总结经验教训,改善检验、影像等诊断技术从而提高诊断水平。

2. 疗效观察性随诊:是指患者在医院结束诊断治疗后,医院继续对患者的病情发展状况进行追踪诊察,以了解患者的治疗效果,特别是远期疗效以及疾病的发展趋势,通过随诊取得患者所患疾病治疗后的信息资料,供临床总结分析。

三、根据有无特定专题进行划分

(一)常规随诊

又称定期随诊,是医院和临床科室根据医疗、科研、教学需要,事先确定对某些患者或某种疾病患者进行长时间或限定时间的定期随诊。随诊管理人员凡遇到规定的病例都要建立随诊登记,按规定对患者进行随诊,称为常规随诊。

(二)专题随诊

又称临时随诊或不定期随诊,是指在指定的时间内对某一题目或所选定的病例进行一定范围内的一次性普遍随诊,并限期完成。其特点是对随诊的时间性要求强。医院工作中经常开展的专题随诊又可分为行政专题随诊和医疗专题随诊。

1. 行政专题随诊:医院为加强医疗行政管理,了解患者对医疗服务的满意度,经常征询患者对医疗服务的意见而开展的随诊,我们称之为行政专题随诊。如对某一时期内前来就诊的患者进行调查,了解其对医院、社区、医疗保健部门内医务工作者的意见,对医疗、保健方面的要求,以便有针对性地制订有关管理条例,并以此作为医疗工作评价、改善医疗作风和医疗条件的依据。通常,开展行政专题随诊及随诊资料的使用者常为医疗行政部门,如医院的医务处(科)、院长办公室、门诊办公室、营养部等,或上级卫生行政部门。行政专题随诊的调查对象可以是患者或患者家属,常限于本市、本地区的患者。

2. 医疗专题随诊:主要是医院的临床科室和医技科室,为某项临床工作总结或科研课题调查而进行的随诊。通过随诊调查来了解某种疾病的病因,评价临床诊断技术,确定某种手术、药物或其他疗法的治疗效果,观察患者的预后和远期疗效,以此总结经验或进行某项专题研究。开展医疗专题随诊的主要对象是在医疗单位接受诊疗的本地患者及外地患者,必要时可通过患者的家属或亲友进行随访。

第三节 随诊的方法

一、确定随诊范围

随诊患者的范围应根据医院的医疗、科研和教学任务而定。综合性医院科别多、病种复杂、涉及面广,进行全面随诊既无必要,又因工作量大有一定的困难。因此,可根据医院医疗、科研的重点,有选择性地结合各科专题确定随诊病种的范围,没有必要对所有患者进行随诊。专科医院可以将与专科疾病有关的病种列入随诊范围。

对某一病例进行随诊及随诊时间、间隔和期限由临床科室医师根据随诊的内容来决定。对某些罕见病例、疑难病例、慢性病或肿瘤等基本也可终身随诊,以了解疾病的全过程及患者的生存时间。随诊工作人员凡遇到规定的病例都要建立随诊登记,按规定对患者进行随诊。

二、开展随诊工作前的准备

周密的准备工作是完成高质量随诊的前提,随诊前须根据待随诊病例及临床技术的特点设计全面的随诊计划,明晰所有的随访要点,对照性研究还特别要注意组间资料的平衡性、可比性,尽量选用客观的、简明的、国际通用的随诊评价工具。一旦随诊计划制订就不可随意更改。对于专题随诊来讲,随诊前应根据随诊目的、治疗技术、病例特点和随诊期限等方面制订详细的随诊计划,包括确定严格的病例纳入、排除标准及随诊方式,选择合适的疗效及生活质量的评价工具等,并根据随诊资料的特点设计合适的专题随诊表格,表格的内容应切题明确,文字通俗易懂,便于被调查者填写,利于收集、整理、统计和分析随诊信息。此外,随诊组若执行专题随诊应经有关领导审批同意后方可开展工作。

三、随诊的操作顺序

21 世纪以前,我国医院的随诊工作基本是通过手工方式来完成。现代的随诊工作一般都是应用计算机的病案随访数字化系统来完成,而且随诊方式也由传统的邮件方式改为现代的机器人电话、微信等多种方式并行。但是计算机的逻辑操作还是基于手工的逻辑,为了更清楚地说明,本书以常规随诊这一基本的随诊形式为例,仍采用手工的方式来说明随诊的操作顺序,具体步骤如下:

(1) 确定常规随诊的患者首先需要分别填写一张由随诊组制订的常规随诊卡片和随诊

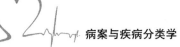

年月活动卡片(表6-1～表6-3)。将随诊卡按病种及特殊治疗项目等进行分类,设置导引卡,把随诊卡按病案号顺序排列于导引卡之后,存放在卡片柜中。随诊年月活动卡片是按期随诊的保证,每个患者的随诊年月活动卡按准备进行随诊的年、月时间顺序放于卡片柜中。

表6-1 随诊卡片(正面)

姓名		性别		年龄		籍贯		职业		病案号		
通讯处								邮政编号				
诊断						电话		E-mail				
治疗(包括手术及日期)												
入院日期						出院日期		住院日数		出院情况		

身体良好																					
逐渐好转																					
病情恶化																					
距出院时间	6月	1年	2年	3年	4年	5年	6年	7年	8年	9年	10年	11年	12年	13年	14年	15年	16年	17年	18年	19年	20年
随诊年份																					
随诊月份																					

表6-2 随诊卡片(反面)

距出院	随诊年月日	随诊简记	距出院	随诊年月日	随诊简记
6月			11年		
1年	2012年				
2年	2013年				
3年	2014年				
4年	2015年				
5年	2016年				
6年	2017年				
7年	2018年				
8年	2019年				
9年	2020年				
10年					

附记:随诊失访及失访日期,随诊已知死亡,死亡日期、死因

表6-3 随诊活动卡片

姓名_____	性别_____	年龄_____	病案号_____
诊断_____			
治疗_____			
随诊年月_____			

（2）根据随诊年月活动卡,按期进行随诊。对于本地需要门诊随诊的患者,通知其按期到医院指定科室进行复查;对于外地的患者,选择合适的方式进行随诊,如发调查表进行信访或进行电话随诊。

（3）将随诊日期及结果简明扼要地记录于常规随诊卡片及病案内随诊记录中。

（4）抽出随诊年月活动卡片,记录本次的随诊日期,并将卡片移置于下一次应随诊的年月活动卡片档内待用。

每次对患者进行随诊前,随诊工作人员应该查看相应病案,如发现患者已在近期来医院门诊复查或已寄来信件,且其情况已符合随诊内容的要求,可以将其算作一次随诊,不必再次发信或通知患者来院复查,避免造成人力、物力上的浪费,给患者带来不便。

四、随诊的方式

目前,一般医院所使用的随诊方式有以下四种:门诊随诊;发信随诊;家访随诊;委托当地机构(或医疗组织)代随诊。分述如下:

(一) 门诊随诊

1. 门诊随诊:指随诊组通过门诊病案记录取得随诊资料的一种随诊方法,这种方法适用于居住在本市且有条件来医院门诊复查的病人。

2. 门诊随诊的特点

（1）随诊量很大。特别是很多综合性医院门诊设有专科、专病门诊,另外还有不少专科医院,如心血管、肿瘤病、妇产科、口腔科、整形外科等专科医院。不论是专科、专病门诊,还是专科医院,都有两个接诊任务:① 进行门诊的检查、诊断和治疗。② 对专科、专病的病人进行随访。

（2）门诊随诊均要求被随诊的病人到医院门诊做随诊记录。

3. 门诊随诊的方法

（1）随诊组要有计划地将专科、专病的病人用通信的方式预约到专科、专病的门诊,要求病人按预约的时间到医院门诊复查、进行随诊记录。

（2）随诊组按时将预约时间内的病案进行调阅检查,以了解病人的复诊情况,若发现病人没有按期到院复诊,要主动再次函请病人,以达到门诊随诊的目的。

(二) 发信随诊(信访)

1. 信访的对象

（1）外省市就诊后的病人。

（2）病人虽居住在本市,但不需病人到医院复查者。

（3）因科研专题的需要,在短时期内总结某种疾病资料所涉及的病人。

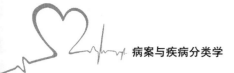

2. 对信访的要求

（1）对常规信访的病人，要坚持按期发信。

（2）病人不能按期寄回信访报告者，应反复发信，直至获得信息。

（3）应力求将随诊的失访率降到最低水平。

3. 信访的方法

（1）在随诊信及随诊报告单中，字迹清晰地填写病人的姓名、病案号。

（2）随诊信中要礼貌地请病人或病人家属将随诊报告清楚详细地填写，并嘱其及时寄回医院随诊组。

（3）随诊信及报告单应装入专用信封寄出。

4. 信访的作用：信访是随诊工作中十分重要的手段和方法，其收集的资料范围广，并可长期坚持跟踪随诊。

5. 信访用品

（1）信封：两种不同的信访专用信封，一种是寄给病人信件用的印有医院名称的信封。另一种是供病人寄回随诊调查表的专用信封，在信封的右上角印有"邮资总付，勿贴邮票"的明显字样。

（2）信访调查表：其中包括① 住院病人随诊登记表；② 发给病人的随诊信函；③ 请病人填写的随诊调查报告单；④ 发给病人家属的表示慰问哀悼的信函；⑤ 发给请委托单位代随诊的信函。

6. 信访工作操作常规

（1）按随诊年月活动卡的登记，将到期需信访的病案取出。

（2）将病案号、病人姓名、通信地址详细填写在信函表格及信封上后寄出。

（3）对已通知的病人未做反应者，或随诊信被退回者，应再详查随诊记录，并再次发信。

（4）反复发信未能奏效者，可向病人的工作单位、居住地区的居民委员会、公安派出所查询，或与病人又经治疗的医疗部门联系，最大限度地争取获得病人的信息。

（5）对随诊的已故的病人，在不明其死因、死亡日期的情况下，应及时向病人家属发出慰问哀悼信和病故调查表，以便进一步了解情况。

（6）注意分析死亡原因是否与所患病有关，便于进行随诊统计工作时区别计算。

（7）要在死亡病人的病案封皮及随诊记录中明显标记病人已死亡，以示停止随诊，防止因工作错误造成人力、物力上的浪费及给病人家属增添痛苦。

（三）家访随诊

1. 随诊对象

（1）居住在本市但行走不便的病人。

（2）某种特殊原因，对门诊随诊及信访有困难的人。

2. 随诊方法:由随诊组的人员及医师联合登门,到病人家中深入了解病人经过治疗后的疗效、目前病情状况等,进行笔录或填写表格。

3. 家访随诊的作用

(1)可直接深入、全面地了解病人的病情及其他健康状况,并及时给予指导,帮助病人解除病痛。

(2)可以大大地降低失访率,是随诊工作中不可忽视的一种方式。

(四)委托当地机构(或医疗组织)代随诊

1. 需代随诊的原因:外地病人,经信访方式随诊反复发信后始终得不到答复,而又无法进行家访者。

2. 代随诊的机构

(1)病人的工作单位。

(2)工厂、企事业等单位的医务室、医务所等。

(3)当地的医疗机构(如病人的合同医院、保健所等)。

(4)居民街道办事处。

(5)公安局派出所等。

3. 代随诊的方法:同信访的方法。除要求所委托的机构代为填写一份随诊报告的表格外,还必须给受委托的机构写一封措辞礼貌的要求对方协助随诊的信函,从而达到随诊的目的。

第四节 随诊资料的应用与统计

医疗技术水平的提高在于医疗实践中不断地总结经验。经验总结应以临床实践全过程的科学资料为主要依据。而随诊工作则是提供病人出院后的情况资料,经过长期随诊的病案,提供了病人诊疗后的病情变化及远期疗效的结果。通过对随诊资料的分析总结,可以得到更为全面可靠的资料,提高总结资料的科学性,特别是对提高医疗水平有较重要的参考意义。

一、随诊资料的作用

下面就两种疾病的随诊情况,说明随诊资料的应用效果。

1. 某医院外科利用病案总结自新中国成立以来至1975年26年中1 250例胃癌的临床

手术治疗的手术类型和病人的生存率,对其中的 1 080 例手术病人做了随诊,共访到 803 例,随访率为 76.9%。其中做了切除手术的病人 703 例,访到 578 例,随访率 82.2%。通过随诊资料对两种不同手术类型的总结分析提出如下结果:

(1)胃癌行姑息手术后生存率为:① 仅进行剖腹探查术的病例,平均生存时间为 6.2 个月。② 进行短路手术的病例,平均生存时间为 7.2 个月。③ 姑息性胃切除术的病例,平均生存时间为 16.4 个月。

(2)根治性胃切除术的病例按有随访病例统计,生存率 5 年的为 35.7%,10 年的为 31.0%,15 年的为 22.0%,20 年的为 21.4%,25 年的为 11.0%。根据上述随诊病例分析,以切除术后生存期 20 年的进行统计说明,癌肿的大小、手术的类型与生存率的比例成正比。

① 远侧切除术的预后效果较好。往往是在肿瘤较小的情况下,手术切除的范围较大,切除的部位距肿瘤相对较远,预后效果较好。

② 附加脏器的切除效果次之。往往是因为肿瘤细胞已转移到其他脏器,在可能的情况下,将转移的肿瘤连同脏器一起切除,肿瘤细胞已有转移的,预后效果都不太好。

③ 近侧切除术的预后效果为再次之。由于癌肿已经较大,故已不可能行远侧切除术,其预后效果很差。

④ 全胃切除术的预后效果为最差。由于癌肿已几乎占据了整个胃,只好将胃全部切除,此时,人的正常生理功能被完全破坏,因此,全胃切除术的预后效果是最差的。

2. 某医院对 1956 年至 1973 年间的 719 例食管癌手术切除后的病人进行了长期随诊,经统计分析,得出以下结论:

(1)从食管癌切除术的远期生存率,说明该治疗的效果:① 随诊 3 年生存率为 37.8%。② 随诊 5 年生存率为 29.4%。③ 随诊 10 年生存率为 20.8%。

(2)从不同时段的食管癌的外科治疗,得出治疗的进展情况。根据手术年份的随诊,将 1956 年至 1965 年的前 10 年和 1966 年至 1973 年的后 7 年分为两个阶段进行远期生存率的统计对比,得出如下结论:后一阶段的 3 年生存率为 52.6%、5 年生存率为 43.2%、10 年生存率为 27.0%,分别比前一阶段的生存率高。分析后一阶段生存率提高的原因是与后一阶段食管癌防治知识的普及、病人就医早、手术切除范围广泛等方面的因素有关。

(3)对影响食管癌远期生存率的因素经过统计分析,其资料成为今后治疗工作改进的依据。例如:

① 随诊统计表明,癌瘤部位低者,其手术效果较高位者为佳。

② 食管癌的癌瘤的长度与手术切除后生存率有相对关系,癌瘤越短,远期生存率越高,在 3 cm 以内者随诊远期生存率最高。因此在选择病人、估计效果上,以下段小的癌瘤手术效果最为理想;上段或较长的食管癌手术效果欠佳,以采取放射治疗为宜。

③ 癌瘤侵累食管壁的深度与手术切除后生存率有重要关系。癌变局限于食管肌层以内者比癌变累及全层并外侵者随诊生存率明显高。

④ 食管癌有无淋巴结转移是决定手术预后的重要因素之一。无淋巴结转移者的远期生存率比有淋巴结转移者高 2~3 倍,差别极其悬殊。

⑤ 食管切除端无癌细胞残留与有癌细胞残留的差别显著,断端无癌细胞残留者较有癌细胞残留者,随诊远期生存率约高一倍。这说明了手术范围尽可能扩大和彻底的必要性。

(4) 随诊死因分析说明:中、晚期食管癌切除后的死亡原因绝大多数仍与食管癌本身有关。经过长期随诊已知死亡且死因明确者有 358 例。其中死于癌复发者 104 例,占 29.1%,死于癌转移者 216 例,占 60.3%,二者合计占 89.4%,死于其他原因者 38 例,仅占 10.6%。

从上述随诊结论中说明争取对病人进行早期治疗的必要性、重要性。说明随诊在医疗科学方面的主要作用,说明用随诊观察离院病人远期疗效每一阶段的客观规律的重要意义。因此,做好随诊工作,不断提高随诊率,以获得全面的资料,是做好临床医疗、教学、研究,提高医学科学水平的基础。

二、随诊工作统计

随诊统计不但能为医疗、教学、科研提供重要数据,也是检验随诊工作本身质量的依据。

(一) 随诊工作统计

随诊工作统计是对随诊组工作数量与质量进行评价的依据。随诊工作数量的统计包括某时期内常规随诊例数、专题随诊例数、家访例数、接待来访例数、摘写病例摘要例数、处理病人信件数等。随诊工作质量的统计主要是对随诊率的高低进行评价,其统计计算方法如下:

$$随诊率 = \frac{期内应随诊例数 - 失访例数}{期内应随诊例数} \times 100\%$$

$$随诊失访率 = \frac{期内失访例数}{期内应随诊例数} \times 100\%$$

公式中,期内应随诊例数是应该随诊的病例数,而不是发信次数。国际抗癌联盟要求肿瘤患者的随诊率应在 90% 以上。随诊工作开展较好的医院,随诊率一般不低于 95%,某些疾病的随诊率可达 100%,而随诊失访率为"0"。

(二) 随诊疾病统计

随诊疾病统计是对疾病经过某种方法治疗及远期疗效评价的重要依据。只有对某种疾病疗效的长期随诊观察,才能获得不同时期病人生存率的信息资料;只有对疾病疗效生存率的统计分析,才能对采取的不同治疗方法进行远期疗效的评价。随诊疾病的统计方法为:

$$某种疾病期内生存率 = \frac{某种疾病经过治疗、期内随诊生存例数}{某种疾病期内实际随诊例数} \times 100\%$$

$$某种疾病随诊死亡率 = \frac{某种疾病经过治疗、期内死亡例数(不包括其他病因死亡例数)}{某种疾病期内实际随诊例数} \times 100\%$$

除了进行统计描述和使用一些如卡方检验、t 检验等常用的统计推断方法外,对疾病随

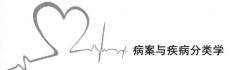

访资料进行统计分析还可能用到各种简单或复杂的生存分析方法,尤其是研究各种癌症的预后因素时。生存分析是将事件发生的结果和随访时间两个因素结合起来进行分析的一种统计分析方法,它能充分利用所得到的研究信息,更加准确地评价和比较随访资料。生存分析在临床研究中的用途主要有两个:一是用于估计患者的生存率和预后,告诉我们哪些患者预后好,哪些患者预后差;二是随访到的生存资料中还包含与患者的病情、疾病和治疗等有关的数据,甚至还有实验室检测方面的数据,可能包括常规的检测、组织细胞学或病理和分子生物学(如基因)等方面的结果。这些信息或变量通常称之为"预后因素",可用于研究和探讨哪些因素与患者的生存期或预后有关。

生存分析的基本原理和流程其实并无特别之处,只是每一个步骤所采用的方法比较独特而已。生存分析常规的做法是:首先采用 Kaplan-Meier 法或寿命表法来估计生存率,以生存时间为横轴、生存率为纵轴绘制一条生存曲线,用以描述生存过程,也可在一个坐标系中绘制多条生存曲线,根据生存曲线的高低,直观比较不同治疗方式的生存过程;其次,进行单因素分析或分层调整分析,了解不同组患者生存期或预后的差异,比较它们的差别有无统计学意义;最后,通过拟合多变量生存分析模型,开展多因素分析,了解哪些变量是相对重要的预后因素。

(1) 生存率的估计主要有两种方法,即 Kaplan-Meier 法或寿命表法。前者主要用在小样本的生存资料分析,而后者常用在大样本,特别是分组汇总的随访资料分析中。但 Kaplan-Meier 法是直接利用原始资料,结果要更为详细一些,每一个结局或事件发生点上均估计相应的生存率,且目前均采用计算机进行数据分析,因此建议临床资料尽量采用这种方法。而寿命表法的结果主要以"寿命表"的方式呈现,可获得具体时点上的生存率。两种情况下,研究者均可以估计生存率的 95% 置信区间。

(2) 单因素分析的统计学检验大致有两种情形。

如果研究者希望比较两组患者某个时点上的生存率,如 3 年生存率或者 5 年生存率有无差异,可考虑利用生存率的估计值及其标准误,采用 u 检验,再按标准正态分布进行推断。而多组比较则相对复杂些,具体方法请参阅相关教程。

但某时点上生存率的检验结果不能代表其他时点的结果。组间比较更为妥当的方式应当是比较不同组患者在整个生存期内各时点的生存率或预后差别有无统计学意义,此即各组生存曲线比较。Logrank 检验可利用卡方分布完成相应的检验,是最常用的方法,与生存率比较类似,也存在两组或多组比较的问题,后者更加复杂。当某些因素或变量存在自然顺序的时候,例如年龄、病期等,也可以进行趋势检验以判断患者的预后是否存在随着因素的自然顺序而变化。

(3) 多因素分析主要是利用一些多变量回归模型来分析预后因素,并试图从众多的预后因素中找出影响患者生存期的重要变量。最常用的统计方法是 Cox 比例风险模型。

第七章

病案统计工作

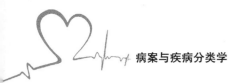

第一节　病案统计工作的基本概念

一、病案统计的定义

病案统计至今尚无明确的概念,争论的焦点在病案统计与医院管理统计和病例分析统计是不是一回事? 它们之间又是什么关系? 其实它们之间并没有截然的界限,既有联系又有区别。狭义的病案统计,是指围绕着病案所进行的一系列的统计工作,说得再具体一点就是能从病案记载的内容中反映出来。广义的病案统计有两方面内容:一是围绕病案以揭示病案特征为目的的统计,另一是以病案管理工作为中心的质量管理统计。看来后者更切合病案管理实际,更有利于病案统计在病案室的管理下健康发展。病案统计工作是医院统计工作的组成部分,应积极配合医院统计工作,及时、准确、全面地从病案中反映医疗质量和效率。

病案统计的定义是运用概率论和数理统计的原理、方法,结合病案管理工作实际,研究数字资料的收集、整理分析和推理的一项工作。这个定义可从三个方面去理解,一是病案统计是概率论和数理统计的原理方法在病案统计中的应用;二是要结合病案管理工作的实际,这是对病案统计工作的范围进行的约定,而不可任意扩大或缩小,与病案管理工作或病案中任一内容有联系才能列入病案统计;三是病案统计的最终目的是为了数字的收集、整理分析,揭示病案管理工作中和病案中所反映的各种数据的差异性和影响因素。

二、病案统计与医院管理统计和临床病例科研统计之间的关系

(一) 病案统计与医院管理统计之间的关系

病案统计与医院管理统计是既有联系又有区别的。医院管理统计是为医院管理服务的,它承担了对医院各类数据进行收集、整理和分析的责任,所以,它的统计范围远比病案统计的范围要广,如设备管理统计就是医院管理统计的一项内容,病案统计并没有这一项内容,所以说病案统计远没有医院管理统计范围广。服务对象两者也有差别,医院统计是为医院决策者和卫生事业管理服务的,病案统计虽也为其服务,但它同时承担为用户和病案管理工作决策服务。在统计要求上两者同样有差别,医院管理统计注重综合、整体分析医院内各种因素之间对指标的相互影响,病案统计限于资料范围并不能完全做到这一点。其他如在统计作用方面、资料来源等方面都存在差别。但病案统计与医院管理统计之间也是密切相

关的,目标是一致的,两者都希望患者得到好的医疗质量,医疗质量是管理的前提条件,同时又是病案的价值条件。两者都反映以医疗为重心,重心一致。正因为两者重心一致,医院管理统计中很多反映医疗质量的统计数据要到病案中去提取,但医院管理统计工作并不负责病案的收集整理工作,一定要取得病案统计工作的支持,才能顺利开展工作。病案统计应定期按照医院信息中心的要求,提供有关统计资料。两者之间的联系是至今仍有许多人认为医院管理统计应归属病案室管理的理由。认为医院统计应当独立于病案室之外则是看重了医院管理统计工作的职能,从两者之间的差别论证的。

（二）病案统计与临床病例科研统计之间的关系

病案统计与临床病例科研统计同样是既有联系又有区别的,且相互独立的,病案统计可以为临床科研课题的选定和临床科研统计结果的准确性估计等提供依据,它是临床科研统计的初始资料和宏观分析资料。它们的区别在于病案统计远没有临床科研统计专业性强。例如,利用随诊工作进行远期疗效分析,结果不仅可以反映患者远期疗效总体情况,而且可以反映医院的医疗技术水平。

第二节　病案统计工作的作用

从病案统计工作这一角度来领会和研究病案统计工作还未完全开展起来,通常多是以医院统计工作来要求病案统计工作,这使得病案统计工作的发展重心产生一定的偏移,那么病案统计工作究竟应从哪方面看待其发展和作用的发挥呢? 虽然这个问题尚无明确的答案,但可以从以下几个方面去理解,去看待病案统计工作的作用。

（1）运用各种统计指标来反映病案管理工作现状,反映工作质量和工作效率。病案管理工作的全面质量管理,如果没有这一系列统计指标是无法完成的。从这些指标中找出影响病案管理质量和效率的因素,改进病案管理方法,并进行有效的控制,使病案管理工作发挥最佳的管理水平,直接或间接地为医学事业和人民健康做出贡献。

（2）运用有关统计指标为医院管理服务。有关医疗方面的管理信息只有通过病案统计才能取得,如病案书写质量、医疗质量情况等,需要经过病案质量管理员准确评定后,汇集到病案统计人员处,初加工后报医院信息中心,供中心全面、综合开发利用。

（3）运用数理统计方法,对病案中各种数据进行统计学处理,为医学科研服务。例如,随诊工作结束后,要对远期疗效进行分析,经统计学处理后方可确定某种属性的疾病患者的远期疗效如何。这对论证治疗方法,验证小样本的生存率的准确性都是十分有益的。再如研究疾病构成情况,其结果不仅是医学研究的方向和重点,也是开展预防工作的最主要手段,江苏省启东市肝癌发病率全国第一,这一结果就是由门诊就诊肝癌病例多引出的。

(4) 病案统计工作本身就是对病案信息的一种处理分析过程,它可以从宏观上更准确地研究疾病的起因、发生、发展及其变化规律。病案登录后的分析与回顾、病案中各种数据的变化规律等,都需要借助于病案统计工作来达到其目的。

(5) 病案统计工作本身就是病案资料积累过程。历年的病案资料统计,不仅可以反映本院疾病谱的变化,而且可以反映一个地区或一个部门的疾病谱变化情况,为历史资料的积累、有关测算等提供必要的佐证数据。

第三节　病案统计工作特点

一、病案资料的来源

病案统计资料的来源不是单一从病案中来的。不可否认其主要来源于病案中的各种数据,并对数据进行分析处理,以供各方面的需要。除此以外,还有来自用户的信息,它是发现病案管理工作中的问题,帮助提高病案管理工作水平的一项很有意义的数据来源,它加强了病案管理工作与用户需求之间的平衡。病案管理过程中发生的数据,是病案统计资料来源的另一方面,如随诊工作中的回信登记,就是研究随诊病案工作质量指标的数据来源。

二、病案统计工作的服务面

病案统计工作服务面广是它的另一个重要特点,病案管理本身要求病案统计能反映病案管理现状、病案现状及特点、病案资料的积累、病案管理工作的质量和效率等,为病案管理工作服务,指导病案管理工作决策。另一方面因病案统计工作的特殊性,病案统计工作一定要具备支持医院统计的能力和科研统计的能力,当然这里所说的支持就是对病案信息处理后,把可支持医院统计和科研统计的有关数据进行统计学处理,提供给医院信息中心和有关部门,供他们决策分析使用,但病案统计并不能代替医院信息中心的任务和科研统计工作。

三、统计资料的连续性

病案统计资料是通过对大量病案和有关用户的信息资料观察形成的,病案的形成就是一个不断连续的过程,用户的信息则处于不断的变化过程,各种因素相互间的影响等,都需要病案统计工作建立多层次、系统完整的统计资料,建立健全的统计资料收集制度,注意长年累月的积累资料,密切观察用户利用病案的变化,真正做到病案统计资料的目的性、真实性、完整性、准确性、可比性和显著性等。尤其是一次病案资料和二次病案资料,一定要保证资料内容真实、及时、完整、准确、清晰,这样的统计才有价值。

四、病案统计工作是统计学在病案管理工作中的具体应用

它的作用并不局限于病案管理工作。因此,要做好病案统计工作,必须具备多学科的知识,如统计学基本知识、医学专业知识、病案管理学知识、管理学知识等。

第四节　病案统计工作分类

一、按病案统计作用对象分类

(一)为病案管理工作自身服务

病案管理工作是一门科学,它的健康发展需要统计学来研究其内在规律性,完成对病案管理工作的质量监督、控制、协调等,完成病案管理工作的最优化决策。例如评价某一病案管理工作方法的先进程度,要收集该工作过程中发生的数据,进行整理分析,从而找出各因素间的相互关系,做出必要的改进。

(二)间接为医院管理服务

病案统计有责任向医院管理者提供可靠的以病案质量为中心的统计信息,它包括病案的书写质量、病案所反映的医疗质量和工作效率等三个方面。也可以说这三个方面是整个医院管理统计的核心,其他指标的评价首先必须以病案质量为中心环节进行,如质量标准的制订、质量水平现状、质量缺陷度等。但要记住一点,就是病案统计的病案质量属终末质量的检查,它并不能代替事先控制、过程检查等。病案统计也是对一个医院医疗质量的最终概括。

(三)为用户服务

病案统计分析可以揭示病案特点,起到宣传病案、指导病案利用的作用。例如疾病分类统计可以明确地告知用户在某期限内某病收治的总例数,用户可以根据收治例数的多少,设计研究方案,选择抽样方法、抽样数、分析内容和指标。如果例数太少,用户可做病案个例分析。

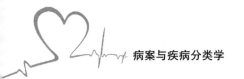

二、按病案统计资料来源分类

（一）病案管理过程中发生的数据

记述病案管理工作的各种登记，它既是考核病案管理工作的质量、效率指标，又是研究病案管理工作的最基本数据。例如用户借阅登记，通过它可做病案利用动态的研究，如病案利用数量、具备何病案特征、重复利用性如何、用户的性质特点（组织或个人、学历专业等）、利用病案的目的、利用周期的长短等。

（二）来源于病案

病案包括一次病案资料和二次病案资料、病人住院动态表等，门诊病案室还包括门诊就诊人次等。

三、按病案统计工作方式分类

（一）定期的病案统计分析报告

定期的病案统计分析报告是按照报告期（日、周、月、季、半年、年）的病案统计内容、病案管理工作及医院医疗工作计划执行情况，进行全面综合的统计分析，及时反映成绩，研究存在问题；找出原因，提出解决办法和建议，不断改进工作。定期的统计分析有利于及时全面了解病案统计所要表达内容概况和主要指标的水平和变动情况。

（二）专题病案统计分析

专题病案统计分析是依据综合分析中提出的问题，进行深入的系统观察和集中研究，以便于找出问题的根源和提出解决办法。所以专题分析是综合分析的发展和补充。专题分析也可以根据病案管理工作的重点或病案管理工作中存在的问题，来进行专题调查研究。

四、病案统计数据分类

统计数据可分为计数的和计量的两类。凡是观察单位按已定的质的分组进行归纳，各组之间具有质的差别而不是量的大小者，属于计数资料。凡是观察单位以量的大小表示其结果，各个量可以排列成从小到大之顺序者，或按某种分组归纳成频数表者，属于计量数据。计数数据与计量数据之间既有区别也有一定的"过渡"，不能截然分开。实际上，计数数据是定性的，计量数据是定量的，在这两者之间是"半定量"的，或界于计数数据与计量数据之间，按照某种等级分组的数据。一般来说，计数数据用相对数分析，用卡方检验进行统计处理；计量数据用平均数分析，用卡方检验、t检验进行统计处理；而所谓半定量的数据，除了采用某些相对数和平均数方面的指标外，最适用"非参数"进行分析。

第五节　病案统计工作程序

病案统计工作可分为三个步骤:资料的收集、整理、分析。它们既有顺序上的先后,又是密切联系、前后呼应、不能截然分开的整体。前一步骤是后一步骤的基础,后续步骤又对先行步骤提出要求。只有完整、正确地收集资料,才能整理分析出可靠的指标;而要求分析什么统计指标,又决定了应收集哪些资料和怎样收集整理。

一、搜集资料

搜集资料是病案统计工作的第一步,也是最重要的一步,即按病案统计的目的和要求,运用科学的调查方法,及时取得正确、完整的资料。病案统计资料主要来源于:① 原始病案,如其中的各项检验报告等。② 各种登录本或卡,它是病案统计资料的主要来源,如医院管理统计主要用出院卡,其他还有疾病登录卡、手术登录卡、麻醉登录卡、随诊登录卡、入出院登录本、诊断情况登录本、分科登录本、死亡登录本、转科登录本、并发症登录本,这些资料常会出现漏填、重复和项目不清等,要使这些资料用于分析,必须把好病案质量关和病案管理工作质量关。③ 病案日常工作记录,如用户病案借阅登记、病案追踪录或本、复诊病案登录本等、病案管理工作差错登记、随诊效果登记(如回信登记)、病案回收登记、病案摘要登记、接待外来人员登记等,以上都是反映病案管理工作的质量和效率的有关数据,为研究病案管理工作和制订病案管理工作规划提供了基础资料。④ 统计报表,如医院工作报表、疾病分类报表等。

被搜集的资料或残缺不全或不正确,会给整理及分析资料造成困难,甚至得出错误的结论。这种缺陷很难用统计方法弥补。因此除做好调查设计外应在调查过程中及时对资料进行下述检查:① 完整性。所选用的原始记录是否遗漏或重复,各项目是否已填全。② 正确性。资料是否准确反映实际情况,各项目之间有无矛盾,各数字有无不合理,发现遗漏、重复或错误应立即补充、剔除和改正。如病案统计支持的医院管理统计,资料的准确性不是依赖出院卡,而是病案,统计工作前一定要就出院卡上填写的项目逐一与病案核对,核对无误后方可进行整理和分析。

二、整理资料

资料整理又称为统计归纳,即根据研究设计中整理分析计划的要求进行分组与汇总。分组时用划记、记卡等方法,将收集到的资料按规定,得到每组观察单位数。然后按预期分

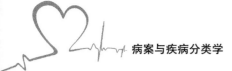
析指标的要求,将各组数字填入整理表,汇总后得到合计数。整理资料时也应反复核对,不应在整理中带入误差。因此,病案统计资料的整理又可分为检查资料、设计分组、拟整理表和汇总四个步骤。

(一) 检查资料

对原始资料的准确性、完整性、及时性要进行检查,填补缺漏,删去重复,纠正错误。无法改正者宁可废弃,亦勿滥竽充数,以免影响整个资料的质量。

检查资料是否有错误,可从两方面着手:① 逻辑检查,就是根据项目本身的性质和项目之间的关系,检查资料有无不合逻辑处,即发现相互矛盾的问题。如文化程度与年龄的矛盾,诊断疾病与性别有矛盾,以及所填写的数据超越了事先规定好的标准。② 计算检查,对于已经制订好的报表,可利用小计、合计、总计各栏的数字是否平衡,计算指标是否正确。这是计算过程中的问题,确认无误后再检验相对数和平均数等。

原始资料经检查确认无误,就要清点记数,记下全部资料和各种分类的基数。进行整理、计算指标的分析时,都必须符合这些基数。

(二) 分组

分组根据特性有质量分组和数量分组。以质量分组属性表示各组之间的差别,称质量分组标志,或质量标志;以数量方面的属性表示各组间的差别者,称数量分组标志。前者如病案统计工作中最常见的疾病分类,后者如住院天数等。

分组是对原始资料进行整理的基础。只有同质的条件下分组,才能得出正确的结果;把不同质的观察单位归在一个组里,只会掩盖真相,以至引出错误的判断。因此要求统计人员,必须对所研究的问题有深刻的理解,具有研究对象的专业知识,方能设计出正确的分组体系,设计出相应的、完善的整理表,并按严格的要求进行汇总综合。

(三) 拟整理表

分组决定以后便可根据统计目的和要求拟整理表。在拟订时应注意各项目之间的相互关系,把关系密切的项目放在一个表内,使相互关系表达出来。

(四) 汇总

按整理表的分组项目,将观察单位放到各组中去,分散的资料就集中起来了。根据原始资料的记录形式和数量,可采用适当的汇总方法,目前常用的有划记法和卡片法两种。划记法是将调查表中的同类资料,用划“正”的方法分别记入整理表内,此法适用于小量的或不复杂的原始资料的整理。卡片法是将原始调查卡片,按分组项目分别归组,然后清点各组卡片数,将数字填入整理表内。

三、统计资料的分析与应用

统计资料的分析与应用包括统计指标的计算、统计图表的绘制、统计处理,并做出结论。

统计处理泛指用统计方法对原始资料进行加工,通常指各种统计推断方法,如参数估计、假设检验、相关回归分析等。分析资料时要求选用适当的统计推断方法,计算准确无误,最后结合专业理论,并用概率说明结论的可靠程度。

病案管理统计必须从各个角度以多种因素作指标进行正确的判断与评价。运用统计资料分析病案管理工作,并支持病案管理工作特点决定的其他工作(医院管理统计就是一例),找出它们在各项医院事务的相互依存关系和医院工作的客观规律,并为改进工作、提高工作质量和效率提供科学依据。

第六节 病案统计支持的医院管理统计指标

在病案质量管理一章中已经叙述了有关病案统计如何为病案管理工作自身服务的问题,在随诊工作一章中介绍了疗效的评价方法,故下面着重介绍以病案内容为主可支持医院管理统计的有关统计指标。

一、门诊统计指标

1. 门诊统计:是指收集与门诊医疗服务有关的数据资料,并进行整理和分析,反映门诊医疗服务的数量和质量,为加强门诊科学管理提供依据的活动。门诊是医院工作的第一线,所有来医院就诊的病人无论是否需要住院,都要经过门诊就医,所以做好门诊统计对于加强医院管理有重要的意义。

2. 门诊统计的任务:① 为门诊管理服务,反映和分析门诊工作的现状,例如:具体地反映每一个门诊医生、每一个诊疗科室在一定时期内的工作情况。② 为评价门诊医疗质量以及工作效率提供依据,例如:国家卫健委规定城市综合医院床位数与门诊人数比为1∶3,若实际统计数据超过这一比例,说明门诊工作负荷过重,给门诊管理和门诊质量带来不利影响,反之说明门诊工作负荷过轻。③ 为门诊工作的前景进行预测分析,研究门诊工作的发展规律。

(一) 门诊统计的基本内容

1. 门诊工作统计:首先应掌握门诊科室的设置,各科室的人员及设备状况,服务对象的基本情况等数据。门诊统计的基本内容包括:登记门诊各科的医生出诊数、实际工作小时数、门诊人次数、体格检查数,门诊基本构成以及初诊、复诊,门诊各种手术、治疗等数据并加以整理和积累。

2. 门诊统计的资料来源:包括门诊挂号日报表、门诊医生诊疗工作日志、急诊病人登记簿、观察室收容病人登记簿、全身健康检查登记簿、门诊急诊转诊病人登记簿、门诊病历等。目前全国大多数县及县以上医院的门诊挂号已实现计算机管理,各种门诊统计数据可以通过医院信息系统(HIS)直接提取。

(二)门诊统计绝对指标

1. 门诊总诊疗人次:指报告期内所有诊疗工作的总人次数。包括:门诊、急诊、预约诊疗、出诊、单项健康检查以及健康咨询指导(不含健康讲座)人次数。不包括:根据医嘱进行的各项检查、治疗、处置(如透视、摄片、检验、注射及门诊小手术等)工作量以及免疫接种、健康管理服务人次数。病人来院诊疗人次数按挂号数统计,患者1次就诊多次挂号,按实际诊疗次数统计。未挂号就诊、本单位职工就诊及外出诊疗不收取挂号费的,按实际诊疗人次数统计。未注册的分支机构诊疗人次数计入上一级医疗机构中。

2. 门诊人次:即病人来门诊,经过挂号,并经医师诊断处理的诊疗人次。包括初复诊及门诊进行的孕期、产前检查,不包括全身健康检查及辅助医疗工作。门诊针灸的一次诊断、多次治疗按一次计算。门诊会诊人次,由邀请科室护士统计,被邀请科室不做统计,最后结果于当日门诊结束送门诊病案室挂号组。

3. 急诊人次:指医师在急诊室或急诊时间内诊疗的急诊病人人次数。

4. 预约诊疗人次数:指报告期内患者采用网上、电话、院内登记、双向转诊等方式成功预约诊疗人次数之和,不包括爽约数,即没有履行预约的人次数。发达国家预约诊疗人次数约占门诊总诊疗人次数的50%以上,目前,我国医疗机构的预约诊疗人次数占门诊总诊疗人次数的比例还很小。

5. 其他人次:指报告期内出诊、赴家庭病床,到工厂、农村、工地、会议、集体活动等外出诊疗人次数;单项健康检查人次数;健康咨询指导人次数;本院职工诊疗人次数。

门诊统计指标之间的关系:门诊总诊疗人次＝门诊人次＋急诊人次＋预约诊疗人次＋其他人次

6. 观察室收容患者数:指报告期内出观察室人数。观察室收容患者必须有留观病历、医师查房、执行护理和收取留观费的记录。

7. 观察室死亡人数:指报告期内观察室患者经抢救无效死亡的人数。

8. 开设家庭病床总数:指报告期内撤销的家庭病床总数(即撤床病人总数)。

9. 健康检查人数:指报告期内医疗卫生机构体检人次数、体检中心单项健康检查人次数。

(三)门诊统计相对指标和平均指标

1. 平均每日门(急)诊人次:指报告期内平均每天门诊人次数和急诊人次数的算术平均数之和。计算公式为:

$$平均每日门(急)诊人次=\frac{报告期内门诊人次数}{同期工作日数}+\frac{报告期内急诊人次数}{同期日历日数}$$

公式中的日历日数、工作日数和节假日数均为国家法定标准,每年的日历日数为 365 天(或 366 天)、工作日数为 250 天(或 251 天)、节假日数 115 天(从 2008 年起),各单位不得以自行规定的工作日数计算,其目的是统一计算口径,便于横向对比。例如:某医院 2008 年 1 月份月门诊量为 34 000 人次,急诊量为 2 400 人次,1 月份共 31 天,法定节假日有 9 天。所以该医院 2008 年 1 月份的平均每日门(急)诊人次为 34 000÷22+2 400÷31=1 623(人次)。

平均每日门(急)诊人次反映门诊工作量的平均水平,反映了医院门诊工作的负荷水平,在表述医院门诊量或进行医院之间门诊量的比较时往往使用这一指标。综合医院日均门诊量与病床数之比一般为 3∶1,它可作为制订门诊工作计划和配备门诊医护人员的依据。

2. 门诊人次分科构成比:指报告期内各科门诊人次数占同期全院门诊人次数的比重,该指标可以按月、季度和年度计算,用以了解各科门诊人次的季节变化特点。计算公式为:

$$门诊人次分科构成比=\frac{报告期内某科门诊人次数}{同期全院门诊人次数}×100\%$$

3. 每医师日均诊疗人次:指报告期内平均每名医师每日担负的诊疗人次数。计算公式为:

$$每医师日均诊疗人次=\frac{报告期内诊疗人次数}{同期平均执业(助理)医师数}÷同期工作日数$$

4. 门(急)诊住院率:又叫每百名门(急)诊入院人数,指报告期内收治的住院病人数占同期门(急)诊诊疗人次数的比重。计算公式为:

$$门(急)诊住院率=\frac{报告期内入院人数}{同期门诊人次数+急诊人次数}×100\%$$

5. 门(急)诊转诊率:指报告期内转往其他医院治疗的门诊、急诊人次占同期门诊、急诊人次的比重。计算公式为:

$$门(急)诊转诊率=\frac{报告期内门(急)诊转诊人次数}{同期门(急)诊人次数}×100\%$$

6. 门诊诊疗人次计划完成百分比:指报告期内实际门诊人次占同期计划(定额)门诊人次的百分比。该指标主要用来检查、监督计划执行情况,可用于考核全院或各科月、季度、年度门诊人次的计划完成情况,该指标可分科计算。计算公式为:

$$门诊诊疗人次计划完成百分比=\frac{报告期内实际门诊人次数}{同期计划门诊人次数}×100\%$$

二、住院统计指标

(一) 住院统计的意义和任务

1. 住院统计:是指收集、整理和分析与住院医疗服务活动有关的数据,反映住院医疗服务的数量和质量,提高住院工作质量和工作效率的活动。住院病房是医院最重要的组成部分,是对各种疑难重症病人进行全面的诊断、治疗和护理的中心。因此,住院统计是病案信

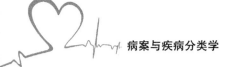

息统计的核心部分。

2. 住院统计的任务：① 为加强住院病房管理，编制住院工作计划，检查监督计划执行情况提供依据。② 为临床医学、教学和科研提供资料。③ 为研究住院工作变化规律并进行预测分析提供信息。

（二）住院统计原始资料的收集和整理

1. 住院统计原始资料的收集：是指根据我国的卫生统计工作制度的要求，对住院病房各项业务活动的原始资料进行的收集。住院统计原始资料收集主要包括病房工作日志、住院登记簿、住院病人交班簿、出院卡片和住院病案等。根据卫健委有关规定，目前绝大多数县及县以上医院已对住院病案首页数据采取计算机录入。

2. 住院统计资料整理的内容：① 为编制医院工作报表所做的资料整理；② 对病案信息统计资料做专题性整理；③ 为统计分析所做的资料整理；④ 为积累住院统计资料所做的资料整理。

（三）住院统计绝对指标

住院统计包括：住院人数动态统计、治疗效果统计、病床使用情况统计，以及住院病人的诊断、抢救、手术和疾病统计等。

1. 住院人数动态统计指标：住院人数是医院住院工作的主要指标之一，它是反映医院规模和满足居民住院需求程度的总量指标。

(1) 期初原有人数：又称期初留院人数，指报告期初实有住院人数。该指标的统计起讫时间：① 日报按日历日数划分，以 0 时为界限；② 日报、季报或年报从开始之日的 0 时起，至每个月、季或年最后一天的 24 时止。例如：医院的日报为每日零时的实有住院人数，依此类推，月报为每月一日零时，年报为元月一日零时的实有住院人数。由于期初原有人数是一个时点指标，所以它应与上一个报告期的"期末实有人数"数字完全一致。

(2) 期末实有人数：又称期末留院人数，指报告期末（日、月、季、年报）最后一天 24 时的实有住院人数。期末实有人数应与下一个报告期的"期初原有人数"一致。

(3) 期内入院人数：指报告期内经门诊或急诊医生签发住院证，并办理入院手续的住院人数。因病情危急，虽经门诊或急诊医生签证住院、但尚未办理入院手续已进入病房或手术室抢救的病人，应按入院人数统计。

(4) 期内出院人数：指报告期内已经办理出院手续，或虽未办理出院手续但实际已经离开医院的人数，包括死亡人数。出院人数分为出院病人数和其他人数两部分。出院病人数按治疗效果分为治愈、好转、未愈和死亡人数。其他人数是指入院后未进行治疗自动出院或因其他原因而离院的病人数，包括正常分娩和未产出院者、无并发症的人工流产或绝育手术出院者、移植器官提供出院者、取骨折内固定物出院者、经检查无病出院者、未治出院（指未经任何诊疗而出院）的人数，不包括入院治疗一段时间后因无钱等原因而自动出院的人数。

（5）院内转科人数：指报告期内院内科室之间或病区之间的转入、转出人数，反映住院者在科室之间或病区之间的变动情况。该指标分为他科转入人数和转往他科人数。一定时期内对某一科室而言，转入人数和转出人数不一定相等，但就全院来说这两个指标一定是相等的。

（6）转院人数：指报告期内因医疗设备、技术条件、病人病情及其他原因转往其他医院治疗的病人数。转院人数应计入出院病人数中，并且应当评定治疗效果，如未愈或好转。

（7）住院人数动态统计指标之间的关系

① 全院：期初原有人数＋期内入院人数－期内出院人数＝期末实有人数

② 分科：期初原有人数＋期内入院人数＋他科转入人数－期内出院人数－转往他科人数＝期末实有人数

③ 本期初原有人数＝上期末实有人数

2. 治疗效果统计指标：是指出院病人经过住院诊疗后的转归情况，分为治愈、好转、未愈和死亡人数，用以反映医院住院医疗质量的高低。治疗效果等级由主管医生根据住院病人主要疾病的诊断和治疗结果，按照各级卫生行政机关制定的《住院病人疾病治疗效果评定标准》加以评定。

（1）治愈人数：指报告期内疾病经治疗后，疾病症状消失，功能完全恢复的病人数。当患者疾病症状消失，但功能受到严重损害时，只能计为好转，如肝癌切除术、胃毕式切除术。如果疾病症状消失，功能只受到轻微的损害，仍可以计为治愈，如胃（息肉）病损切除术。

（2）好转人数：指报告期内疾病经治疗后，疾病症状缓解或得到控制，功能有所恢复，但尚未达到临床治愈标准的病人数。

（3）未愈人数：指报告期内病情无变化或恶化的病人数。

（4）死亡人数：指报告期内住院病人中的死亡人数。凡已办住院手续并收容入院后死亡的以及虽未办完住院手续，但实际已收容入院后死亡的，均应计算在内。包括 24 小时内死亡人数，不包括门诊和急诊科（室）、门诊观察室内的死亡人数。

（5）其他人数：指入院后未进行治疗的自动出院以及因其他原因而离院的病人数。包括：正常分娩、人工流产、绝育、移植器官提供、取骨折内固定物、住院经检查无病出院、住院健康体检人数和未治人数（指住院者未经任何诊疗而出院的人数）。不包括入院治疗一段时间后因无钱等原因终止治疗而自动出院者等。

（6）治疗效果统计指标之间的关系

① 出院人数＝出院病人数＋其他人数

② 出院病人数＝治愈人数＋好转人数＋未愈人数＋死亡人数

3. 病床使用情况统计指标

（1）编制床位数：指经上级卫生行政部门根据医院规模、医护人员编制，在《医疗机构执业许可证》中核定和批准的正规病床数。

（2）期末实有床位数：指报告期末固定实有病床数，包括正规病床、简易床、监护床、抢救床、超过半年的加床、正在消毒修理床、因病房扩建或大修而停用的病床数（按扩建和大修理前的病床数计算）。不包括观察床、检查床、治疗床、抢救床、血液透析床、病人家属的陪护床、新生儿床、接产室的待产床和接产床、临时加床和库存床等。

（3）标准床位数：指报告期内平均每床建筑面积和使用面积达到《医疗机构管理条例》配套文件——《医疗机构基本标准》规定面积的病床数。例如三级综合医院标准病床数的标准是：每床建筑面积大于 60 平方米并且每床净使用面积大于 6 平方米。

（4）扶贫床位数：指报告期内开设的济困病床数和惠民病床数。

（5）特需服务床位：指按特需服务并报物价部门备案的特种病房、高级病房、家庭式产房等床位数。

（6）负压病房床位：指负压隔离病房中的监护床之和。

（7）实际开放总床日数：指报告期内医院各科每日夜晚 12 点实际开放病床数的总和，不论该床是否被病人占用，都应计算在内。包括因消毒、小修理等暂时停用的病床，超过半年的加床。不包括因病房扩建或大修理而停用的病床以及临时增设的病床（半年以内）。

（8）实际占用总床日数：指报告期内医院各科每日夜晚 12 点实际占用病床数（即每日夜晚 12 点的住院人数）的总和，即报告期内各科每晚上 12 点的住院病人数之总和。包括实际占用的临时加床，不包括占用的观察床、陪护床和家庭病床等。病人入院后于当晚 12 点以前死亡的或因故出院的，应作为实际占用床位一天进行统计，同时亦应统计"出院者占用总床日数"一天、入院及出院各一人。

（9）出院者占用总床日数：指报告期内所有出院者住院天数的总和。出院者包括：正常分娩、未产出院、住院经检查无病出院、未治出院及健康进行人工流产或绝育手术后正常出院者。出院者占用总床日数的计算原则是"算进不算出或算出不算进，不足一天算一天"。

（四）住院统计相对指标和平均指标

1. 住院人数动态指标

（1）平均每日入院人数：指报告期内住院病房每天收治入院人数的算术平均数，计算公式为：

$$平均每日入院人数 = \frac{报告期内入院人数}{同期日历日数}$$

（2）平均每日留院人数：又称"每日平均使用床位数"，指报告期内每天 24 时住院人数的算术平均数，该指标可以补充说明病床使用率。计算公式为：

$$平均每日留院人数 = \frac{报告期内实际占用总床日数}{同期日历日数}$$

（3）住院病人转院率：指报告期内转往其他医院的病人数占同期出院人数的比重。计算公式为：

$$住院病人转院率 = \frac{报告期内转往其他医院的病人数}{同期出院人数} \times 100\%$$

2. 治疗效果指标

(1) 治愈率:指报告期内出院人数中治愈人数和其他人数所占的比重。计算公式为:

$$治愈率 = \frac{报告期内(治愈人数 + 其他人数)}{同期出院人数} \times 100\%$$

治愈率是反映医疗质量的常用指标之一,治愈病人是医疗工作的根本目的,一般来说治愈的病人越多,说明医疗质量越高。治愈率的高低,受医院等级、住院病人的病种、病情、病型、年龄、职业等因素的影响。另外治疗效果的标准掌握因人而异,主观因素太大。因此,不能单凭治愈率来评价治疗质量,但是可根据单病种治愈率进行横向和纵向的对比分析。

(2) 好转率:指报告期内出院人数中好转人数所占的比重。该指标对于评价慢性病的近期疗效有一定的意义,用以弥补治愈率的局限性。计算公式为:

$$好转率 = \frac{报告期内好转人数}{同期出院人数} \times 100\%$$

(3) 治疗有效率:指报告期内出院人数中治愈人数、好转人数和其他人数所占的比重。该指标可弥补治愈率和好转率分别计算之不足,可反映对疾病治疗的有效程度,能够比较准确地反映医疗质量的变动情况。计算公式为:

$$治疗有效率 = \frac{报告期内(治愈人数 + 好转人数 + 其他人数)}{同期出院人数} \times 100\%$$

(4) 未愈率:指报告期内出院人数中未愈人数所占的比重。计算公式为:

$$未愈率 = \frac{报告期内未愈人数}{同期出院人数} \times 100\%$$

(5) 病死率:指报告期内出院人数中死亡人数所占的比重。计算公式为:

$$病死率 = \frac{报告期内死亡人数}{同期出院人数} \times 100\%$$

病死率和死亡率是两个概念不同的指标,病死率是出院病人中死亡人数的构成百分率,而死亡率则是当地按人口基数计算出来的死亡频率,两者应加以区别,不可混淆,医院的病死率不能代表当地的死亡率。

病死率从反面反映医疗质量,由于病死率受到收治对象的病种和病情的影响,如收治的危重病人多,医院的病死率就高,反之则低。因此,不能单纯用病死率评价医院的医疗质量和进行医院之间的比较。

治愈率、好转率、未愈率和病死率四个指标是出院总人数的构成相对数,它们的总和应等于1或100%。这对于设计病案信息统计计算机软件的计算检查程序有重要意义。

(6) 出院病人疾病构成:指报告期内某病种(按 ICD-10 分类)出院人数占总出院人数的比重。

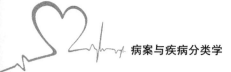
$$出院病人疾病构成=\frac{报告期内某病种出院人数}{同期总出院人数}\times100\%$$

3. 病床使用指标

（1）平均开放病床数：指报告期内实际开放总床日数与日历日数之比，反映医院实有病床数的开放程度。计算公式为：

$$平均开放病床数=\frac{报告期内实际开放总床日数}{同期日历日数}（张）$$

对于新建医院不论从何时开始工作，为了便于与其他医院进行综合比较，平均开放病床数要用全年日历日数做除数。

（2）平均病床工作日：指报告期内实际占用总床日数与同期平均开放病床数之比。该指标反映平均每张病床的工作天数，即病床工作的负荷水平。计算公式为：

$$平均病床工作日=\frac{报告期内实际占用总床日数}{同期平均开放病床数}（天）$$

由于病床的修理、消毒或其他原因，每张病床不可能每天都在使用，即平均病床工作日一年理论上达不到 365 天（或 366 天）。在正常情况下，一般以 340 日（即病床使用率为93%）为标准较为恰当。如果超过 340 天，说明床位负担过重，将给医院管理和医疗质量带来不利影响；如果病床工作日过少，则说明病床工作不饱和。

（3）病床使用率：指报告期内实际占用总床日数与同期实际开放总床日数的比重，该指标反映病床的利用情况。计算公式为：

$$病床使用率=\frac{报告期内实际占用总床日数}{同期实际开放总床日数}\times100\%$$

病床使用率低表明床位有空闲，利用程度差；反之病床使用率高则表明床位利用程度高，但同时也说明病床负担过重，没有足够的时间对病床进行消毒处理等，容易增加医院内交叉感染的机会，所以病床使用率太低不好，但也不宜过高。医院分级管理标准值：一级医院≥60%、二级医院 85%～90%、三级医院 85%～93%。

病床使用率只能说明病床工作的负荷情况，不能准确说明病床工作效率。

病床使用率是用相对数的形式直接反映病床的负荷情况，而平均每日留院人数和平均病床工作日都是以平均数的形式表示病床的负荷情况。这 3 个指标具有相同的性质，都可以反映病床的利用情况，只是表现形式不同，因此，它们之间的换算公式为：① 病床使用率=平均病床工作日÷同期日历天数；② 病床使用率=平均每日留院人数÷平均开放病床数。

（4）平均病床周转次数：又称病床周转率，是指报告期内出院人数与同期平均开放病床数之比。计算公式为：

$$平均病床周转次数=\frac{报告期内出院人数}{同期平均开放病床数}（次）$$

由于就医院的某科室而言,转出人数相当于该科的出院人数,所以该指标分科计算公式为:

$$某科平均病床周转次数 = \frac{报告期内(某科出院人数+转往他科人数)}{同期该科平均开放病床数}(次)$$

病床周转次数具体说明一张病床在一定时期内治了多少病人(包括出院病人数和其他人数),它是评价医院病床工作效率的一个重要指标。医院分级管理标准值:一级医院≥32次/年、二级医院≥20次/年、三级医院≥17次/年。由于医院分级管理标准是1989年制定的,经过20多年的发展,社会经济水平和医疗保险制度已经发生很大变化,二、三级医院分级管理标准值显然不能适应新时期的要求,根据目前的实际情况一般认为:三级医院每张病床一年周转24次较为适宜。

(5) 出院者平均住院日:指报告期内平均每个出院者的住院天数。计算公式为:

$$出院者平均住院日 = \frac{报告期内出院者占用总床日数}{同期出院人数}(天)$$

该指标表明出院者的平均住院时间的长短,医院分级管理标准值:一级医院≤6天,二级医院≤18天,三级医院≤20天。同平均病床周转次数的医院分级管理标准值一样,二、三级医院的标准已不符合今天的实际情况,目前一般认为三级医院的出院者平均住院日在10天以内为宜。如果平均住院天数过长,应做专题调查,分析原因,发现问题,改进工作。由于出院者平均住院日受医院等级以及住院病人的病种、病情、病型、年龄、职业等因素的影响,所以对该指标进行分科、分病种计算再进行对比,更具有实际意义。

缩短出院者住院日是开发病床资源的一种重要手段,通过对出院者平均住院日的深入分析,查找影响出院者平均住院日各环节的因素,在保证医疗质量的前提下,有效缩短出院者平均住院日,能使现有的卫生资源得到充分有效的利用,使医院的技术优势得到充分发挥,对缓解大城市看病难、住院难的矛盾起到重要的作用,并能产生巨大的社会效益。

三、手术统计指标

(一) 手术统计的任务

手术是指利用器械或手法,在无菌技术操作下对人体组织和器官通过切开、止血、切除、刮除、缝合等方法处置病伤,达到诊断和治疗病伤目的的一种医疗操作方法。手术统计的任务是:反映医院门诊和住院手术诊疗工作量;根据手术名称分类、手术切口愈合、麻醉、手术并发症、手术后随访等统计,反映手术工作的质量和效率。

(二) 手术统计的内容

手术统计的主要内容包括:手术工作量统计、手术分类统计、手术切口愈合统计、手术并发症统计和麻醉工作统计等。

1. 手术工作量统计:分为门诊手术室工作量统计和住院手术室工作量统计。主要统计

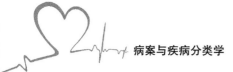

指标包括:

(1) 手术人数:指报告期内接受手术诊疗的病人数。其中,住院手术人数是指有正规手术通知单和麻醉单施行手术的人数,包括产科手术病人数。

(2) 手术次数:指报告期内接受手术诊疗的人次数,同一病人1次住院期间施行多次手术的,按实际施行的手术次数统计。1次实施多个部位手术的按1次统计;在1次手术中同时实施两种手术的,只计算其中主要一种手术。

(3) 手术死亡人数:指报告期内在手术中和手术后十日内死亡的人数。

2. 手术分类统计

(1) 根据手术的风险性和难易程度将手术分为四个等级。① 一级手术指风险较低、过程简单、技术难度低的手术;② 二级手术指有一定风险、过程复杂程度一般、有一定技术难度的手术;③ 三级手术指风险较高、过程较复杂、技术难度较大的手术;④ 四级手术指风险高、过程复杂、技术难度大的手术。

我国原卫生部2012年8月颁布《医疗机构手术分级管理办法》规定:三级医院重点开展三、四级手术;二级医院重点开展二、三级手术;一级医院重点开展一级手术。原则上医院门诊手术室只能进行一级手术,而二级、三级和四级手术必须在医院住院部手术室进行。

医疗机构应根据卫生行政部门的相关规定,制订各级医师的手术权限。一般情况下,住院医师可主持一级手术,从事住院医师工作3年后,在熟练掌握一级手术的情况下,可在上级医师临场指导下,逐步开展二级手术。低年资主治医师一般只能主持二级手术,在上级医师临场指导下,逐步开展三级手术。高年资主治医师可主持三级手术。低年资副主任医师主持三级手术,在上级医师临场指导下,逐步开展四级手术。高年资副主任医师可主持四级手术,在上级医师指导下可根据实际情况主持新技术、新项目手术及科研项目手术。主任医师可主持四级手术,以及新技术、新项目或经卫生行政部门批准的高风险科研项目手术。

(2) 根据病情的危急程度将手术分为急诊手术和择期手术。急诊手术指病情危急,需要紧急施行的手术,如急性化脓性阑尾炎,阑尾切除术;择期手术指病情稳定,可以做充分准备后进行的手术,如胆囊切除术。

(3) 根据手术治疗效果分为根治性手术和姑息性手术。根治性手术指用手术方法清除所有病变组织使疾病得到根治的手术,如胃恶性肿瘤、胃大部分切除术。姑息性手术指用手术方法减轻病人痛苦和症状的手术,如结肠恶性肿瘤、肠梗阻松懈术。

(4) 手术名称分类统计见国际疾病分类的《国际疾病分类临床修订本——手术与操作(ICD-9-CM-3)》。

3. 手术切口愈合统计:手术切口愈合统计是根据手术可能污染的程度,对所施行手术的切口愈合情况进行数量和质量方面的统计,用以计算无菌切口感染率等重要的医疗质量指标,反映医院无菌手术操作的严密程度和手术管理水平。

4. 手术并发症统计:手术并发症是指因进行手术而给病人带来的并发症,包括书中和术后发生的并发症。如切口感染、出血、穿孔、坏死、水肿、血肿、吻合口瘘、神经麻痹、病变扩散,甚至组织器官的损伤等。如果手术中不按常规操作或由于没有预料到的组织变异畸形而损伤神经、血管、脏器者不算手术并发症,应视情节轻重确定为医疗差错或医疗事故。

5. 麻醉工作统计

(1) 麻醉人数:指报告期内接受麻醉的人数。

(2) 麻醉死亡人数:指报告期内由于麻醉处理不当而造成死亡的人数。

(3) 麻醉并发症发生人数:指报告期内发生局部麻醉的毒性反应或过敏反应的人数,如腰麻的头痛、全身麻醉的肺部并发症等。

(三) 手术统计相对指标

1. 门诊手术率:指报告期内门诊手术人次数占同期门诊手术科室诊疗人次数的比重。计算公式为:

$$门诊手术率 = \frac{报告期内门诊手术人次数}{同期手术科室门诊人次数} \times 100\%$$

2. 住院手术率:指报告期内住院手术人数占同期住院手术科室出院人数的比重。计算公式为:

$$住院手术率 = \frac{报告期内住院手术人数}{同期手术科室出院人数} \times 100\%$$

3. 单病种术后 10 日内死亡率:指报告期内某病种手术后十日内死亡人数占同期该病种手术人数的比重。计算公式为:

$$单病种术后 10 日内死亡率 = \frac{报告期内某病种手术后十日内死亡人数}{同期该病种手术病人数} \times 100\%$$

4. 无菌手术切口甲级愈合率:指报告期内无菌手术切口愈合例数中甲级愈合例数占同期无菌手术愈合例数的比重,该指标用于反映无菌手术的效果。计算公式为:

$$无菌手术切口甲级愈合率 = \frac{报告期内无菌手术切口甲级愈合例数}{同期无菌手术愈合例数} \times 100\%$$

5. 无菌手术切口感染率:指报告期内无菌手术切口愈合中丙级愈合例数占同期无菌手术愈合例数的比重,该指标用于反映无菌手术的质量。计算公式为:

$$无菌手术切口感染率 = \frac{报告期内无菌手术切口丙级愈合例数}{同期无菌手术愈合例数} \times 100\%$$

6. 手术并发症率:指报告期内发生手术并发症例数占同期手术总例数的比重。计算公式为:

$$手术后并发症(发生)率 = \frac{报告期内手术并发症发生例数}{同期手术总例数} \times 100\%$$

7. 麻醉死亡率:指报告期内直接因麻醉死亡的人数占同期接受麻醉人数的比重。计算公式为:

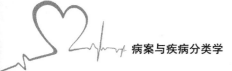

$$麻醉死亡率=\frac{报告期内直接因麻醉死亡人数}{同期接受麻醉的病人数}\times100\%$$

8. 择期手术患者术前平均住院日:指报告期内择期手术患者术前住院天数的算术平均数。计算公式为:

$$择期手术患者术前平均住院日=\frac{报告期内择期手术患者术前住院总天数}{同期择期手术人数}\times100\%$$

四、疾病统计指标

疾病统计是研究疾病在人群中的发生、发展过程以及流行趋势和规律,影响疾病发生、发展和变化等因素的重要手段。分析疾病统计数据为病因学研究、疾病防治、医疗卫生工作计划制订提供了可靠依据,同时也是督促检查卫生工作及卫生政策执行情况和效果评价的重要依据,所以,做好疾病统计工作是医院病案信息统计人员的重要职责。

(一)疾病统计资料来源

疾病统计资料的来源主要包括:疾病报告、病案、健康检查资料、病伤缺勤统计数据、疾病专题调查资料和死亡报告等等。

1. 疾病报告:指国家规定的传染病报告卡片和各地方疾病预防控制中心依据当地具体情况规定的某些严重危害人群健康的慢性病登记报告,如恶性肿瘤、职业病报告等。

2. 病案:指门诊、住院病历等医疗工作的原始记录,尤其是住院病历,内容详细,是疾病统计的重要原始资料。

3. 健康检查和因病伤缺勤的统计资料:指健康检查和因病伤缺勤的统计资料。

4. 疾病调查资料:指为了解疾病在人群中的分布情况,进行专门调查所取得的基本资料。

5. 死亡登记报告:是指居民死亡后,死者家属要持由医务人员填写的国际统一格式的《死亡医学证明书》到公安部门注销户口所做的登记。疾病预防控制中心可从医疗机构、公安部门和民政部门获取死亡登记资料,进行根本死因统计分析。

(二)疾病统计主要指标

1. 反映疾病患病水平的指标

(1)某病发病率:指报告期内新发生某种疾病的病例数占可能发生该种疾病的单位人群的比率,表示某种疾病发生的频率和强度。计算公式为:

$$某病发病率=\frac{某时期发生某疾病的新病例数}{该时期可能发生该疾病的平均人口数}\times100\%$$

计算某病发病率时要注意分母的统计口径,分母是指该时期可能发生该病的平均人口数,即分母中每一个人都必须是有可能患该病的。在观察期间一个人发生某种疾病治愈后又发生同样的疾病应计算为两个病例。某病发病率计算公式中的时期可以是年、季、月,但一般是以年为单位。

(2) 某病患病率:指某一人群在某一时点单位人群患某种疾病的例数占该时点接受检查的总人数的比率。该指标适用于慢性病的统计研究,反映某病在人群中流行的规模或水平。计算公式为:

$$某病患病率 = \frac{受检时点发现某病病例数}{该时点受检总人数} \times K$$

分子中的病例数包括新病例和旧病例,凡检查时尚未痊愈的病例一律统计在内。

式中:K 是比例基数,可选 100%,1 000‰,10 000/万,100 000/10 万等。根据比例基数 K 的选择不同,单位人群的含义有所不同。例如:选"10 000/万",则单位人群则为 10 000 人。平均人口数=(年初人口数+年末人口数)÷2。

2. 反映疾病威胁人民生命严重程度的指标

(1) 某病死亡率:指报告期内单位人群中因某病而死亡的频率。计算公式为:

$$某病死亡率 = \frac{报告期内因某病死亡的人数}{同期平均人口数} \times K$$

(2) 某病病死率:指报告期内某病患者中因该病死亡的比率。计算公式为:

$$某病病死率 = \frac{报告期内因某病死亡人数}{同期某病患病人数} \times 100\%(或 1000‰)$$

(3) 两周就诊率:指调查前两周内居民因病或因身体不适到医疗机构就诊的人次数与调查人口数之比。计算公式为:

$$两周就诊率 = \frac{调查前两周内居民因病或因身体不适到医疗机构就诊的人次数}{同期调查人口数} \times 100\%$$

(4) 两周未就诊率:指调查前两周内居民患病而未就诊的人次数与两周患病人数之比。计算公式为:

$$两周未就诊率 = \frac{调查前两周内居民患病而未就诊的人次数}{两周患病人次数} \times 100\%$$

3. 反映疾病防治效果的指标:主要为生存率,是病人能活到某时点的生存概率。一般以年为单位,主要有 1 年生存率、3 年生存率、5 年生存率、10 年生存率等。计算病人存活年数的起点,可以是确诊的日期或接受某种疗法(手术、放疗、化疗、中草药)的日期或出院日期。起点不同计算出的生存率结果也不同,报告和应用时要注明起点的算法。例如:计算 5 年生存率,分子是从起点生存满 5 年的病例数,分母是随访满 5 年的病例数,包括存活满 5 年及 5 年内死亡的总数,但不包括失访数。此法计算生存率简便、易懂,缺点是它只能说明 5 年前的治疗水平和效果。计算公式为:

$$n 年生存率 = \frac{n 年末存活病例数}{随访满 n 年的病例数} \times 100\%$$

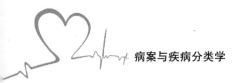

第七节 医疗质量统计指标

一、医疗质量统计指标概述

(一) 医疗质量统计的意义和任务

1. 医疗质量统计的意义：医疗质量统计是收集医院有关医疗质量的各种统计数据，计算有关统计指标，反映医疗质量水平，分析影响医疗质量的因素，为不断提高医疗质量服务的活动。医疗质量是医院各方面和各环节工作质量的综合反映，是衡量医院医疗技术水平高低的重要标志之一。做好医疗质量统计，分析研究医疗质量问题，对促进医院的建设和发展具有重大意义。

2. 医疗质量统计的任务：① 通过对医疗质量指标的分析和研究，可反映医院的医疗技术及医疗质量管理水平；② 反映医护人员的服务质量；③ 对比医疗质量与目标管理标准之间的差距；④ 对影响医疗质量的有关因素的控制提出意见和建议；⑤ 将医疗质量控制贯穿于整个医疗工作过程之中。

(二) 医疗质量统计指标

医疗质量统计的主要内容包括：诊断质量统计、治疗效果统计、护理质量统计、医疗差错和医疗事故统计、医院感染统计等。

1. 诊断质量统计指标：诊断是指医生根据病人的病情结合检查结果进行综合分析，对病人所患疾病的原因、部位、性质、损害程度等所做出的结论。诊断一般分为一级诊断、二级诊断、三级诊断和四级诊断。一级诊断指病理诊断和细胞学诊断；二级诊断指根据各类检查、检验结果得出的诊断；三级诊断指临床诊断，包括门诊诊断、入院诊断、出院诊断、术前诊断和术后诊断等；四级诊断指推断。

诊断是一个综合分析过程，一个住院病人往往集数种疾病于一身，各疾病之间又有密切的联系和影响。因此，判断诊断是否符合或不符合并不是非此即彼的事情，有很多看似基本符合、又似不符合的情况。由于目前国家对诊断是否符合没有确切的判别标准，致使这类指标的确定性较差。每个医院要尽可能统一本医院内的诊断符合判定标准，当需要与其他的医院对比时，要了解彼此的统计口径是否一致，计算公式是否相同才能进行比较。

(1) 诊断质量统计的绝对指标分为符合人数、不符合人数、不肯定（无对照）人数。① 诊断符合：指主要诊断与相比较的诊断完全相符或基本符合（存在明显的相符或相似之处），当所列主要诊断与相比较的诊断的前三个之一相符时,计为符合。② 不符合:指主要诊断与相比较诊断的前三个完全不相符。③不肯定:指疑诊(待诊)或以症状、体征、检查发现代替诊断,因而无法做出判别。

病理诊断与临床诊断符合与否的标准:① 出院主要诊断为肿瘤,无论病理诊断为良、恶性,均视为符合;② 出院主要诊断为炎症,无论病理诊断是特异性或非特异性感染,均视为符合;③ 病理诊断与出院诊断前三项诊断其中之一相符,计为符合;④ 病理报告未作诊断结论,但其描述与出院诊断前三项诊断相关,为疑诊。

(2)门诊诊断与出院诊断符合率:指报告期内门诊诊断与出院病人主要诊断相符合的人数占由门诊入院并做出明确诊断的出院病人数的比重。其中,分母不包括未经门诊而直接入院的病人数,分子、分母均不包括疑诊病人数。该指标是衡量门诊医疗质量的重要指标之一。计算公式为:

$$门诊诊断与出院诊断符合率 = \frac{报告期门诊诊断与出院诊断符合人数}{同期由门诊入院并已做出明确诊断的出院病人数} \times 100\%$$

(3)门诊疑诊率:又称门诊待诊率,指报告期内门诊未做出肯定诊断人数占经门诊入院并做出明确诊断的出院病人的比重。计算公式为:

$$门诊疑诊率 = \frac{报告期内由门诊入院并未做出肯定诊断人数}{同期由门诊入院并已做出明确诊断的出院病人数} \times 100\%$$

(4)门(急)诊新病例三次确诊率:指报告期内在门诊就诊三次内确诊的新病例数占同期门诊新病例总数的比重。计算公式为:

$$门(急)诊新病例三次确诊率 = \frac{报告期内门(急)诊就诊三次内确诊的新病例数}{同期门(急)诊新病例总数} \times 100\%$$

(5)入出院诊断符合率:指报告期内入院与出院诊断符合人数占同期出院人中有明确诊断人数的比重。入院与出院诊断符合人数指"住院病案首页"中主要诊断的入院情况为①有和②临床未确定的人数。该指标是评价住院诊断正确程度的指标,也是衡量医疗质量的重要指标之一。计算公式为:

$$入出院诊断符合率 = \frac{入出院诊断符合人数}{入出院诊断符合人数 + 入出院诊断不符合人数} \times 100\%$$

(6)临床诊断与病理诊断符合率:指报告期内出院诊断与病理(含尸检)诊断符合例数占同期病理检查总例数的比重,该指标是评价临床诊断质量的重要指标。计算公式为:

$$临床诊断与病理诊断符合率 = \frac{报告期内临床诊断与病理诊断符合例数}{同期病理检查总例数} \times 100\%$$

(7)误诊率:是指报告期内在临床诊断为某病的病例中,病理诊断否定为某病的病例数所占的比重。误诊是指把病人本次住院的主要疾病错误地诊断为另一种疾病,例如把卵巢囊肿扭转误诊为急性阑尾炎,或者将无病误诊为有病,即出现了临床诊断为"是",而病理诊断为"否"的情况。误诊率的计算公式为:

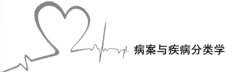

$$误诊率 = \frac{临床误诊例数}{临床诊断与病理诊断符合例数 + 临床误诊例数} \times 100\%$$

（8）漏诊率：是指报告期内在临床诊断中未诊断为某病，而在病理检查中被发现为某病的病例数占临床诊断与病理诊断符合例数以及漏诊数的总例数的比重。漏诊是指在临床诊断中未被发现而后由病理检查得到确诊的病例，或者病人患有一种以上疾病，由于临床诊断不全面而遗漏了其他疾病，且遗漏的疾病又比较重要，即出现了临床诊断为"否"，而病理诊断为"是"的情况。计算公式为：

$$漏诊率 = \frac{临床漏诊例数}{临床诊断与病理诊断符合例数 + 临床漏诊例数} \times 100\%$$

临床诊断与病理诊断符合率、误诊率和漏诊率可分病种计算，不仅可以反映诊断水平，还可为临床鉴别诊断提供依据。

（9）手术前后诊断符合率：指报告期内出院病人手术前和后诊断符合的人数占同期出院病人中手术人数的比重。经过手术治疗的病例，通过手术直接观察或病理切片检查，在手术后一般都能得到肯定的诊断。因此，该指标是评价手术科室诊断质量的重要依据。计算公式为：

$$手术前后诊断符合率 = \frac{手术前后诊断符合人数}{手术前后诊断符合人数 + 手术前后诊断不符合人数} \times 100\%$$

（10）入院三日确诊率：指报告期内入院三日内得到确诊的出院病人数占同期出院病人数的比重。该指标是反映住院病人诊断及时性和准确性的重要指标。计算公式为：

$$入院三日确诊率 = \frac{报告期内出院病人中入院后三日内确诊人数}{同期出院病人数} \times 100\%$$

诊断质量指标还包括住院疑诊率、尸检率、会诊率等等。

2. 治疗质量统计指标：包括治愈率、好转率、病死率等（见住院统计指标）。治疗质量统计指标还包括麻醉死亡率、手术死亡率、产妇死亡率、新生儿死亡率、治愈病人平均住院天数等。

3. 医疗差错、事故统计指标

（1）医疗差错例数：指由于医务人员责任心不强，违反医疗技术操作规程而造成诊断、治疗和护理上的错误，给病人增加了痛苦和经济损失，但尚无不良后果，不构成医疗事故的例数。医疗差错根据情节轻重分为一般差错和严重差错。

（2）医疗事故例数：指医疗机构及其医务人员在医疗活动中，违反医疗卫生管理法律、行政法规、部门规章和诊疗护理规范、常规，过失造成患者人身损害的事故的例数。医疗事故根据对患者人身造成的损害程度分为四级。一级医疗事故：指造成患者死亡、重度残疾的；二级医疗事故：指造成患者中度残疾、器官组织损伤导致严重功能障碍的；三级医疗事故：指造成患者轻度残疾、器官组织损伤导致一般功能障碍的；四级医疗事故：指造成患者明显人身损害的其他后果的。医疗事故例数按鉴定日期（不以发生日期）统计。

（3）医疗纠纷例数：指患者及其家属等关系人对医疗机构及其医务人员提供的医疗护理等服务及效果不满意而与医疗机构发生的纠纷例数（包括门诊和住院）。

（4）医疗差错和医疗事故统计指标

医疗差错（事故）发生率：指报告期内医疗差错、事故发生例数占同期住院人数的比重。计算公式为：

$$医疗差错（事故）发生率=\frac{报告期内医疗差错（事故）发生例数}{同期住院总人数}\times100\%$$

其中，分母住院总人数的统计口径是指期初原有人数与报告期内入院人数之和。

4. 医院感染统计指标

（1）医院感染：指住院病人在医院范围内获得的感染，包括在住院期间发生的感染和在医院内获得出院后发生的感染，但不包括入院前已开始或入院时已处于潜伏期的感染。医院工作人员在医院内获得的感染也属于医院感染。

（2）医院感染发病率：指报告期内医院感染新发病例数占同期住院总人数的比重。计算公式为：

$$医院感染发病率=\frac{报告期内医院感染新发病例数}{同期出院人数}\times100\%$$

其中，分母住院总人数的统计口径是指医院感染的危险人群人数，一般用报告期出院人数替代。

第八章

电子病历系统

第一节　概述

中共中央、国务院《关于深化医药卫生体制改革的意见》中明确提出大力推进医药卫生信息化建设。在加强我国卫生信息资源规划和信息标准化基础上，重点推动以人的健康为中心、以居民健康档案为基础的区域卫生信息平台与业务应用系统建设，逐步建立医疗卫生机构之间以及相关部门之间统一高效、互联互通、信息共享的区域卫生协同服务模式。在医疗服务领域，着力推进以医院管理和电子病历为重点的医院信息化建设，充分利用现代管理和信息技术，提高医疗服务质量和效率，预防和减少医疗差错，控制和降低医疗费用，促进解决社会关注的"看病难、看病贵"等问题。

电子病历是现代医疗机构开展高效、优质的临床诊疗、科研以及医疗管理工作所必需的重要临床信息资源，也是居民健康档案的主要信息来源。标准化电子病历及以其为核心的新一代医院信息系统建设是实现区域范围以居民个人为主线的临床信息共享和医疗机构互联互通、协同服务的前提基础，不仅能保证居民健康档案"数出有源、数出有据"，还能有助于落实、规范临床路径，实现医疗过程监管，提高医疗救治水平与应急指挥能力。（摘自中华人民共和国原卫生部 2009 年 12 月颁布的《电子病历基本架构与数据标准》）

第二节　电子病历的基本概念和发展过程

一、基本概念

电子病历的概念是一个发展、变化的概念，目前广为接受的定义是美国医学研究所（IOM）在 1991 年提出的，电子病历是基于一个特定系统的电子化病人记录，该系统提供用户访问完整准确的数据、警示、提示和临床决策支持系统，连接医疗知识源和其他帮助。

美国电子病历学会（computer-based patient record institute，CPRI）1997 年对电子病历的概念做了修订，Richard S. Dick 博士（Dick 博士是国际上著名的电子病案学术领域的专家）的论文《电子病历：健康保健的一项基本技术》中也做了明确阐述。电子病历是为获取、存储、处理、保密、安全、传输、显示患者有关医疗信息的技术，是数字化的患者全部医疗信息

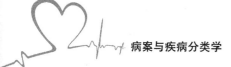

的有机集合。它除了包括纸质病案的所有静态信息外,其更重要的在于数字化带来的各种功能扩展和相关服务。

目前我国通用的电子病历定义为:电子病历(electronic medical record,EMR)是患者在医院就诊过程中(包括门诊、住院期间)由医疗机构通过病人或家属自述、医院各种检验/检查、医生治疗、护士观察、术后随访等过程以电子化方式创建、保存和使用的,与疾病和治疗相关的所有内容,还包括患者的个人信息,以及在诊疗过程中产生的相关法律文件,重点针对门诊、住院患者(或保健对象)临床诊疗和指导干预信息的数据集成系统,其中包括文字、符号、图表、影像等资料总和,是居民个人在医疗机构历次就诊过程中产生和被记录的完整、详细的临床信息资源。

二、电子病历的发展史

电子病历最早的应用可追溯到 20 世纪 70 年代,荷兰和英国的社区医疗系统率先引进使用电子病历,它对于记录病人救治情况,支持诊断、治疗,改善疾病的统计质量起了巨大作用,并且很快在欧洲、美国推广使用。例如:1997 年荷兰已有 50% 的全科医生使用了电子病历。自 20 世纪 80 年代末,电子病历大量进入综合性医疗中心和专科医院,对电子病历的认识和研发也越来越深入,XML、PKI、数据仓库等新技术使电子病历不断取得革命性进展。

1995 年,我国原卫生部提出了"金卫工程"。该工程中将电子病历系统作为重点研究课题之一。2004 年初,正式成立了电子病历系统开发领导小组、专家组、技术组,协调研究、开发电子病历系统。2009 年 4 月中共中央国务院发布《关于深化医药卫生体制改革的意见》,其中明确提出"以医院管理和电子病历为重点,推进医院信息化建设",2010 年 2 月,原卫生部《关于公立医院改革试点的指导意见》中电子病历再次被明确成为新医改的一项重要支撑手段。

为配合我国医改工作,原卫生部先后在 2010 年、2011 年发布了关于电子病历系统的规范和通知文件,明确要求加快以电子病历为核心的医院信息化建设,并出台了相关技术指导文件。2013 年 12 月,中华人民共和国国家卫生和计划生育委员会印发《医疗机构病历管理规定(2013 年版)》,明确"电子病历与纸质病历具有同等效力",并规定了相关管理要求。近年来,随着医疗信息化的发展,电子病历在医疗机构中普遍得到应用。

三、电子病历功能的发展

从电子病历系统的发展过程看,大致可以将系统的功能划分为三个阶段。

第一个阶段是"数据采集"阶段。通常在信息系统建设的初期,系统主要功能是将原来手工业务中信息处理的过程引入计算机进行数据采集处理。

第二个阶段是"数据共享"阶段。在计算机网络已经普及的今天,各个部门应用系统能够充分交换数据是实现数据共享的关键,提高了医院的工作效率。

第三个阶段是"智能支持"阶段。就是信息系统能够利用存储的知识库数据,为医疗业务提供及时、准确、恰当的提醒、警示等处理,通过这些信息支持活动提高医疗安全性和服务质量。

四、电子病历应用水平的分级

美国医疗卫生信息与管理系统协会(Healthcare Information and Management Systems Society,HIMSS)下属的咨询公司 HIMSS Analytics 提出的 EMR adoption model(EMRAM)评价模型,是目前在美国比较有影响的针对电子病案系统的评价方法,每年在美国和加拿大都是用这个模型对医院进行评估。在 EMRAM 中对电子病历的应用水平划分为 0～7 共 8 个阶段。

为了标识和评价我国医疗机构电子病案实施水平,国内对医疗机构信息化也在做定量评估,对电子病案的应用水平进行了分级,这 8 个等级包括:

0 级:未形成电子病历系统;

1 级:初步数据采集;

2 级:部门内数据交换;

3 级:流程数据共享,初级医疗决策支持;

4 级:全院信息连通,中级医疗决策支持;

5 级:统一数据管理,病历书写智能化;

6 级:全流程医疗数据闭环管理,高级医疗决策支持;

7 级:完整电子病历系统,区域医疗信息共享。

这些等级中前一等级通常是后一个等级的基础。对于医疗机构,通过评估了解医院电子病历各个系统的详细情况,和其他同类医院的对比,了解自身的发展水平,有针对性地规划进一步的发展计划。对于卫生行政部门则可通过数据的统计分析了解本地区医院电子病历的总体状况,比较不同类型医院之间的差距,寻找本区域发展的瓶颈,制订发展战略。

第三节 电子病历系统的设计与组成系统架构

由于早期的应用及认知的局限性,对电子病历设计的认识陷入一个误区,认为电子病历仅仅是纸质病历的电子化,电子病历就是纸质病历的编辑器等。经过多年的探索、研究和应用,电子病历设计逐步转变为突出"电子病历系统是临床资源的一个整合平台""医疗机构信息化是以电子病历为核心"。

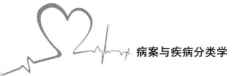

一、系统架构

电子病历是居民健康档案的主要信息来源和重要组成部分。健康档案对电子病历的信息需求并非全部,而是具有高度的目的性和抽象性,是电子病历在概念上的延伸和扩展。

电子病历的系统架构遵循健康档案系统架构的时序三维概念模型,是健康档案系统架构在医疗服务领域的具体体现。健康档案系统架构的三个维度是生命阶段,健康和疾病问题,卫生服务活动(或干预措施);在电子病历中分别体现为就诊时间,疾病或健康问题,医疗服务活动。电子病历以居民个人为主线,将居民个人在医疗机构中的历次就诊时间、疾病或健康问题、针对性的医疗服务活动以及所记录的相关信息有机地关联起来,并对所记录的海量信息进行科学分类和抽象描述,使之系统化、条理化和结构化。

电子病历系统架构的三维坐标轴上,某一区间连线所圈定的空间域,表示居民个人在特定的就诊时间,因某种疾病或健康问题而接受相应的医疗服务所记录的临床信息数据集。理论上一份完整的电子病历是由人的整个生命过程中,在医疗机构历次就诊所产生和被记录的所有临床信息数据集构成。(摘自中华人民共和国原卫生部 2009 年 12 月颁布的《电子病历基本架构与数据标准》)

电子病历系统是医院临床信息系统的核心,电子病历系统具备如下的特点和功能(图 8-1)。

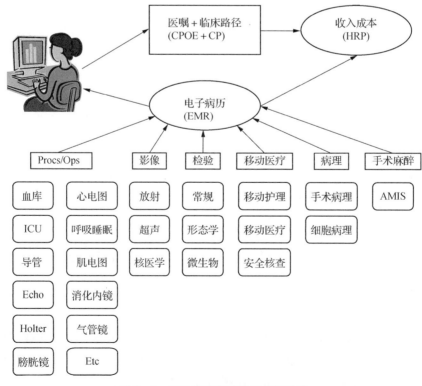

图 8-1　电子病历系统的特点和功能

（1）帮助医护人员快速完成病历的书写和诊疗数据的输入，实现临床诊疗信息的规范化。

（2）实时地获得患者的各类信息和临床诊疗数据，进行各种查询、统计分析，快速地获得所需诊疗数据，能够做出相应的正确诊断。

（3）能够显著地提高诊疗工作效率，为病人提供优质的服务，提升医疗服务质量和降低成本。

（4）为医疗、科研、教学、卫生保健和医疗保险提供诊疗信息交换和查询，实现诊疗信息的共享。

二、电子病历的设计要求

（一）临床医疗数据库

建立临床医疗数据库，所有的病人有关数据都保存在数据库中。利用数据仓库工具、数据仓库和数据挖掘等技术，保证数据的实时容错、数据库的分布式处理，解决大量医学数据处理、统计和分析的需要。

（二）多媒体电子病历系统

电子病历系统具备完整、准确并得到实时更新的数据和数据收集功能。在医院日常诊疗过程中，有大量的临床诊疗数据，这些数据通过电子病历系统进行集中处理，建立以多媒体电子病历系统为核心的临床医疗数据库，为其他信息系统（例如 CIS、LIS、PACS/RIS、NIS、HIS 等）提供数据接口，同时生成符合中华人民共和国卫健委标准的各类医疗文件，为其他相关部门使用。

系统采用基于 XML 技术，结构化地描述各类病历，实现病历内容的格式化和数据化，规范日常诊疗数据，实现完整、统一和标准的数据管理。临床数据辞典提供原子化的单元结构、每个数据元素的特征，支持所有的数据类型。EMR 结构完整，可容纳新的，暂未预见的数据成分，完全以目标为导向的结构化设计。

同时系统支持多维数据仓库，以保证数据的实时容错；提供多种医学数据相关的字典和专家知识库，方便临床决策。

（三）以病人为中心的设计

电子病历系统（EMR）使医护人员从繁琐的病历书写中解放出来，集中精力关注病人的诊疗，将更多的时间用于分析、诊断。

系统详细记录与病人相关的所有信息（基本资料、病历、医嘱、检验数据、影像等）和与诊疗相关的信息（药品、医学数据字典等）。医护人员可以根据病情实际要求，快速查阅病人诊

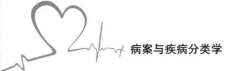

断、病史、检验和治疗等;借助诊疗信息方便医生开立医嘱,做出正确的诊断和治疗。

(四)建立结构化的病历模板

建立对临床医生有帮助的病历参考模板。模板采用结构化的数据,按照人体各大系统和临床科室分类,用户可以依据自身实际情况增加或减少病历模板,并可对病历模板的内容进行相应的调整,以满足临床诊疗工作的实际需求。

对于不同的病种和不同的专科来说,上述样式都是不尽相同的。即使对同一个病种或专科,在不同医院也有不同的病历样式。因此,实现病历样式的灵活定义就非常重要。

病历在保存的时候,会把病历中的数据和病历的样式同时保存。当病历被重用时,我们采用封存当时的样式重现,使病历数据真实地反映出原貌;对未封存的数据,使用新的病历模板样式重现,保证医院的病案管理能够及时、准确地在系统中得到响应。

(五)统计分析

电子病历系统具有卫生部门基本的统计分析功能,包括疾病的统计分析、科室统计、医生(主治医师、住院医师、手术师、麻醉师)统计、病人情况分析(如职业、来源地)和单病种分析等;有灵活多样的检索方式,包括首页内容的查询、病案号查询、未归档病案的查询;对病案的查询支持病人姓名的模糊查询等。

更为重要的是对于电子病历系统的数据元素能够以原子状的短源结构进行查询、统计、分析的功能,例如:对某一疾病的发病症状的统计、查询和分析。

(六)客户化设计,易操作

人机界面友好、直观、清楚、统一。病历书写采用病历模板方式,既简化操作又提高了数据的规范性和准确性。

支持条码、手写板、语音等便捷的输入方式和纸质、光卡、光盘、IC卡等输出存贮介质。

允许用户自定义报表、图形,提供多种医学数据字典和知识管理。

(七)数据的安全性和一致性

采用完善和安全的身份认证机制,保障数据的安全和患者的隐私权。

建立病人/医师数据的安全机制,提供有权限用户进入所有执行程序日志及归档日志。对所有访问者进行审核跟踪,并提供对审核跟踪及未授权用户访问的自动分析。查阅病历等涉及患者隐私权的信息时,均进行严格的用户权限审核并记录查阅者的基本信息和查阅目的。支持写保护装置,防止未授权者更新。

医疗数据的一致性是非常重要的,系统设定输入的一致性检查,尽量采用标准化的数据格式。

(八) 扩展性

以电子病历系统为基础架构的医院信息系统,能够切实地集成临床医疗信息系统(CIS)、实验室信息系统(LIS)、医学影像处理系统(RIS/PACS)、医院管理信息系统(HIS)、远程医疗等众多应用系统。电子病历系统中提供了数据接口为其他系统扩展使用,以满足用户的不同需要。用户可以根据自己的需求,进行局部调整,并可以通过外挂模块,对系统功能加以增强。

(九) 病历质量控制

系统严格遵守卫健委要求的病历书写规范,对所有的病历书写顺序和书写时间进行相应的控制。对病历的书写时间控制,如住院病历必须在病人入院 24 小时之内完成,24 小时后系统会自动关闭该病人的住院病历的输入功能,只有在向上级申请,并注明详细的理由之后,才允许补充。对病历的书写顺序控制,如在某个病人的手术申请没有完成的情况下,是不允许医生填写手术记录内容的。

系统对病历内容的修改是由系统日志自动记录的,医生修改过病历中的任何一项内容后,系统日志会自动记录修改的时间和修改的内容。在进行病历质量审核的时候,只需要查看系统记录的修改日志就可以一清二楚地查出病历所做的修改部分。

(十) 临床决策支持

电子病历系统具备准确、完整的以多媒体电子病历系统为核心的临床医疗数据库。在临床医师仔细采集病史和体格检查的基础上,将在诊断、治疗、预防、预后、病因等各方面的临床情况转换成问题形式,然后进入系统的数据库进行相应的检索,收集所需要回答问题有关的资料,包括设计较好的病例对照研究、随机对照实验、病例报告或有缺点的临床实验及个人的临床经验。然后对这些资料进行统计分析,评价它们的正确性和有用性以及作用的大小和临床上的实用性,找出针对这些问题最好的证据。然后将最有力的病因、最适宜的诊断方法、最精确的预后估计及最安全有效的治疗方法用于对每个具体病人的服务。

三、功能组成

电子病历系统在医院内可以作为一个独立系统,也可以与其他的系统连接,实现其他的功能。

电子病历系统按照卫健委的病历书写规范要求,在病人住院期间,记录病人临床诊疗相关的完整的医疗文书,从入院到出院期间每一项诊疗都有着详细的记录。每一份相关的医疗文书,系统都会自动存储其相关的数据和这份医疗文书的式样,在医生每做一次修改的时候,系统会自动记录修改的操作人员和修改数据的时间和内容,同时保存修改过后的数据和

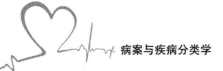

式样,并提供对照文本对应查看的功能,以保证其数据的准确性和安全性。这些完整的医疗文书都存在数据库中,可以提供资料的检索、数据的统计分析,为临床医生的诊疗提供帮助。

电子病历系统采用全科和专科病历模板的形式,全科病历模板采用按照人体系统分类的形式,分为呼吸系统、消化系统、循环系统等。专科病历模板按照医院的科室分类,各科室根据自己科室的重点疾病的描述自己定制。

对医生来说,可以减少书写工作,提高工作效率,规范病历书写格式。医生在查找病历资料和对某些数据进行检索的时候,也会更方便。

对护士来说,可以方便地填写病人的护理资料,执行医嘱也可以即时得到提醒,并及时记录执行时间,对病人的出院管理也更方便。

对医院管理者来说,可以严格地控制病历的书写质量,保证病历中的所有数据都真实有效。在检查病历的时候也可以方便地查阅所修改的地方,对所修改的地方进行质量评估,评判修改的原因。

(一) 医生工作站

1. 医生工作站的作用

(1) 能够完成医生所有的日常工作。

(2) 实现医疗文书规范化。

(3) 采用快捷的表格式输入,提高工作效率。

(4) 完善的病历模板,能够没有遗漏地客观地记录病人病情。

(5) 医生自定义病历模板,实现病历的个性化。

(6) 及时获得各种相关的诊疗信息。

(7) 及时提供各种报警信息。

(8) 为医疗、科研和教学提供诊疗信息交换和咨询。

(9) 随访功能,方便医生及时跟踪了解病人病情。

(10) 支持 Internet 网远程查询。

(11) 提供 SAS、SPSS 等专业统计软件的接口。

2. 医生工作站的具体内容

(1) 结构化的病历:病历是病人在生病就诊时,由医生记录下的疾病的全部过程,包括病人所表现出的临床症状,医生对病人做的各项检查结果,诊断信息和治疗过程等。每一份病历都记载了每个人的身体健康情况,不但可以让个人很好地了解自己的健康状况,同时也可以让医生在诊疗病人时得到病人健康信息的内容,进而能找到相应的本次疾病治疗的最佳方案。同时,医生可以从不同的病人所患某一疾病中进行分析研究,从而得到一套更好的诊断治疗方案。就这一点来说,电子病历系统的产生和发展为医生在临床诊疗工作中寻找最佳治疗方案提供了方便快捷的办法。

使用电子病历系统,首先必须将病历的内容进行结构化的设计。这一点从计算机的技术实现上并不困难,障碍主要来自人们接受的习惯思维和我们现行的卫生管理规范体制。这里先举例说明结构化的病历。比如要描述患者咳嗽,主诉为:咳嗽三天。在多层结构化的病历中先通过下拉菜单,选择"呼吸系统",在子菜单选择"支气管""咳嗽",然后再具体选择时间为三天,性质为干咳,程度为中度等内容。病历结构化的设计,首先要将现有的病历内容进行表格化。因此,电子病历系统建立了结构化的病历模板,依照卫健委对于病历的规定,建立了临床各科的病历参考模板。这样做对于某些医生,特别是低年资的年轻医生来说,就使病历记录更加完整和规范,同时也十分利于年轻医生学习和提高。由于模板的内容对于不同的疾病来说也是不一样的,而且,即使同一种疾病在不同的医院其模板内容也不尽相同。因此,建立的模板内容要求能够灵活定义。

由于模板的内容都是以表格化的形式显示出来,所以医生在临床使用时,除部分的文字记录外,大多数工作都以选择的方式操作。这样,不仅在整体上给人一种简洁明了的印象,同时也极大地减少了医生的病历书写时间。

由于每个医生的临床经验和表达方式的不同,所以以现有的纸质病历和以 Word 文档保存的电子病历系统就会因为不同医生的书写出现内容的不完整或者不规范。电子病历系统是以卫健委的各项标准为依据,使用统一规范的医学术语,并由各个学科的专家定义模板内容,这样,就使得病历的书写内容完整和规范。

(2)医嘱:是医生诊断病人后采取的治疗措施。其包括的内容十分广泛,有药物的选择使用、治疗方法、临床护理等。医嘱由医生下达,并由护士及时准确地执行。所以,医嘱的准确性和合理性都是很重要的。电子病历系统以计算机管理医嘱,医嘱由医生从医生工作站下达,护士工作站显示出具体内容,供护士执行。从而避免了现在临床上护士抄医嘱时所造成的错误,提高了医嘱执行的准确性。

电子病历系统提供药典等多种医学数据相关的字典和专家知识库,便于医生及时查阅,选择最佳的治疗方案,提高了医嘱的合理性。

(3)检查检验:现代化的实验室检验方法和高科技的器械检查手段是现代医学的重要组成部分,也是一份完整病历中必不可少的。电子病历系统有强大的数据处理能力,能将检验检查的所有数据都保存在数据库中,供医生查阅。同时,系统支持多媒体功能,可以储存图片、声音等多种文件。系统含多种接口,可以和实验室系统,医学影像系统等对接,这样,医生就可通过医生工作站直接阅读从实验室系统或医学影像系统传来的医学影像信息。

(4)会诊:随着现代医学的不断发展,医学分科也越来越细,现在没有一位医生能对所

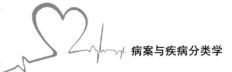
有疾病都有全面的了解,所以,建立临床会诊系统将十分的重要。电子病历系统提供临床会诊功能,可以实现全医院以及更大范围内的会诊。由于本系统能够支持多媒体,所以病人的全部资料,包括文字、图片、影像等都可以直接实现共享,这样就极大地方便了临床医生之间讨论分析病人病情,提出诊断和治疗方案。

(5) 病程记录:是病人在住院期间,医生对病人病情变化和治疗的全部记录,它是每一位住院病人疾病过程的反映。电子病历系统的病程记录功能以时间为顺序,由管床医生填写。系统提供模板定义功能,可以让医生自己设计模板内容,方便临床时的操作,同时也能体现出医生个人的病历书写风格。

三级查房制度是医院工作必不可少的一部分,其具体体现在平时的病程记录中。电子病历系统提供三级查房的功能,对不同职称的临床医生(如主任医生、主治医生、住院医生)设立不同的权限,上级医生可以查阅和修改下级医生的病程记录、住院记录等住院资料,而下级医生则不能修改上级医生的病历资料。

病程记录是对病人整个住院期间病情变化的真实反映,所以,其准确性相当重要。电子病历系统提供病历修改记忆功能,允许管床医生和上级医生对其中的错误内容进行修改,每次的修改都会自动保存,记录下修改的内容、修改时间、修改人和修改原因等,以备查阅。这样,便解决了现在多数电子病历系统无法保存修改记录的问题,从而为电子病历系统真正的合法化创造了条件。

(6) 手术记录:手术是现代医疗中一项十分重要的治疗手段,其临床意义也越来越大,因此,手术资料的书写和保存对医生的工作科研也非常有用。一套完整的手术资料包括术前讨论、术前小结、麻醉前小结、麻醉记录、手术记录和术后小结等。电子病历系统提供全部手术记录的书写,并进行流程的控制,以确保每一次手术都具有所有的手术资料,以备查阅。

(7) 护理资料的查阅:医生有权查阅各种医疗护理资料,包括体温单、血压单、护理计划、护理评估记录、特护记录等,以供临床诊断治疗使用。但医生无权进行修改。

(8) 统计分析:传统病历在临床科研统计方面也显得十分薄弱,能够统计的内容只是一些最基本的如诊断名称等,而要查询到具体的如症状、体征时就会十分繁琐和困难。而采用电子病历系统就可以完全解决。因为系统有强大的数据处理能力,可以将病历中所定义的每一条记录都作为数据保存在数据库中,这样,在以后病例总结分析时,只需定义内容,就可以立刻显示出相关资料,例如统计查询支气管炎中咳嗽症状的性质、程度等。这些都大大地方便了临床科研,也符合循证医学的要求。

(二) 护士工作站

1. 护士工作站的作用

(1) 能够完成护士所有的日常工作。

（2）实现护理资料规范化。

（3）采用快捷的表格式输入，提高工作效率。

（4）及时记录各种护理数据。

（5）及时提供各种报警信息。

（6）护理资料查询更方便，执行医嘱更及时。

2. 护士工作站的具体内容

（1）执行医嘱：执行每日医生下达的医嘱是护士临床工作中最主要的内容之一。医嘱由医生下达，并由护士及时准确地执行。因此，医嘱的准确性和时效性是很重要的。电子病历系统以计算机管理医嘱，医嘱由医生从医生工作站下达，护士工作站显示出具体内容，供护士执行。从而避免了现在临床上护士抄医嘱时所造成的错误，提高了医嘱执行的准确性。同时，系统提供医嘱提醒功能，可以及时提醒护士完成医生下达的医嘱。

系统提供整体医嘱执行功能，可以将本病区或科室今日的所有医嘱整体显示，从而方便了护士的实际工作。

（2）体温单、血压单的填写：体温和血压的测量也是护士日常工作中较重要的内容之一。电子病历系统提供单人输入和整体输入两种方式，方便护士的操作。系统还提供体温单的图表显示，由计算机直接画图并显示。

（3）护理文件：包括入院评估单、护理计划、护理记录、特别护理记录等。这些不仅可以供医生临床时参考，确定治疗方案，而且可以让护士进行总结，从而提高整体护理质量，更快地帮助病人康复。

（4）病历文档查阅：护士可以查阅由医生记录的所有住院病历资料，为临床护理提供帮助。但护士无权进行任何修改。

（三）病历质量控制

随着现在社会的进步，人民的生活水平逐渐提高，大家对健康的要求也越来越高，所以，医院承担的责任也随之提高。这样就要求病人的病历要更加的准确和真实。因此，电子病历系统提供了病历质量控制功能，供医院管理部门控制病历质量，减少因为病历书写不规范所造成的医疗纠纷。

病历书写时间控制功能。如住院病历要在病人住院后 24 小时内完成；病人入院的前三天每天要有病程记录；病情危重病人每天要有病程记录等。系统设有自动提醒功能，可以提醒管床医生及时填写病历。如果管床医生因为某种原因未能及时完成病历的书写，系统将记录在案，最后由病历质量管理人员监督审查。

三级医生查房控制功能。如病人入院前三天要有上级医生查房；三天要有一次主治医生查房;一周内要有一次主任医生查房等。系统也提供提醒功能,以便管床医生及时书写。

病历修改控制功能。电子病历系统提供病历修改记忆功能,允许管床医生和上级医生对其中的错误内容进行修改,每次的修改都会自动保存,记录下修改的内容、修改时间、修改人和修改原因等,以备医院管理部门查阅。这样,便解决了现在多数电子病历系统无法保存修改记录的问题,从而为电子病历系统真正的合法化创造了条件。

病历审批功能。医院管理部门有权查阅所有的病历资料,并进行审批,提出修改意见,由相关人员及时修改。

(四) 外部接口

1. 与 HIS 系统的接口:主要任务是完成本系统与 HIS 系统进行信息交换的功能,包括病人基本资料的交换、病历中的医嘱和 HIS 中计费的信息交换、医院医护人员管理、权限控制等。

2. 与 PACS 系统的接口:主要任务是完成本系统与 PACS 系统进行信息交换的功能,包括病人基本资料的交换、检查申请、检查结果递交、检查图像的传输等。

3. 与 LIS 系统的接口:主要任务是完成本系统与 LIS 系统进行信息交换的功能,包括病人基本资料的交换、检验申请、检验结果递交等。

4. 与医保系统的接口:主要任务是完成本系统与上级医保部门进行信息交换的功能,包括下载、上传、处理医保病人在医院中发生的各种与医疗保险有关的费用,并能做到及时结算。

5. 与社保系统的接口:主要任务是跟踪病人,提高出院后服务质量,为社区病人转上级医院提供快速、方便的服务,以及为各种医疗统计分析提供基础数据。

第四节　电子病历的应用

电子病历的主要应用场景是医疗机构,因此电子病历的应用核心是围绕临床业务和医院的临床管理工作的需求展开。

一、电子病历应用的四个阶段(图 8-2)

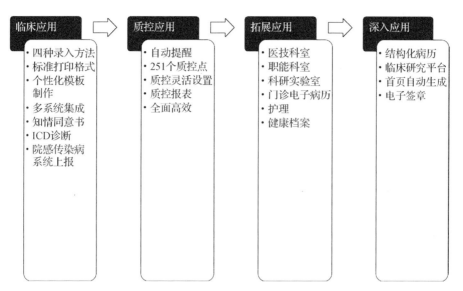

图 8-2　电子病历应用的四个阶段

二、电子病历应用涉及的业务范围

(1) 医生/护士工作站及移动工作站。

(2) 临床业务支持工具,如模板工具、在线药典、诊疗常规、手绘图(骨科、口腔科等)、SAS/SPSS 接口等。

(3) 医技,如申请、排程和检查报告模块。

(4) 手术,如申请(含等级控制)、排程和手术病历查看。

(5) 医疗控制,如医务科/护理部工作站。

(6) 监测和上报,如院感、肿瘤、传染病、重点关注病人。

(7) 临床随访系统。

(8) 单病种核算、临床路径系统。

(9) 病案室系统,如管理报表和统计、电子病案借阅管理。

(10) 临床科研/教学,如临床数据分析系统。

三、支持医院各管理部门的需求

(1) 病历样式可以针对各科室灵活配置,全面支持各专科病历,可从根本上区分男性和女性病历。

（2）全面支持各专业科室的谈话记录、手术记录、操作记录、护理记录要求，并且可在不修改程序的情况下由医院任意扩展。

（3）全面支持产科、神经内科等特殊科室特殊单据（如产程图、量表）的编辑和特殊输出。

（4）护理病历已经全面涉及并并富有经验。

（5）医院各种单据、各种流程基本上都已经有所涉及和考虑，可以确保项目整体推行的顺利。

四、建立知识库

（1）表格化病历模板，涵盖各科室常见病种。

（2）知识库模板。

（3）卫健委颁布的 288 个知情同意书。

（4）各种人体部位示意图。

（5）文本模板。

（6）ICD-10 诊断和手术名词库。

（7）各种临床公式计算。

五、电子病历应用的效果/作用

（1）提高工作效率，提供及时准确的信息帮助、临床决策、标准工作流程，提高医院与保险机构信息交换效率，提高临床科研质量和时效，提高病历的准确性和可靠性，创造良好工作环境。

（2）减少查询病历的时间和费用，减少纸张浪费，减少重复性工作，减少重复检查概率，减少手工书写工作，节省时间用于病人诊疗。

六、电子病历的使用对象

1. 电子病历的使用对象：医生

（1）采用结构化的病历参考模板，快速完成病历的书写和诊疗数据的输入，实现临床诊疗信息的规范化。

（2）实时地获得患者的各类信息、临床诊疗数据，进行各种查询、统计、分析，快速地获得所需诊疗数据，能够做出相应的正确诊断。

（3）能够显著地提高诊疗工作效率，为病人提供优质的服务，提升医疗服务质量和降低成本。

（4）为医疗、科研、教学和卫生保健提供诊疗信息交换和咨询。

（5）更方便对病人随诊的管理。

（6）收集资料进行检索,然后将最有力的病因、最适宜的诊断方法、最精确的预后估计和最安全有效的治疗方法用于对每个具体病人的服务。

2. 电子病历使用对象:护士

（1）快速规范地完成护理资料的输入。

（2）提高工作效率,为病人提供更优质的护理服务。

（3）采用表格图形化的形式显示体温、血压等护理单,便于查阅。

（4）准确提醒护士执行医嘱及发放检验检查申请单。

（5）查阅病历文档方便,使护士与病人之间的关系更为密切。

3. 电子病历的使用对象:医院管理者

（1）强大的统计功能,包括门诊病人统计、急诊医疗统计数据、住院病人统计数据、医技科室工作量统计等,方便管理者了解医院情况。

（2）严格地控制病历书写质量,减少医疗纠纷。

（3）管理者综合查询医务、护理、科研、教学管理质量和有关分析信息。

（4）可进行住院收费管理、物资管理、设备管理及财务管理,使医院管理更简单化。

（5）可为患者提供就医指导和多方面咨询服务。

4. 电子病历的使用对象:医疗保险

（1）提供病人详细的基本信息。

（2）提供病人完整的诊疗信息。

（3）提供病人详细的费用信息。

（4）接收最新的医保条目、参数等。

附件:有关政策与规范性文件

国内,随着电子病历与医院信息系统建设的发展,我国卫健委以及相关部门颁发了一系列政策与规范,主要法律、法规和规范性文件有:

《计算机信息系统安全》(GA216.1—1999)

《计算机软件质量保证及配置管理计划规范》(GB/T12504～12505-90)

《医院信息系统基本功能规范》(原卫生部 2002 年版)

《病历书写规范》(原卫生部 2010 年版)

《电子病历基本规范(试行)》(原卫生部 2010 年版)

《卫生系统电子认证服务管理办法(试行)》(原卫生部 2010 年版)

《电子病历功能规范(试行)》(原卫生部 2011 年版)

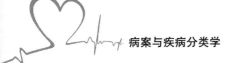

《电子病历基本架构与数据标准(试行)》〔原卫生部 2009 年版/2012 年版(报批稿)〕

《医疗机构病历管理规定(2013 年版)》(原卫计委 2013 年版)

《电子病历系统功能应用水平分级评价方法与标准(试行)》

以上法律、法规和规范性文件分别从业务基础、系统功能、数据标准、应用标准等多个方面,对电子病历系统的建设和使用给出了方向性指导,便于准确理解国家关于电子病历建设、管理和应用的有关要求。

第九章

现代技术在病案管理中的应用

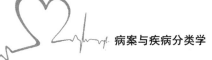

为了能够有效地检索信息,为病人的医疗、统计、科研及教学服务,本章介绍电子计算机及其他现代化设备在病案管理中的应用、操作及其有关知识。

请注意,此处提出的几种现代化信息技术在病案管理工作中应用的看法均为建议,仅供参考讨论,绝不是明确的规范纲要。任何技术的使用都应有设计人员、系统分析人员、医院管理人员及病案科负责人共同制订。

第一节 计算机病案信息系统

一、计算机病案信息系统

计算机病案信息系统是指利用计算机软硬件技术、网络通信技术等现代化手段,针对医生、护士、医技人员对患者进行诊断、治疗、检查、护理、预防保健等医疗活动中产生的数据,进行采集、处理、存储、检索、传输和输出生成的信息,并满足系统中所有授权用户需要的计算机信息系统。

与传统的手工病案信息系统的相同点:对病案的形成、收集、整理、鉴定、保存、利用、质量检查、统计等实施的一系列方法、手段,其目标都是为临床医疗、教学、科研服务,为病人医疗保健连续性服务,为社会基本医疗保险和商业保险服务,为法律提供证据服务等。

与传统的手工病案信息系统的不同点:病案信息的载体不同(纸质材料、磁性材料);病案信息形成过程中共享信息资源不同;病案的收集和整理模式不同;病案信息的检索方式不同;病案信息的保管形式不同。

二、计算机病案信息系统的分类

计算机病案信息系统是医院信息系统的子系统。医院信息系统可分为医院管理信息系统(HMIS)和医院临床信息系统(HCIS)。病案信息系统的业务范围涉及了医院管理信息系统和医院临床信息系统两大范畴。计算机病案信息系统主要分为病案统计信息管理系统、电子病历(CPR)信息系统、电子病案信息管理系统、病案质量评价信息管理系统、远程病历(病案)信息传输系统等。

三、电子病历信息系统

电子病历系统(Electronic Medical Record,EMR)是医学专用软件。医院通过电子病历以电子化方式记录患者就诊的信息,包括首页、病程记录、检查检验结果、医嘱、手术记录、护理记录等,其中既有结构化信息,也有非结构化的自由文本,还有图形图像信息,涉及病人信息的采集、存储、传输、质量控制、统计和利用。电子病历在医疗中作为主要的信息源,提供超越纸张病历的服务,满足医疗、法律和管理需求。电子病历信息系统的用途主要有以下几点。

1. 提高病历合格率:一方面需要通过各种管理手段以及规章制度来保证,另一方面需要结合各种新技术,通过可行的技术途径来整合各种资源,明确将职责落实到具体个人,提高医院对病案质量的管理能力。通过统计、分析、预警、三级质量评定等事前控制手段,能有效地提醒和督促医务人员按时、按质完成病历书写工作,提高病历甲级率,从而提高医院综合竞争力。

2. 节省时间:对于医生来说,每天要接治多名患者,日常工作中70%的时间用于手工书写病历。通过电子病历系统提供的多种规范化的模板及辅助工具,不仅可以将医务人员从繁琐重复的病历文书书写工作中解脱出来,集中精力关注病人的诊疗,而且通过模板书写的电子病历更加完整、规范,同时,还可使医生将更多的时间用于提高自身的业务水平,收治更多的患者,从而可以提高医院的经济效益和医疗水平。

3. 保证病案质量:电子病历系统通过提供完整、权威、规范、严谨的病历模板,避免了书写潦草、缺页、漏项、模糊及不规范用语等常见问题,提高病历审核合格率,提高医院综合竞争力。

4. 提高举证:病历是具有法律效力的医学记录,为医疗事故鉴定、医疗纠纷争议提供医疗行为事实的法律书证,如遇到法律纠纷时,没有书写的内容被视为没有询问、检查,那么法院将视之为过失,这将对医院造成很大的被动,甚至是损失。通过符合规范的病历记录,避免了语义模糊、书写潦草、缺页、漏项等问题,减少了可能会出现的对医院造成不良影响的但可以避免的错误,为举证倒置提供有力的法律依据。规范的病历不仅维护了医院和医务人员的合法权益,而且对医院名誉、经济效益都能带来益处。

5. 稳定病源:电子病历系统为患者提供了长期健康记录,并且支持健康记录快速检索,为医务人员决策提供更多的历史参考资料,提高患者对医院的认可度。

6. 提高病历质量:纸质病历的内容是自由文本形式,字迹可能不清,内容可能不完整,意思可能模糊,转抄容易出现潜在错误,只能被动地供医生做决策参考,不能实现主动提醒、警告或建议。纸质病历有涂改现象,病史书写随意,病历内容不完整,病历完成不及时等问题,电子病历系统可以从根本上解决上述问题。

7. 提供第一手有价值的资料:在医学统计、科研方面,典型病历不易筛选,检索统计困难。通过电子病历系统不仅可以快速检索出所需的各种病历,而且使以往费时费力的医学统计变得非常简单快捷,能为科研教学提供第一手的资料。

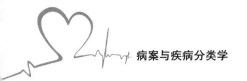

四、电子病案管理模块

（一）病案号管理

病案号在病人入院的时候产生，由入院登记处产生病案号。病案号生成时，能对病人身份进行确认，同一病人使用同一个病案号。病案号按照顺序号自动递增的方式自动生成，病案号的管理支持条码方式的管理。

（二）病案的提交、审签、归档和召回

病人出院后，病案经个人和科室审核后，可提交到病案室。系统默认规定3天内要将病历送到病案科进行归档保存，并可以根据病人出院时间自动判断归档时间，对临床医生事先提醒需要归档的病历。对于特殊情况，可在系统中调整病历归档时间的设定。归档后的病历将不允许修改。

检查通过后的病历，系统能够自动对诊断和手术进行编目，编目支持ICD-10、ICD-9-CM3，以及医院自定义的诊断和手术编码。为了保证诊断和手术编目的顺利进行，医生在电子病历中下达诊断和申请手术的时候，使用的名称必须要求从相应的编码库中进行选择。病案编目后，系统还能够对病人的基本信息进行核对，病案中的病人基本信息要求与入院登记时的信息完全一致。

如果要对病历进行修改，则执行召回操作，待审批通过后，再由医生完成病案的修改。修改的内容由系统自行记录相应的日志。

（三）病历的网上查询和监控

病案管理人员可以通过系统，在网上查询全院所有在院病人的住院病历以及各种诊疗文件。当病人出院后，管理人员还可以对待归档的病历进行编码质控，发现医生未写的遗漏项目时可以退回科室补充完整。当然，病案室人员也可以检索查看全部已归档病历。

（四）电子病案借阅

病案管理系统可以管理全院医生的电子病历的借阅申请、授权电子借阅、续借与收回。医生可以通过借阅申请借阅已归档病历，到期后自动归还到病案室。病案室可以及时了解病历的借阅情况。

（五）病案信息统计

系统可与病案管理系统进行接口，能自动生成各类符合各级卫生行政部门要求的统计报表，满足医疗管理的需要。所有的统计结果都是以报表形式进行展现。统计报表中的计算公式都能够以参数化的方式进行调整，通过调整参数，来调整统计的结果。

五、病案质量评价信息管理系统

系统根据自动数据导入视图加载医院 HIS、病理、手麻等系统中的相关数据到病案首页

界面中。医生保存病案首页的时候,系统调用数据导入视图对数据进行一致性校验,调用数据质量规则监测表,对医生填写的记录进行数据规则校验,并将监测结果提示给医生。通过质量评价系统对医生填写的数据进行监测,可以极大地提高医生填写的数据质量,另外利用开放的数据质量规则监测表维护界面,能方便病案人员对数据质量进行控制,提升对医院质量管理需求的适应能力。

六、远程病历(病案)信息传输系统

借助现有的网络优势,通过远程病案系统可实现医疗资源共享。上级医疗机构可以实时了解医院卫生资源的利用情况、居民的健康状况,基层医疗机构可以实时掌握居民的治疗情况,实现上下级医院居民健康管理的连续性和同步性,实现院内外医疗服务保障协同,优化业务管理流程。

第二节　病案归档过程中的现代技术应用

随着信息技术的不断发展,人们对医院信息化程度的要求和期待越来越高,同时医院的信息化建设经过多年的积累和沉淀,也具备了向更深层次发展的基础。无纸化病案管理是一所医院数字化建设水平的重要标志,是对传统病案管理的彻底革新,代表了未来医院病案管理的发展趋势。

随着现代医院的规模不断扩大和我国医药卫生体制改革的迫切需要,纸质病案管理方式的弊端不断暴露出来,如纸张容易破坏、霉变,搬运耗费大量人力、物力,储存占用本已紧张的库房,消耗大量的纸张、硒鼓耗材等,这就亟须运用信息化手段解决病案的存储与管理问题。无纸化病案归档是指将患者住院期间的病历资料以 PDF 文件的方式归档保存,不再打印纸质病历在病案室存储。当前大部分医院都实现了电子病历与纸质病历并存的"双轨制"病案管理,即医护人员在信息系统中书写保存电子病历,然后再打印出纸质病历送往病案室归档保存。为实现病案管理从"双轨制"向无纸化归档的单轨制转变,需要解决无纸化病案管理的一系列技术及法律问题。

实现病案无纸化意义重大。其一,它可以提高医护人员、病案管理、医疗质量管理等各个环节的效率和效果。其二,它将减少医护人员在纸质病历打印、整理、粘贴等方面花费的时间和精力,将更多的时间服务于患者,真正做到以患者为中心。其三,它将大大减少纸张、碳粉、打印机设备等的消耗,节约医院运营成本,对实施精细化绩效管理意义非凡。其四,它将减少病案存储对病案架、库房、保管人员等的需求,降低病案管理成本。其五,它为进一步

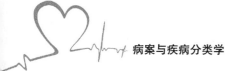

运用大数据技术深度挖掘医疗数据资源的价值,奠定了基础。

一、系统功能

无纸化病案归档系统需完成 PDF 文档的生成,纸质资料的扫描,病案打印等。

(一) PDF 文档生成模块

系统自动判断生成 PDF 文档的请求,如有生成任务,则按照预定的规则根据病人的病案号和就诊号逐项生成 PDF 文件,如遇必需项的缺失则终止该生成任务,并将该病案号记入归档生成 PDF 异常病人列表,以便临床医务人员补充缺项。

(二) 纸质资料扫描模块

病案归档系统在扫描模块中根据纸质文书资料的可能分类设置了扫描分类标签,可以将需要扫描的纸质资料扫描成 PDF 文件并逐页分类,然后将扫描的文件合并到已自动生成的 PDF 病案中。

(三) 病案打印模块

病案归档系统能够提供已归档电子病案的打印功能。通过角色控制和授权,只有被授权人才能打印已归档的病案,并且打印出来的病案每页都添加了二维码防伪标识。系统中可以查询每份病案的打印日志,详细记录了打印者、打印时间、打印明细等。

(四) 电子病案综合查询

电子病案综合查询包括病案的信息查询和病案的年限查询,是一项重要的查询功能,医护工作人员常用到的最基本的功能也是此种功能。通过病案查询功能,工作人员用各种查询方式能较快获取患者的各种信息,它可以多条件联合查询、智能化查询,还可以定位查询。这些先进的信息化新技术是当今医疗技术中的先驱。病案查询技术不仅仅为医护人员提供便利,它在教学、科研等事务的管理上也独树一帜。

二、电子签名技术的实施

要实现电子病历无纸化归档,还需要所有信息系统产生的电子文书均采用电子签名,通过电子签名来保障电子文书的法律效力。

(一) 医护人员书写病历电子签名的实现

电子签名重点解决问题包括各业务环节中医护人员的电子签名、电子签名数据存储,以及减少存储空间等问题。针对医院电子病历系统环境和网络架构情况,并结合电子签名业务流程设计技术实现方案,最终实现电子病历系统与电子签名服务设备之间的交互过程。

电子病历系统根据电子签名业务逻辑要求,通过调用电子签名服务客户端应用接口,实现对病历内容的电子签名,并将签名医生的数字证书、电子签名、病历原文打包上传至电子病历服务端;电子病历服务端接收到数据后调用电子签名服务设备,对病历原文进行签名验证,验证通过后将签名值以及病历入库保存。原有的签名数据包括签名值＋签名人的数字证书,其中数字证书文件大小约为 1.3k。在医院的电子签名集成方案中,用户的数字证书单独存储在一个数据表中,通过证书唯一序列码与签名值进行关联,这样处理大大减少了重复的数字证书数据的存储量,签名数据得到了极大的优化。

（二）患者知情同意书的电子签名技术的实现

患者知情同意书是病历文书不可缺少的重要组成部分,而且该类文书的法律效力尤其需要保证。目前在电子病历文书中解决电子文档的签名是通过第三方 CA 机构事先对医护工作者身份进行鉴证,对其资质进行审核,同意为其发放标识其合法身份的数字证书。那么对于广大的患者和患者家属,这样的事前鉴证方式在时效性和经济成本上,都无法满足知情同意书应用场景的需求,医院不可能为每位患者发放电子密钥。这便成了病历无纸化中急需解决的一个难点问题。医院通过引入 CA 公司创新提出的手写签名设备和指纹采集设备,结合 CA 证书签名机制,实现一种创新模式的患者知情同意书的无纸化解决方案。该方案解决了患者电子签名问题。

医师完成知情同意书的录入并对患者讲述,患者认可同意书内容后利用手写签名笔迹采集及指纹采集设备,完成对患者手写笔迹以及指纹的采集。PC 端签名控件将知情同意书信息、患者签名图片、指纹等信息发送到服务端,针对这些签名信息,服务端为患者提供一次性事件证书的请求解析和证书签发,服务端使用患者一次性签名证书对知情同意书进行数字签名并将签名数据同步到 EMR 客户端。EMR 客户端将带有患者签名值、签名图片、指纹等信息的签名信息发送给 EMR 系统进行存储,医师查阅经患者签名的知情同意书确认无误后,使用 USBkey 进行电子签名及继续进行后续业务。

（三）移动设备电子签名技术的实现

电子签名应用于移动护理系统是医院实施无纸化应用的一大突破。移动护理系统主要采用 PDA 在患者床旁进行对患者医嘱信息的执行核对,将患者的出入量等信息录入到系统中,护士需要对她的每一项工作进行签名确认。原始方式是采取将各种护理文书打印,然后逐条手写签名。以一个仅住院 9 天的患者为例,原始纸质病历文书护士需要手工签名 50 余次。

关键环节技术实现说明:① 护士对公共 PDA 授权:护士将 PDA 与 PC 连接后,由 PC 端读取 PDA 的唯一设备号;护士键入个人 USBKey 口令,并使用私钥对 PDA 的设备号进行电子签名,同时进行系统登录,并记录护士对 PDA 授权时间;服务端对护士键入的口令和设备号组成的字符串进行哈希等方式的处理,得到一个对称加密密钥,并使用该对称加密密钥对 PDA 设备号签名值和护士个人证书组成的字符串进行对称加密,之后将密文和授权时间戳写入 PDA 中指定文件中完成授权。② 护士通过 PDA 提交护理记录及签名值:护士打开

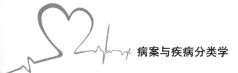

PDA 输入其 USBKey 口令以鉴别其身份,之后录入护理信息,并用 PDA 中的设备证书对录入信息进行签名;对 PC 端授权时写入的密文进行解密,得到设备号签名值和用户证书,并将护士录入的护理记录、护理记录签名值、PDA 设备证书、PDA 设备号签名值、护士证书提交服务端。③ 服务端验证 PDA 提交的信息:对比设备证书和护士证书以确定当前使用证书与存放在服务端的证书一致;从 PDA 设备证书中获取设备唯一编码,结合护士证书和 PDA 设备号签名值进行验证,验证护士对设备授权是否正确;对护理记录、PDA 设备证书和护理记录签名值进行签名验证,验证信息内容的一致性。

三、无纸病案的流通

实施病案无纸化归档,需要重新设计无纸化环境下病案流通管理的流程,并改造病案流通管理系统。

流程从医生和护士提交病历开始,接下来,科室质控员查看生成的 PDF 文件,检查病案的完整性和正确性,完成病案的科室质控。病案回收人员去科室收回被科室审核通过病案的纸质部分资料,并将这部分资料扫描成 PDF 文件,确认无误后,在系统中将该病历置收回状态,确保每一份病案都不漏收、不错收。病案编目员根据 PDF 文档内容对收回状态的病案进行编目。病案质控员对已编目的病案进行最终复合(质控),如果病案合格,则该病案复合通过,病案自动归档;如不合格,则将该病案退回给科室质控员,由科室修改后再次提交。最后,病案复印人员可以将处于归档状态的病案打印出来给患者。

第三节　电子病案的质量管理和质量控制

病案书写质量反映着医院的医疗质量与管理,病案质量控制与评价决定着病案书写质量,是病案质量管理中非常重要的环节。

一、质量控制的内容

(一) 格式与特点

1. 格式:包括标题、时限、签字、内容齐全。

2. 特点

(1) 诊疗措施的合理性:技术操作规范及诊疗常规等。

(2) 诊疗措施的及时性:诊断、手术/治疗、辅助检查、抢救等。

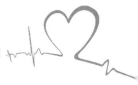

（二）时限与记录时间

1. 时限要求：入院记录在患者入院后 24 小时内完成。首次病程记录在患者入院后 8 小时内完成。出院记录在患者出院后 24 小时内完成。死亡记录在患者死亡后 24 小时内完成。手术记录由术者在术后 24 小时内完成。抢救记录在抢救结束 6 小时内据实补记。交班记录应当在交班前完成。接班记录，应当于接班后 24 小时内完成。转出记录要求在转科前完成，转入记录在转入 24 小时内完成。死亡病例讨论记录在患者死亡后 7 日内完成。

2. 病程记录时间

（1）病危患者依据病情变化随时记录，每天至少一次，记录时间具体到分钟。

（2）病重患者至少 2 天记录一次病程。

（3）病情稳定患者至少 3 天记录一次病程。

（4）出院前 1 天需有病程记录，记录中需有上级医师同意出院的查房意见。

（5）术前 1 天需有病程记录。

（6）手术前 3 日内要有术者访视患者的记录。

（7）有手术前、后麻醉医师访视患者的记录。

（8）手术后要即时完成术后病程记录（术后病程记录另起一页）。

（9）术后前 3 天每天至少有一次病程记录。

（10）术后 3 天内必须有术者或主治医师及以上职称医师查看患者的记录。

（11）每次输血均须写输血记录，输血后有输血疗效观察记录。

（12）有创诊疗操作后要即时完成操作记录。

（13）患者住院时间超过一个月时，每月需做一次阶段小结。

（14）住院超过 30 天患者须有"住院超过 30 天患者分析记录"。

3. 上级医师查房记录

（1）入院 48 小时内必须有主治医师查房记录。

（2）入院 72 小时内必须有科主任或副主任医师及以上职称医师查房记录。

（3）病情稳定患者每周至少有两次主治医师查房记录。每周至少有一次科主任或副主任医师及以上职称医师查房记录。

（4）病重患者至少每 2 天有一次主治医师或以上职称医师查房记录。

（5）病危患者每天至少有一次主治医师或以上职称医师查房记录。

二、病历质量控制措施

（一）落实四级质量控制

1. 明确职责分工。

2. 明确质控内容及标准。

(1) 存在以下重大质量缺陷之一者为乙级病历：

① 病案首页医疗信息未填写。

② 传染病漏报。

③ 缺首次病程记录或首次病程记录中缺主要诊断的诊断依据、鉴别诊断及诊疗计划。

④ 缺由主治医师或以上职称医师签名确认的诊疗方案(或手术方案等)。

⑤ 危重患者住院期间缺科主任或副主任医师及以上职称医师查房记录。

⑥ 缺手术记录。

⑦ 死亡病例缺死亡前的抢救记录。

⑧ 缺出院记录或死亡记录、死亡病例讨论记录。

⑨ 开展的新手术(技术)与大型手术需有院领导、医务处、科主任或授权的上级医师的签名确认。

⑩ 缺有创检查(治疗)、手术等知情同意书或同意书缺医师、患者(委托人)签字。

⑪ 缺对诊断、治疗起决定性作用的辅助检查报告单。

⑫ 有证据证明病历记录系拷贝行为导致的原则性错误。

⑬ 缺整页病历记录造成病历不完整。

⑭ 有明显涂改。

⑮ 在病历中模仿他人或代替他人签名。

⑯ 现病史缺患者或家属签字确认。

⑰ 打印病历手工修改。

⑱ 病历中 3 处及以上缺医师手签名。

⑲ 按照病历质量评分标准,得分低于 90 分。

(2) 存在以下重大质量缺陷之一者为丙级病历：

① 在终末病历中缺入院记录(实习医师代写视为缺入院记录)。

② 存在 3 项以上乙级病历定义中所列缺陷。

③ 按照病历质量评分标准,得分低于 70 分。

3. 明确处罚标准

(1) 每出现一份乙级病历扣科室奖金 200 元;每出现一份丙级病历扣科室奖金 800 元。科主任根据病历缺陷中当事医师的责任大小处罚至个人。

(2) 年度内出现一份丙级病历或三份乙级病历者还将受到以下处理：

① 主治或以上职称医师医院延缓聘用新晋升的技术职称一年。

② 住院医师延缓一年进入下一阶段培训。

③ 研究生取消留院资格。

④ 进修医师取消进修医师资格,改为参观学习,不发结业证。

⑤ 对当事人所在科室主任予以全院通报。

（3）出现丙级病历或全年出现乙级病历数量达到科室出院病历数量 3% 的不能参加先进科室、先进党支部等的评选。

（二）电子病历质量控制

1. 质量控制依据与纸质病历相同。

2. 重点控制环节病历质量。

3. 充分利用电子病历自动质控功能。

4. 实时消息推送。

5. 线上数据统计。

（三）PDCA 在电子病历质量控制与管理中的作用

1. 临床危急值的管理

（1）危急值的概念："危急值"（Critical Values）是指某项或某类检验异常结果，而当这种检验异常结果出现时，表明患者可能正处于有生命危险的边缘状态，临床医生需要及时得到检验信息，迅速给予患者有效的干预措施或治疗，就可能挽救患者生命，否则就有可能出现严重后果，失去最佳抢救机会。

（2）出现危急值时，检查科室推送危急值消息，电子病历中自动提醒医师书写危急值处理记录，只有书写完危急值处理记录才能继续书写病程记录。

2. PDCA 能够促进工作阶梯式上升

（1）通过总结，发现病历质量中存在的问题。

（2）结合实际情况，制订解决方案。

（3）认真实施解决方案。

（4）务必要检查方案落实后的效果。

（5）进一步发现问题。

3. 病历质量管理模块

（1）病历规范化：传统病历是采用手写的方式来记录病历的内容，由于每个临床医生的习惯不同，再加上医疗水平的差异，造成了同一种疾病，不同医生写出来的病历内容都不相同，这就给病案管理部门在进行病历质量评定上造成了困难。另外，传统病历由于是手写的缘故，有的医生的笔迹比较潦草，给病历内容的辨认也带来了一定的困难。电子病历系统记录病历内容采用了结构化病历模板的方式。结构化病历模板的内容可以由卫生主管部门根据病历书写规范的要求统一制订，每个疾病制订一个病历模板。医生在填写病历的时候，按照病历模板内容和格式逐项填写，这样每个疾病写出来的病历不但格式和内容符合病历书写规范要求，而且医疗术语的使用也达到规范化的要求，为病历质量评定带来了方便。同时计算机的标准字体也解决了手写病历笔迹难以辨认的问题。

（2）病历书写时间：病历资料的书写都具有其时效性，每份医疗相关方面的资料都要求

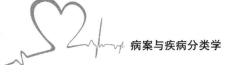

对其填写的时间进行严格控制,需要在规定的时间内完成。如住院病历根据病案质量要求必须在住院 24 小时内完成。传统病历在这方面就只有通过人工方式进行控制,临床医生可以根据自己的情况选择任意时间来书写病历,而病历质量管理部门不可能按时去检查所有的病历,只能通过抽查的方式来进行随机检查,造成了部分病历书写时间的不准确。电子病历系统则可以根据记录的病人入院时间来判断什么时候该填写哪些资料。如果有医生在规定的时间即将到来时,没有完成某份医疗文书的记录,系统会自动发出提醒信息到该医生的工作站中。在有无线网络的医院中,系统还可以把该提醒信息以短信等形式直接发送到医生的手机上。而医院的病历质量管理部门可以通过电子病历系统的统计查询功能,随时从系统中查询到在规定时间中病历填写的情况。对于在规定时间到达时,病历中还没有填写完成的医疗文书,系统将自动关闭该部分医疗文书的填写功能,必须在得到科室上级医生的批准,同时还需在系统中注明没有按时完成的原因后,该部分医疗文书的填写功能才可能重新开通。对于医生超时书写病历,系统将把违规行为准确地记录下来,供医务处检查备案。

(3)病历书写流程:病历书写是具有其流程性的,不可以任意无序地填写病历。比如不可能在医嘱执行后再去补开医嘱的申请。传统病历在这方面也无法进行控制。电子病历系统具有流程控制功能,每个医院都可以按照自己的流程在电子病历系统中进行预先定义,定义完成后,电子病历系统就将按照这一个流程来对病历的书写流程进行控制,避免了病人出院时医生才去补写一些相关的医疗文书。

(4)病历完整性:病历中所有相关的医疗文书都是需要完整齐全的,特别是手术同意书这类需要病人签署的知情通知书。所有的医疗文书都是在发生医疗纠纷的时候,可以作为有效的法律证据的。由于医生的遗忘,可能会造成病历中某些医疗文书的遗漏。传统病历在这方面是无法进行保证的。电子病历系统可以在某项特殊治疗进行的时候,对其相关医疗文书的内容进行检查,确定其是否完整齐全。如果缺少的话,系统会自动发出提醒信息到医生的工作站中,提醒医生缺少哪些相关的医疗文书。

(5)三级质控:三级查房是病历质量控制中一个重要的环节,是各医院病历质量控制关注的重点。在传统病历中对三级查房的控制没有办法在过程中进行,只能在病历归档后,由病案管理部门对每份病历进行检查,检查该份病历是否满足三级查房的规定。电子病历系统就可以做到在中间过程及时进行管理监控,由系统根据病程记录中记录的上一次主任医生查房的时间来自动判断下次需要主任医生查房的时间。到了下次查房的时间,如果缺少主任查房,系统就会发出提醒信息,提醒管床医生去通知主任来查房。并且,系统设置有三级医师的权限功能模块,即同级别医师书写的病历是不可以互相修改的,只有上级医师才能够进行修改。同时,系统会保留修改的痕迹,以备查询。一般情况下,系统会显示出最终修改后的病历内容,如果要查看修改情况,可点击审阅修订功能,系统会采用颜色加标注的方式来显示出三级医师对病历的修订情况。最后,病历的打印输出还是以最后修订好的病历内容为标准。

（6）病历修改控制：传统病历在上级医生检查、审核并进行修改的时候，都是在原病历上直接修改，并在修改处签名确认。这样的做法，在修改次数多的时候，对于病历的查看有一定的困难。电子病历系统对于病历的修改由系统日志自动来记录，记录每次修改的内容和修改的时间，以及修改人。医生在查看病历的时候，通过把系统日志记录的内容进行还原，可以查看到最新的修改内容，同时也可以通过对照的方式直接查看修改的过程，检查修改的原因。

（7）病历冻结：电子病历系统提供病历冻结功能，即可以对于出现医疗纠纷或者需要封存病历的病人，进行病历的锁定处理。对于被锁定的病历，仅允许新增，不允许对原有书写内容进行修改。如果需要对病历的内容进行修改，则由上级部门对封存的病历进行解封，方可进行修改。解封时系统记录解封用户、解封时间和解封原因。

（8）病历安全存储：传统病历在存储上都是采用纸制病历保存的方式，这样的方式对存储的条件要求比较高，而且存储的病历数据不太安全，容易丢失和损坏。电子病历的存储采用在线和离线、本地和异地等多种相结合的方式。在线存储是保存短时间段内的病历数据，并采取措施以保证在线数据的可靠性。离线存储是指较早时间的数据，采用光盘塔等永久保存的方式存储，通过电子病历系统可以快速地访问查询。

（9）病历查阅管理：传统病历在病历查阅上没有一个有效的管理方法，任何能够进入医生办公室的人员都有机会查看到病人最新的病历资料，没有办法保障病人的隐私。电子病历系统在病历的查阅管理上通过权限控制的方式进行管理，每个病人的病历通过权限管理，只对具有一定权限的医护人员开放，而且权限还细分为查看、修改、删除不同的级别。只有具有相应级别的人员才能对病历进行操作。这样可以有效地保障病人的隐私，同时也保证了病历数据的有效安全。

（10）诊疗数据的准确性控制：电子病历系统可以自动对输入的病人诊疗数据进行合理性判断和控制，防止医护人员在诊疗规程中出现明显的人为差错。

4. 医疗质量监测分析系统

建立、健全医院医疗全程质量在线监控、评价、督查、反馈机制，以推动医疗质量持续改进，一直是医院管理的一大难题。要达到医疗管理标准化、数据分析自动化、信息反馈实时化的目的，必须依靠电子化的手段完成。

医疗质量控制包括病历质量和各项核心制度落实情况的在线自查、在线督查以及整改情况的信息反馈，持续改进的跟踪。将病历质量分为运行病历、出院病历、死亡病历分别进行时限控制和内容控制。将管理核心制度分解成管理评价表格，科学的量化评价指标，根据自查和督查的情况，按月评价。

医疗质量监测分析系统可由病案数据接口、数据挖掘平台、质量分析系统、质量报告系统、账号管理系统五个子系统组成。

（1）病案数据接口：针对异构的电子病历数据源，通过安装向导进行数据库配置和系统

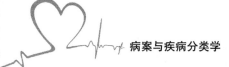

初始化配置,实现病历原始数据的导入。

(2)质量表达系统:针对原始的病历数据,通过标准化处理进行数据清洗,通过多维决策标记进行属性聚类和质量信息定义,建立数据分析环境,将原始的病历数据扩展为包含有结构属性的质量表达数据集,获取病历数据中潜在、丰富的质量信息。

(3)质量分析系统:通过任务规划器可定制医疗质量监测指标,实现目标问题的自动侦测与预警。在标准化的质量表达数据基础上,运用质量分析规则,可自定义质量监测补充指标,建立跟踪和预警机制。

(4)质量报告系统:筛选统计医疗质量指标,通过质量分析向导生成《医疗质量监测报告》,通过医院自身和医院之间医疗质量的比较,帮助医院了解自身医疗质量的现状、变化趋势,以及与其他医院的医疗质量是否存在差距,建立临床质量干预控制体系。

(5)账号管理系统:系统管理员在此模块中完成医院各部门管理结构的设置和医院使用这套标准化质量管理系统的所有人员的登录账号设置和权限设置。

三、智能病历质控方式

在医院医疗质量管理中,病历质控是重要组成部分,也是核心部分。但是由于病历质控的工作量大,质控人员的质控水平不足,具有临床背景的高学历专职质控人员稀缺等原因,病历质控不理想。

随着计算能力的提升,基于深度学习的人工智能技术出现了井喷。人工智能技术在很多领域里可以模仿人脑进行一定程度的逻辑及非逻辑判断,最终可以实现类似于人类的决策判断。国家卫健委 2017 年 2 月印发的《"十三五"全国人口健康信息化发展规划》中则明确指出,要充分发挥人工智能等先进技术在人口信息化和健康医疗大数据的建设与应用发展中的引领作用。

在技术上先进的自然语言处理技术、机器学习技术等基于人工智能算法开发各类模型,将其应用在病历质控中,不仅能从内容完整性、时效性等研判,也能对病历文书从术语规范性、数据一致性、逻辑一致性、诊断充分性、药物相互作用等进行内涵质控。

利用自然语言处理技术进行病历结构化,医疗文本数据以其丰富的数据维度得到了广泛的重视,其包含了疾病诊断、症状、检查及治疗等各方面信息,是进行疾病规律挖掘、药物效果研究、疾病诊断及鉴别诊断等应用的丰富数据资源。

自然语言处理引擎是可以对医疗文本数据进行语义分析及提取的一种人工智能技术,可利用百万级专业的医学词库及语料库进行模型构建与训练,能达到的分词准确率达99%,命名实体识别的准确率达97%,实现了在对医学文本充分结构化的基础上,仍能最大程度保留文本中的语义及关联,从而使由计算机对病历的内涵进行分析与质控变得可行。

使用的 NLP 引擎结构化效率高,根据某公司测量可达单机千份/0.5 小时,其决定了由计算机进行病历质控的效率。此 NLP 引擎能够充分解决由于质控专业人员有限导致的质控量低、难以实现行业对病历质控量的要求等问题,其在提高效率的同时也可节省大量人力成本。

利用规范化模型进行数据清洗,由于医疗数据来源的多样性,在医学知识融合的过程中存在近义词需要进行归类,如对于"胸痛"症状的表述可能包含"胸部不适""胸部疼痛""胸疼""胸痛""胸侗"等多种形式,并且不同系统中对于同一术语的表述不一,如"乙肝表面抗原""乙型肝炎表面抗原""HBsAg""表面抗原"等表示同一指标。针对医学表述的多样性,以及不同系统标准下疾病、指标、治疗等术语表达不一致的问题,可以以 ICD-10、ICD-9-CM3 等行业标准及权威教材用词为基础,通过标准化的数据清洗流程将医学自然语言进行规范化及标准化,完成多样化数据至标准化、规范化数据的转换过程,以便于对医学用语规范性进行评价,以及对信息进行匹配、对比、分析,这些主要通过分类回归树算法、SVM 分类方法来实现。

利用机器学习构建诊疗模型,建立利用已知的患者病情、治疗等信息对后续临床处置提供决策建议的人工智能模型。可以以真实临床病历作为数据基础,利用 NLP 引擎结构化临床病历,整合多任务学习、高稀疏学习及在线学习构建模型,既可以为医生提供临床决策支持,进而提高临床诊疗效率及质量,也可以实现对临床路径的合理性及充分性的精准分析,进而提升临床病历质量,可以快速扩充病种,解决病历质控人员无法对各科室专业内容进行分析与评判的难题。

使用的诊疗模型利用真实临床数据作为训练数据,从而解决了利用知识库构建模型难以适应多变的真实个体且无法实现精准化的问题。且诊疗模型不是对疾病、治疗方案等的"是"与"否"的判断,其会综合考量患者病情及变化,进而在提供决策建议的同时对主次要性进行分析与排序。模型所用训练数据均为来自大型三甲医院的经质量筛查且经脱敏的临床病历,从而习得专家级的诊疗思维及能力。

四、DRGs 在病案质控中的应用

病案首页是整份病历的精华。DRGs(疾病诊断相关分组)的所有数据均来自病案首页,其分组也是建立在病案首页数据之上。随着 DRGs 工作在全国的逐步推行,病案首页质控也成了各医院的重点工作之一。

(一)制订院内质控标准规范

以 DRGs 数据质控为抓手,构建全数据的考评体系,在原有传统的首页数据模式下,扩展加入 DRGs 质控分析方法,加入 DRGs 疑似未入组分析、排除病例分析等,提升 DRGs 入组组数,最终合理获取高 RW 值、CMI 值。

(二)重新设计改造质控流程

设计以监测前置的环节质控流程、终末质控考评流程,形成院级/科室/医生级的质控报

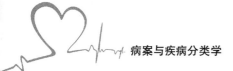

告,从而实现从临床到终末病案的闭环管理。

环节质控:将质控过程前置到临床医生书写电子病历中,由临床医生提交病历时实时质控,通过完整性校验、逻辑性校验、病历智能评分、DRGs 质控等规则全面审核病历质量,随时发现病历质量问题并提示纠正,及时修改,做到问题病历不出科,体现科室质控对临床医师的管理要求。

终末质控:病案室对提交的病历再次进行自动化质控,对临床病历监督管理,统计质控问题,在末端形成闭环,将病案首页问题进行循环审核,每次都形成病历完善轨迹,将多次质控的问题进行对比分析,直至首页问题内容全部得以改正,保证病案数据改进统一。

(三) 引入工具化的质控系统

通过信息化的技术手段,上线基于 DRGs 的病案数据质控系统,工具化、可视化的数据 ETL 集成方案,从源头保证数据统一,并与电子病历系统、病案管理系统无缝对接,不管是临床科室还是病案科室人员都能简单操作,查看问题明细和分析报告。

将质量管理工具"PDCA"引入病案首页质量管理中,通过每月病案首页的质量控制,分析并发现首页存在的问题,找出影响首页质量问题的主要原因,针对其提出解决的措施并执行。

检查执行结果是否达到了预定的目标,把好的方面总结起来,制订相应的标准,没有解决或出现新的问题转入下一个 PDCA 循环去解决,实现病案首页质量的持续改进。

第四节 基于大数据病案知识库的建立

开放式电子病历临床知识库是利用网络共享平台,通过行业专家与权威医学文献库的实时更新而建立的临床知识工程中结构化、可共享、便利使用、全面有组织的临床知识集合,是针对电子病历尤其是临床决策支持领域问题解决的需要,采用某知识表示方式在计算机系统中存储、组织、管理和使用的互相联系的知识集合。临床知识包括与临床相关理论知识、事实数据,由专家经验得到的启发式知识(如某专科范围内有关的定义、定理和运算法则)以及常识性知识等。

一、电子病案知识库发展的基础

(一) 语义检索

语义关系、概念理念与电子病历实现语义检索的理想结合是需要内容丰富、专业的知识库支撑的,电子病历强大的检索功能体现在概念检索、语义检索,开放式电子病历临床知识库包括疾病分类名称与临床常用名称的对照关系,疾病诊断的依据及鉴别诊断,疾病对应的具体情况的处理措施等。由于临床医学本身的复杂性和发展快的特点增加了以上信息收集的困难,开放式电子病历临床知识库汇聚经验丰富的临床医师针对医学诊断、手术分类的知识收集处理后支持电子病历的语义检索、决策支持的功能,包括概念上位关系、下位关系、同义关系的检索。

(二) 语义智能推理

开放式电子病历临床知识库因为具有丰富且不断更新的临床知识,因而可以得到更加精确的临床诊断智能推理结果。智能推理过程主要体现在以下方面,患者入院后待推理诊断进入电子病历系统,系统将待推理诊断与开放式电子病历临床知识库信息进行对照,智能化推理出可能的诊断及可能处理方法,在做出最终诊断前,临床辅助检查结果,尤其是可确定诊断的重要辅助检查结果进入电子病历相应数据库中,智能推理机将该患者所有的信息通过字段匹配、语义概念匹配推理出最终的诊断及相应治疗方法,智能匹配结果应与临床专家通过经验及起决定作用的辅助检查结果做出的临床诊断结果相一致。

二、知识库的建立

(一) 知识的获取

病历知识的获取是病历知识库建立的关键,包括人工获取和自动获取两种。人工获取比较普遍,它主要通过查阅专业领域的书籍、论文和专著,通过与领域专家对话,通过分析系统实际运行临床诊治记录,通过分析疾病的起因、现象、诊断和治疗等途径来获取知识。

知识的自动获取,即机器学习,大多数专家系统不具备这种方式。知识库中知识的正确、完备与否是临床诊断辅助专家系统能很好工作的前提,机器学习更是这一关键的保证。随着病历知识库的不断运行,可能出现新的疾病,也可能发现原来知识库中知识不正确之处。机器学习就是自动在临床诊断和治疗记录库中发现新的知识,完善原来的知识库。

医学的范围非常广阔,只能取其一分支切入开展研究。根据国际疾病分类法 ICD-10,我们可以以循环系统心外科疾病作为初步研究范围,选择较大量的临床规范病历,根据现行的病历书写规范和管理规定,对规范病历进行归纳、提炼和分类,建立专科病历知识库,然后逐步增加其他人体系统的病历知识内容,从而形成一个较完整的病历知识库,并生成软件包。

病历知识库分为事实库和规则库两类。事实库是临床诊断和病历所涉及领域里的内容,如部位库、症状库、时间库等,是为规则库服务的。规则库是病历各种关系规则的集合,包括不同格式病历内容之间的关系、各种事实库之间的关系等,如部位与症状的关系,症状与疾病的关系等。

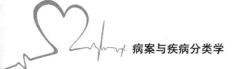

人工建造知识库的方法有两种。一种是通过知识表达、程序编制及运行,一次将知识库建造完成,另一种是通过人机对话,对知识库进行增删、修改、扩充和更新。我们要建立的各种知识库各有特点,一些库的内容大致固定并有现成的资料可利用,如疾病名称库(采用ICD-10作为标准)、手术名称库、药物库等,可采用前一种方法一次建成,而另一些库的内容难以固定并没有现成的资料可供直接利用,因此采用后一种方法,如症状库、规则库等。同时,通过键盘输入或扫描等方法,输入规范病历,然后通过计算机自动搜索,进行模糊比较和"加权求和、阈值运算"等方法,从而对知识库进行增删、修改、扩充、更新和关键词排序等。

(二)知识库编辑器

通常,知识库的建立还要靠知识库编辑器来实现,最简单的情况下,这是一个为手工修改规则和数据而提供的标准文本编辑器,并包括如下功能:

(1)语法检查,即编辑器使用语法结构知识来帮助用户以正确的拼写和格式输入规则。

(2)一致性检查,即检查输入的规则和数据是否与系统中已存在的知识矛盾。

(3)自动簿记,记录用户对规则修改的相关信息。

(4)知识抽取,帮助用户将新知识输入到系统中去。

随着电子病历和医学辅助专家系统的发展,单一的推理机制和知识表示方法,已不能胜任众多的应用领域,对知识库提出了更高的要求。

第五节 电子病案的教学和科研应用

医学院校的根本任务是培养医学人才,而人才培养的中心环节就是教学工作。提高教学质量一方面要靠教师主观上的努力,不断完善自身素质和教学方法;另一方面要靠学校和社会大力支持。当今世界的计算机互联网,拥有非常巨大的教育资源库。这些医学信息资源,对现代医学教育的改革及发展,全面提高教学水平将会产生不可估量的影响。医学教育要培养符合时代需要的高素质医学人才,必须认清这种深远影响,并采取措施,充分利用互联网上的医学教育资源,更好地为医学教育服务。

现代化教学具有开放化、与生产劳动相结合、多样化等特征,应具备可互动、可远程、跨学科、综合性强等特点。由于受到技术等因素的制约,传统的临床教学模式存在着教学手段简单、信息资源分散、互动便捷性差等问题,不利于跨学科、复合型的高水平专业人才培养。因此,极有必要引入现代化的信息技术,以信息化促进教学现代化发展。电子病历具有保存时间长、节省资源、资料完整、易检索、可以实现资源共享等优势。它在临床教学中为老师和学生提供了更多的临床资源。

一、临床科研数据分析

(一) 科研项目管理

电子病历支持对科研项目进行管理。科研单位可以先维护科研项目的基础资料,包括项目名称、开始时间、预期结束时间、参加人员等。然后设置入组条件,筛选出相应的病历加入科研项目中。

(二) 项目定义

系统提供自定义报表工具,支持用户自定义科研项目统计路径。

电子病历系统采用结构化的病历存储方式,所以,完全能够满足科研中自定义项目的要求。能够自定义的项目包括有病历中的病人住院的基本信息、病史内容、体格检查与专科检查、病程记录、检验检查、医嘱及用药信息等。

(三) 数据查询

原始数据和衍生数据对应的数据项目都是查询时所对应的查询条件项目,用户在这些项目中选择需要的条件,作为查询条件。系统再根据查询条件检索出满足条件的病人,并提供给用户查看查询出病人的详细资料(图9-1)。

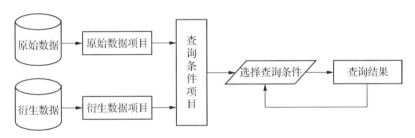

图 9-1　数据查询过程

(四) 数据统计

数据统计是在查询出结果的基础上,再对结果数据进行处理。处理分成两个部分,一个是在结果的基础上,定义需要查看的项目,最终得到一个数据表格列表供用户查看。还有一部分处理是在检索结果中,定义统计项目,从而最终得到一个统计报表(图9-2)。

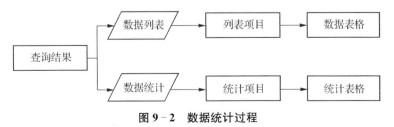

图 9-2　数据统计过程

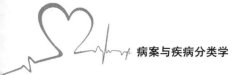

（五）多种样式的输出方式

系统能够输出多种样式的报表，并支持曲线图、饼状图、柱状图等各种统计图表，从而展现统计结果。

（六）支持多种医学专业统计软件格式

系统支持多种医学专业统计软件的文件格式，可以将产生的数据集导出成 SAS、SPSS 等专业统计软件能够识别的格式，从而增强了数据的可利用性。

第六节　病案管理在医疗保险的应用

随着社会医疗保险业的发展，病案的保险用户日益增多，而几乎所有参保病人都会在出院结账的时候，要求复印病案以备保险机构所用。保险机构通过对参保病人病案内容的分析，审核其诊疗项目、使用药品等费用支出的真实性和合理性，确定可给予的报销范围。保险业对病案的使用率越来越高，病案的信息资源在保险业的地位也越来越重要。

一、病案对医保理赔和费用支付的影响

（一）在医保活动中病案对核查医保人员的医疗信息至关重要

因为病案记录了各种辅助检查用药信息等详细内容，集合了患者诊疗过程的全部资料，同时病案为疾病病种的分类和诸多并发性疾病的评价以及制订和修订病种医疗保险费用标准提供可靠依据，有利于医疗保险审核和特殊病种的费用分析，对病人身份识别是否存在着骗保行为及排除不属于医保报销范围的病种项目具有不可替代的原始凭证作用。

（二）有利于医疗保险费用核实

在按病种结算方式下，医疗保险机构在处理医保人员在医疗费用报销时面临着医疗费用核算的难题，特别是随着时间的推移和物价指数的变化，各种病种医疗费用也在不断变化之中，那么医疗保险机构的费用标准也需要定期做出调整，如恶性肿瘤等一些重大疾病。因此，只有最大限度地利用好病案中记录的医疗费用数据参数，对医保人员医疗费用进行合理的综合测算，了解其真实的费用使用情况，逐一核实，才能更好地保障医保人员利益。

（三）病案书写的准确性、规范性直接影响到医保费用的支付和理赔

病案首页为测算医保费率提供了较为完善的数据信息，同时也是社保机构考评监督医院的服务质量、技术水平的量化指标，入院记录中的现病史、既往史描述对涉保理赔至关重

要,以主诉为主线进一步阐述疾病发病症状、体征、时间和病历中记录的重要阳性、阴性表现、治疗检查经过、治疗效果等,为鉴定病案价值做好基础准备。既往史是记录病人既往的一般健康状况,急慢性传染病史,药物不良反应及过敏史,手术和严重创伤史及其他重要病史,凡与现病诊断和鉴别诊断有关的疾病尤其应该按发病时间顺序详细记录。一旦临床医生未做有关的病史采集、出现笔误或患者故意隐瞒既往病史,往往造成医保理赔纠纷。手术和麻醉记录是对手术全过程的详细记录,其中包括手术经过,麻醉方法、深度以及术中输血、输液和其他药物使用情况,这些都是保险理赔的重要依据。医嘱单为医保部门审核医疗费用提供准确信息,有利于患者和医保部门共同对医院医疗行为进行监督检查,也为统筹基金的支付和管理提供客观依据,以使社保机构能有效控制医疗费用的开支,确保统筹基金的合理使用。

(四) 完整的病案使医疗保险机构理赔有了可靠依据

不完整的病案,不仅反映出医疗质量的不严谨,也给临床诊治带来困难,给医疗事故、医疗纠纷的处理和法律责任的鉴定制造障碍。因此,病案的完整性是发挥其使用价值的必然要素,也是医疗保险机构进行理赔的重要依据。随着医疗体制的改革,为了合理使用有限的资源,各医院都普遍提高了病床周转率,减少了病人平均住院天数。但是,由于一些检验报告滞后归档,在病人出院时正式的病理诊断报告还未完成,这就需要医生在得到各种检验报告后及时归入病人的病案中,以使病案的完整性得到保证。

二、更好地发挥病案在医疗保险中的应用效果

(一) 切实提高病案质量管理水平

病案质量水平的提高,应该采取的措施包括:现行法律下,有举证责任倒置的要求,一旦病人向法院起诉医院并涉及病案时,医院必须向法院提供病案记录,提供医院无过错的证据。所以,应该把病案质量管理当一把手工程来抓,提高领导重视程度,加大资金投入力度,成立由单位一把手牵头的病案管理委员会,每年均有足够的预算投入并落实到位,包括人员配备、设施购置、制度建设等各方面都要得到充分保障。由于历史原因,病案管理工作没有得到足够重视,病案管理人员流动性大,来自护理岗位居多,虽然有一定的基础知识和临床经验,但一般未参加过正规的病案知识学习,因此必须采取多种形式、多种途径的手段加大对病案人员的培训力度,提升其服务意识,增强病案质控的全程意识和全员意识,在全员参与的情况下建立并完善四级质量监控组织,组成以科室为一级监控、门诊部为二级监控、病案室为三级监控、病案质量管理委员会为四级监控的监控体系,保证病案质量监控管理落到实处,同时,引进包括基础质量形成过程中的质量和终末质量三个环节在内的全程控制,增强全员意识,运用医院分级管理的约束机制,推动医院管理层和职能部门高度关注,切实将病案作为培养医务人员临床技能的工具和评价工作质量的基本手段,增强责任心。对病案

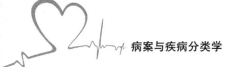

实行量化管理要以国家法律法规为依据,结合自身单位实际,制订一系列合理可行的病案管理制度和岗位规范,使病案质量管理工作有章可循,有据可依,在形成保管利用的全过程都必须遵循法律法规和满足行业管理标准制度的要求,这样才能保障病案信息的客观性、公证性、科学性,从而保护医患的合法权益,从根本上提高病案管理质量。提高病案书写质量,应填项目必须填写正确、完整,要求医生书写规范的疾病诊断名称,疾病编码人员也要有高度的责任心和熟练的编码技术,特别是正确的疾病和手术操作分类编码,关系到理赔的费率。病案质量监控主要是通过建立科学的指标体系和评估系统,来了解各级医务人员履职情况,对各种质量目标标准制度进行有效地监测和评价,持续改进,使质量体系更加完善。为此,医院应该通过开发、引进适合自身需要的病案管理系统来提升自身的管理水平,从而达到提高病案质量管理的目的。

(二)提高 ICD 编码准确性,为理赔支付创造条件

医疗费用支付所采用的动态均值定额结算支付形式是建立在疾病种类核算基础上,而疾病种类核算则离不开疾病的分类以及影响疾病各类费用的各种因素,如疾病的临床分型、病情轻重程度、疾病转归、治疗方式及过程,医院等级。疾病分类不仅直接影响到病种核算的准确性,而且对各种并发性疾病、病情轻重程度、治愈等级等诸多疾病因素都具有直接或间接性的影响,作为证明病种医疗保险费用标准的依据,疾病分类工作非常重要,要严格按照国家卫健委规定使用的国际疾病分类(ICD)作为疾病分类的统一标准,大力推进 ICD 编码在医疗费用控制、医疗质量控制、医疗保险付款管理等方面的应用,使 ICD 编码直接参与医院和社会的管理。

(1)疾病分类是病案管理的重要一环。作为制订病种医疗保险费用标准的依据,病种医疗保险费用标准的制订首先应使用国际疾病分类(ICD)对疾病进行规范化、标准化、系统化的分类。

(2)利用病种分类做好保险审核综合分析工作。医疗保险机构在管理方面的一个重要手段就是保险审核,对医院各种卫生服务指标进行监测控制。但是,在同级同等医院之间,由于其硬件建设和技术水平的不同,疾病结构可能不一样,收治大、重病病人的比率可能不同,这使医院可能突破均值定额线而出现亏损。在这种情况下,可利用病案首页各项内容进行多项交叉检索,把检查结果进行综合分析,根据实际情况进行调整,有利于保险审核综合分析。

(3)利用病案管理信息系统,按病种分类检索,对医疗费用的各种参数进行分析和调整,有利于处理好医疗保险机构、医疗单位、参保单位三者的关系。在医疗服务过程中,医疗保险机构、医疗单位、参保单位对医疗保险费用的支付都有各自的权利和义务:医疗保险机构负责标准的制订和医疗费用使用的监督,医疗单位关注的是在充分考虑医院补偿机制中存在问题、人口老龄化对医疗保险的影响、医疗安全保险(医疗事故)、工伤保险、特殊病种(恶性肿瘤、慢性肾衰等)和特殊人(离休人员)等因素后,医院的利益是否得到保障,而参保

单位则对医疗服务质量最为关心。这些因素都要求对影响医疗费用的各种参数进行必要地综合测算,才能满足三者不同的要求。

(4) 随着时间和物价指数的变化,为了保证医保理赔的合理性和准确度,病种医疗保险费用标准要在一定时期内进行调整,病种分类为病种医疗保险费用标准的修正提供有价值的参考数据。

(5) 利用病种分类检索对特殊病种(指恶性肿瘤、慢性肾衰等)、特殊人(指离休人员)进行分析,了解其分布、投入情况,使医院做出准确的对策,避免由于未对此类病种或病人结算单列所造成的医保纠纷。

(三) 保证病案的及时提供和正确保管

(1) 病案作为保险理赔和支付的重要依据,要求病案管理人员做到病案的及时收回,及时整理、装订、录入、上架归档,坚持和完善病案借阅制度,杜绝病案遗失。

(2) 病案保管工作的好坏,直接影响病案的供应和使用。因此,制订严格的管理制度,运用科学的管理方法,落实责任制,是确保病案完好无损的重要手段。

第七节　基于病案的数据挖掘和分析

临床数据挖掘与管理决策支持系统是基于信息共享平台的 SOA 开放式构架,为医院医疗提供智能化临床数据挖掘与管理决策支持功能。对于信息的展示方式,采用报表、各类统计图、趋势分析图和仪表盘等技术,把重要的决策支持信息整合在一起,便于综合判断决策。管理决策支持系统帮助监管医院运营、医疗质量、卫生资源利用、疾病预防与控制等方面。临床数据挖掘与管理决策支持需要从数据仓库的构建开始。

数据收集沉淀,目前临床业务中各个系统模块都已经在医院正常运行,并且沉淀出一批有价值的数据信息。医院多个业务系统的数据为数据挖掘奠定了数据基础。

数据仓库的构建,数据建模的软件技术已趋于成熟,硬件的发展也为收集整合各个业务系统数据提供了强有力的硬件条件。通过构建数据仓库完成数据抽取,根据抽取的大量数据,找出隐藏在数据之后的规律、规则、模式等。

从临床使用者的角度来说,数据挖掘最重要的目的是为临床诊疗服务,能够提供诊疗信息的预测、展示、预估和分析。从医院管理者的角度来说,数据挖掘的最终目的是需要提供相应的管理决策。从系统技术人员的角度来说,目前已经积累了很多的经验和知识,实现基于病案数据的数据挖掘分析是完全有能力的、可行的。

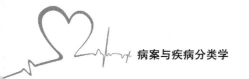
一、病案数据的现状

病案数据分为广义病案数据和狭义病案数据。无论是狭义的病案还是广义的病案，如果医院的病案数据不同，产生的病案数据质量也完全不一样。

关于目前病案数据的现状总体分为三类：

（1）信息化系统完善，希望利用数据来提高医院的运营、管理。这类医院规模化、信息化程度相对较高，病案数据质量相对较高。他们一般分布在各个省会城市，经济比较发达的地区。医院医疗质量控制相对较高，信息化程度完善，重视病案基本数据内容的获取和整理。

（2）信息化较为完善，管理层不重视病案、统计的管理。病案数据质量一般，缺项比较严重。病案数据质量只能满足国家规定的基本的统计报表。这类医院一般在各地级市，仅仅满足了国家政策性要求，信息化程度较高，但管理理念跟不上，对数据的认知程度比较保守。

（3）信息化程度一般，信息化管理只是局限于医院内部的费用管理、医生的医嘱管理、药房的药品管理部分。针对综合管理与统计分析，数据量不是很大，沉淀抽取的数据意义也不是很大。这类医院一般为县级医院以及非三甲医院。

二、基于病案数据挖掘系统的举例分析

（一）基于门诊病案的诊断关联数据挖掘分析

以某三甲医院为例，在对近一年的门诊病案数据进行挖掘分析后发现，部分患者在就诊当天有多次的挂号记录。排除临时号和退号，以及简易门诊挂号的情况，对患者当天有效挂号记录的就诊信息（患者信息、挂号时间、科室名称）进行筛选、抽取，得出的结果如表 9-1 所示。从该表可以看出，有的患者多次挂号科室为同一科室，只是医生不同，这种情况有可能是患者希望多找几名医生来确认病情，而有的患者则多次挂号科室为不同科室。

表 9-1　同一患者当天多次就诊不同科室分类明细表

患者姓名	挂号日期	科室名称
陈保文	2015/9/29 8:58:30	神内一门诊
陈保文	2015/9/29 17:08:25	血液二内科
张晨晨	2015/9/29 9:02:28	骨科六门诊
张晨晨	2015/9/29 9:23:29	骨科三门诊
王亚南	2015/9/29 9:02:44	消化二科门诊
王亚南	2015/9/29 9:36:50	消化五门诊

假设[A,B]=C，其中 A 代表患者当天第一次就诊的科室名称，B 代表患者当天第二次就诊的科室名称，C 代表患者数量。以表 9-1 的数据为基础，按照先后就诊的科室名称进行归类，统计分析近一年来在当天曾有两次就诊记录的患者数量，结果如表 9-2 所示。

表9-2 患者当天就诊多科室的人数统计表

[内分,内分]=4 670	[生殖,内分]=1 827	[皮肤,整形]=1 844
[内分,眼科]=1 538	[生殖,心内]=1 790	[皮肤,眼科]=1 652
[内分,妇科]=1 337	[生殖,妇科]=1 383	[皮肤,妇科]=1 428
[内分,皮肤]=1 132	[生殖,泌外]=1 013	[皮肤,儿科]=920
[内分,甲状]=1 012	[生殖,呼吸]=867	[皮肤,泌外]=918
[儿科,儿科]=4 683	[消化,消化]=4 836	[神内,神内]=3 989
[儿科,皮肤]=1 455	[消化,心内]=1 977	[神内,骨科]=3 138
[儿科,眼科]=1 421	[消化,妇科]=1 616	[神内,心内]=2 203
[儿科,儿外]=1 284	[消化,呼吸]=1 541	[神内,眼科]=1 908
[儿科,鼻科]=913	[消化,神内]=1 537	[神内,精神]=1 653
[儿科,急诊]=847	[消化,骨科]=1 147	[神内,神外]=1 511

以"[神内,骨科]=3 138"为例,在近一年的时间里,有3 138位患者在就诊当天先后看了神经内科和骨科。是什么原因使这些患者在就诊当天同时看了两个似乎毫不相干的科室呢?进一步对这些患者的诊断信息进行筛选、统计得出结果,如表9-3所示。

表9-3 神内科和骨科的诊断信息统计表

神内科诊断	骨科诊断
头痛、头晕	颈椎病
头晕查因	颈椎病
头晕	颈椎病
头痛	待查
头晕	头晕待查
颈椎病	颈椎病
查因	腰椎间盘突出症
头痛	颈椎病
周围神经病变	颈椎病
头痛	颈椎病
脑梗死	颈椎病
头晕查因	颈椎病
脑梗死	腰椎管狭窄症
腰椎间盘突出症	LDH
头晕查因	QWE

根据表9-3显示的对应信息进行挖掘分析后得出,在神经内科的诊断描述中,含有头晕、头痛等症状的患者,在骨科就诊时被诊断为颈椎病。依照这个结论同样可以推断出患有颈椎病的患者很有可能会伴有头晕、头痛等症状。通过对当天先后就诊多个科室的患者诊断信息进行挖掘分析后发现,某种疾病与某些症状可能存在关联性。它提供了有价值的数据信息,为医生下一步的临床治疗指明了方向,也为专家的医学研究提出了新的课题,最终达到提高医疗水平、提升科研能力的目的。

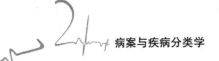

(二) 基于患者费用信息的决策支持挖掘分析

针对患者费用信息的挖掘分析,能够使医院随时掌握收支情况、报销比例等信息,及时调整工作方向,对决策起到支持作用。

对于医院运营管理来说,新农合患者数量庞大,也是医院收入的重要来源,应尽量服务好这类群体,并根据新农合患者的特点调整医院管理策略,必要时应成立专门的新农合部门,提供有针对性的帮助。同时,医院应实时掌握新农合报销结算的收支情况,进一步对各县市的医保费用、结算情况等信息进行挖掘分析,制订更为细化的管理方案,为资金监管、催收费用提供数据支持。总之,利用住院患者的费用信息,进行多角度、深层次的挖掘分析,能够为医院运营提供强有力的数据支撑,指导医院管理工作,从而达到决策支持的目的。

(三) 利用数据挖掘系统提升门诊患者满意度

如何提升门诊患者满意度是一项综合而又细致的管理工作。需要门诊部优化门诊流程,合理配置门诊资源等。利用数据挖掘系统对门诊病案进行多角度、深层次的数据分析,发现内在问题,提出解决方案。根据 HIS 的门诊挂号信息、叫号系统的叫号信息、LIS 的检验信息、PACS 的检查信息、HIS 的费用信息等进行数据抽取。通过门诊病案数据源,结合挂号信息数据集进行挖掘分析。

第八节 其他现代技术在病案管理中的应用

一、微缩及影像技术病案

长期以来病案数量与日俱增,病案库房存储空间日趋紧张,已影响了纸质病案的存储与保管。病案资料采用影像缩微技术进行储存,有利于节省空间,一盘缩微胶卷大概如 10 个光盘叠加的体积。可存放纸质病历的缩微胶片 2 500 张左右,50~100 份。而且缩微胶片保存时间长,在理想的温度、湿度环境下可至少保存 100 年。《中华人民共和国档案法实施办法》第四章第二十一条指出:档案缩微品具有与档案原件等同的法律效力。

微缩病案是通过光学拍摄的方式,将原本记录在纸质载体上的病案信息缩小到胶片上加以保存。在提取信息的时候,需要依靠专门的阅读机器。这种做法的优点很多,比如微缩在胶片上的信息与纸质化的文件信息有同样的法律效力。原本纸质化的载体可以进行销毁,节省大量的存储空间。

随着技术的发展和进步,如今已研究开发出缩微数字一体化技术,并将之应用于病案数字化管理中。使用这种技术,可以将缩微技术和数码影像技术合二为一,一次完成两种影像的创新型技术。其原理是采用缩微数字拍照机一次拍摄档案,同步获得缩微胶片和数字影像。该技术一次性动用档案即可完成缩微、数字化两种加工需求,最大限度地保护了档案原件,降低了成本。两种影像——一对应,互为印证,缩微光点号与数字影像序号互为关联,既可利用数字影像方便浏览、查询和传输等优势,又可保证影像以缩微胶片形式存放的长期合法保存。

基于医院的信息化水平和电子病历自身的发展要求,缩微病案应满足以下几个要求。

（一）病历信息要完整

缩微病历文档的信息应覆盖病人在医院的所有诊疗项目,规定在院病人的住院病历内容要完整。

（二）病历信息要安全

安全性要求包含三个方面:保证数据本身的存储安全,保证信息的原始性和真实性,能达到作为法律依据所要求的安全性水平,能达到保护患者个人隐私的安全性要求。

（三）信息保持长期在线

现有的临床信息分散地存储于各个临床信息系统之中,随着临床信息系统的拓展,数据累积越来越多,越来越快。数据量的增大,增加了数据库的负担和安全风险,降低了临床信息系统的工作效率。因此,为保证当前医疗业务,过往病人病历信息在现有临床信息系统中难以长期在线保存。缩微归档系统应将病历信息集中存储并保持长期在线,方便对病历信息的浏览查询和共享交流。

二、疾病诊断与手术操作的在线编码

病案流程的改造,优化了工作流程,实现了病案数据的在线传送和共享,完善了电子病历管理系统功能。临床医师在电子病历系统书写疾病诊断及手术操作名称,与编码库的名称关联,找不到编码的诊断名称,可在描述框说明。患者办理出院后系统自动将病历传送至病案科,编码员必须在 24 小时内对病案首页的出院诊断及手术操作的 ICD 编码进行在线审核,更正、补充错漏疾病诊断和手术操作编码。病案首页编码审核完成,病区打印审核后的完整病案。病案科回收的病历即已完成出院诊断及手术操作的国际疾病分类编码,取消了纸质病案分类的环节。

三、全程质量监控

病案书写质量监控重点应放在病历运行过程中,终末书写质量检查,缺陷返修,反映不了病历的实时性。流程改造后,加强计算机网络在线病历的实时监控。病案质量监控工作重点放在病区的运行病历中,加大监控力度,通过系统对病历质量进行在线监控。系统软件

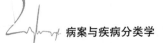

具备在线病历、出院病案的实时查阅功能,能对每一份病历做出对应的缺陷警示,例如,各项记录未在规定的时限完成,系统会及时发出警示。通过电子病历管理系统实现了对临床医师病历书写缺陷的反馈处理。系统自动检测病历缺陷功能,为临床医师病历书写提供了帮助。电子病历管理系统还提供大量规范的病历记录模板,与质控系统结合使用,大大方便了临床医师的病历书写。设专职病案质控人员对运行病历书写内涵质量进行全程控制,将检查出的问题通过系统及时反馈给临床医师,确保临床医师及时了解病历书写中存在的缺陷,并督促改进。便捷的系统功能,提高了质控部门的工作效率,使100%质检病历成为可能,确保了病案的内涵质量。

四、搜索引擎在病案管理中的应用

搜索引擎不仅仅是一项技术,而且实实在在的是一种产品,是一项很有前途的信息服务,也是竞争非常激烈的一个领域。现在的搜索引擎都是以商业应用为主,其技术一般都是保密的。国外的搜索引擎已经相当的成熟,例如 Yahoo,Infoseek 等,国内的搜索引擎虽然已经起步,但是较国外相比还有一定的差距。将搜索引擎技术应用于 CPR 中是将来发展的一个重要趋势。其益处为:在科研中可以快速地搜索需要的 CPR;在临床上可以快速地查询到 CPR 和既往检查结果等;快速地查询可以满足医院之间、医保部门和医疗相关部门对药品、检查等的查询需求。

五、指纹识别技术在病案管理中的应用

指纹识别技术是近年来发展很快的一种高新技术,是生物测定学身份识别技术的一种。该技术利用人类指纹的唯一性和不变性这种生理特征进行身份鉴定。在考虑局部指纹特征的情况下,只要比对部分特征点重合,就可以确认为是同一个指纹。在 CPR 中应用指纹识别技术有以下优点:指纹是唯一的,对医生而言,避免了因登录密码被盗用的可能,最大程度保证了医疗安全。对患者而言,避免了个人隐私等信息的泄漏,保证了个人资料的安全。

六、蓝牙技术在病案管理中的应用

蓝牙技术是近几年出现的,广受业界关注的近距无线连接技术。它是一种无线数据与语音通信的开放性全球规范,以低成本的短距离无线连接为基础,为固定的或移动的终端设备提供廉价的接入服务。蓝牙技术非常适用于内科医疗用具、医疗记录装置、诊断仪器和远程医疗等方面。无线收发器之间无须调整方向,中间可以有阻挡物,不需有直接视距,只要距离到达一定程度(视周围环境而定,10～100 m)便可自动发现对方,建立连接并进行数据的传输。CPR 中采用蓝牙技术有以下优点:临床医疗中数据的传输,比如心电图的传输几乎不会产生干扰,保证了数据传输的可靠性和准确性。在患者的监护过程中可以摆脱"有线"的束缚,可以自由地翻身或者活动,增加患者的顺应性。蓝牙设备价格很低廉,能在临床上

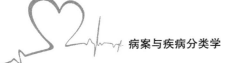

具备在线病历、出院病案的实时查阅功能,能对每一份病历做出对应的缺陷警示,例如,各项记录未在规定的时限完成,系统会及时发出警示。通过电子病历管理系统实现了对临床医师病历书写缺陷的反馈处理。系统自动检测病历缺陷功能,为临床医师病历书写提供了帮助。电子病历管理系统还提供大量规范的病历记录模板,与质控系统结合使用,大大方便了临床医师的病历书写。设专职病案质控人员对运行病历书写内涵质量进行全程控制,将检查出的问题通过系统及时反馈给临床医师,确保临床医师及时了解病历书写中存在的缺陷,并督促改进。便捷的系统功能,提高了质控部门的工作效率,使100%质检病历成为可能,确保了病案的内涵质量。

四、搜索引擎在病案管理中的应用

搜索引擎不仅仅是一项技术,而且实实在在的是一种产品,是一项很有前途的信息服务,也是竞争非常激烈的一个领域。现在的搜索引擎都是以商业应用为主,其技术一般都是保密的。国外的搜索引擎已经相当的成熟,例如 Yahoo,Infoseek 等,国内的搜索引擎虽然已经起步,但是较国外相比还有一定的差距。将搜索引擎技术应用于 CPR 中是将来发展的一个重要趋势。其益处为:在科研中可以快速地搜索需要的 CPR;在临床上可以快速地查询到 CPR 和既往检查结果等;快速地查询可以满足医院之间、医保部门和医疗相关部门对药品、检查等的查询需求。

五、指纹识别技术在病案管理中的应用

指纹识别技术是近年来发展很快的一种高新技术,是生物测定学身份识别技术的一种。该技术利用人类指纹的唯一性和不变性这种生理特征进行身份鉴定。在考虑局部指纹特征的情况下,只要比对部分特征点重合,就可以确认为是同一个指纹。在 CPR 中应用指纹识别技术有以下优点:指纹是唯一的,对医生而言,避免了因登录密码被盗用的可能,最大程度保证了医疗安全。对患者而言,避免了个人隐私等信息的泄漏,保证了个人资料的安全。

六、蓝牙技术在病案管理中的应用

蓝牙技术是近几年出现的,广受业界关注的近距无线连接技术。它是一种无线数据与语音通信的开放性全球规范,以低成本的短距离无线连接为基础,为固定的或移动的终端设备提供廉价的接入服务。蓝牙技术非常适用于内科医用具、医疗记录装置、诊断仪器和远程医疗等方面。无线收发器之间无须调整方向,中间可以有阻挡物,不需有直接视距,只要距离到达一定程度(视周围环境而定,10~100 m)便可自动发现对方,建立连接并进行数据的传输。CPR 中采用蓝牙技术有以下优点:临床医疗中数据的传输,比如心电图的传输几乎不会产生干扰,保证了数据传输的可靠性和准确性。在患者的监护过程中可以摆脱"有线"的束缚,可以自由地翻身或者活动,增加患者的顺应性。蓝牙设备价格很低廉,能在临床上

字化管理中。使用这种技术,可以将缩微技术和数码影像技术合二为一,一次完成两种影像的创新型技术。其原理是采用缩微数字拍照机一次拍摄档案,同步获得缩微胶片和数字影像。该技术一次性动用档案即可完成缩微、数字化两种加工需求,最大限度地保护了档案原件,降低了成本。两种影像一一对应,互为印证,缩微光点号与数字影像序号互为关联,既可利用数字影像方便浏览、查询和传输等优势,又可保证影像以缩微胶片形式存放的长期合法保存。

基于医院的信息化水平和电子病历自身的发展要求,缩微病案应满足以下几个要求。

（一）病历信息要完整

缩微病历文档的信息应覆盖病人在医院的所有诊疗项目,规定在院病人的住院病历内容要完整。

（二）病历信息要安全

安全性要求包含三个方面:保证数据本身的存储安全,保证信息的原始性和真实性,能达到作为法律依据所要求的安全性水平,能达到保护患者个人隐私的安全性要求。

（三）信息保持长期在线

现有的临床信息分散地存储于各个临床信息系统之中,随着临床信息系统的拓展,数据累积越来越多,越来越快。数据量的增大,增加了数据库的负担和安全风险,降低了临床信息系统的工作效率。因此,为保证当前医疗业务,过往病人病历信息在现有临床信息系统中难以长期在线保存。缩微归档系统应将病历信息集中存储并保持长期在线,方便对病历信息的浏览查询和共享交流。

二、疾病诊断与手术操作的在线编码

病案流程的改造,优化了工作流程,实现了病案数据的在线传送和共享,完善了电子病历管理系统功能。临床医师在电子病历系统书写疾病诊断及手术操作名称,与编码库的名称关联,找不到编码的诊断名称,可在描述框说明。患者办理出院后系统自动将病历传送至病案科,编码员必须在 24 小时内对病案首页的出院诊断及手术操作的 ICD 编码进行在线审核,更正、补充错漏疾病诊断和手术操作编码。病案首页编码审核完成,病区打印审核后的完整病案。病案科回收的病历即已完成出院诊断及手术操作的国际疾病分类编码,取消了纸质病案分类的环节。

三、全程质量监控

病案书写质量监控重点应放在病历运行过程中,终末书写质量检查,缺陷返修,反映不了病历的实时性。流程改造后,加强计算机网络在线病历的实时监控。病案质量监控工作重点放在病区的运行病历中,加大监控力度,通过系统对病历质量进行在线监控。系统软件大量应用。

七、示踪系统在病案管理中的应用

随着医疗行业的蓬勃发展,病案的利用率得到空前的提高。医院病案流通示踪贯穿于医院病案管理的全过程,记录了病案由产生到使用再到最终封存或销毁的整个活动过程,其结构和流程也是围绕病案的建立、整理、编目、质控、保管和使用来设计的,不但要考虑到病案在借出病案科以外的登记和追踪,还要利用条形码系统扫描,记录病案在病案科内部流通的交接信息。病案示踪系统的应用可提高病案流通管理的工作效率,解决因手工操作造成的管理难点,精确每份病案的动态,缩短查找时间,及时提供查询信息。

（一）追踪病案出入库的情况

病案示踪系统利用计算机对病案库中的病案进行分级,跟踪其去向,其功能如下：

1. 病案入库登记：回收病案时通过扫描首页的条形码获取患者的姓名、科室、回收日期等信息完成入库登记。

2. 病案出库登记：从病案库中调出的所有病案,出库时要进行登记,通过扫描首页的条形码获取患者的姓名、科室、出库日期等完成出库登记,并打印出来由借阅人签收。

（二）及时准确的病案查询

将查询病案患者的姓名或住院号输入,或扫描病案条形码,即可马上显示患者的病案资料和去向。

（三）加强病案监控,防止病案丢失

患者出院后,该系统能够调用入院处的出院患者的登记信息,分科打印出患者的姓名、病案号、出院日期,派人定期下科室收回病案,以保证病案及时归档,防止病案丢失。当患者回院复查挂号后,示踪系统自动将挂号患者从登记处转出,同时把需要送往门诊复查的病案号、患者姓名、所挂科室和医师姓名打印出来,与病案一起送往门诊签收,从而防止门诊病案丢失。

（四）节省时间,提高工作效率

传统的手工查询病案往往需要花费大量的时间和精力,病案示踪管理系统只需要把患者的姓名和住院号输入,或者扫描病案的条形码就可查询到病案的去向,以及进行病案的签出、签入、借阅等操作,提高医务人员的工作效率。

（五）挖掘数据,加强管理

示踪系统在病案的流通和控制中清晰地反映了病案科的运行现状,通过对示踪系统数据进行科学的分析,可以帮助病案管理决策部门发现存在的问题,并以此为据制订新的管理模式,分配医疗资源,改善服务流程,提高服务质量。

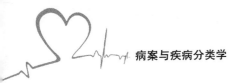

八、条形码技术在病案管理中的应用

条形码技术是一种信息自动识别技术,其采用条形码作为信息的存储和传递媒介,使用光扫描方法对条形码的信息进行阅读。条形码技术设备通常作为计算机的一种数据终端,通过机器阅读将数据迅速准确地传递给计算机,使信息得以存储。

条形码技术的优点:

(1) 条形码作为图形信息技术,与文字技术相比,其图形简单、容易识别、操作简单。

(2) 采集信息量大、速度快。根据光扫描的幅度,一般使用光笔扫描,每次可以采集80位字符信息。采集信息的速度,使用光笔或扫描器,只需不到一秒钟的时间即可完成。

(3) 可靠性强。使用该技术的误差率仅在几百万分之一,它不受任何人为因素的影响,因此保证了信息采集的可靠性和准确性。

(4) 应用广泛,减轻劳动强度。随着信息化的发展,条形码在医院已经得到广泛的应用,能适用于多个场景,不仅可在病案管理中使用,还可进行药物管理、放射科胶片管理、医用耗材管理、医疗仪器和设备管理等。通过使用条形码识别技术,能极大地提高病案管理的工作效率,使病案管理水平提升一个新的台阶。

在当今信息化时代,现代化新技术层出不穷,只有发达的设备和先进的技术才能适应社会的发展,医疗行业的病案管理应用信息化技术必是大势所趋。信息化技术推动了整个医疗行业管理手段的变革,让医院朝着高效化、科学化的管理方向大踏步前进。相信在未来的发展中,越来越多的新技术将会更快地投入到医疗行业中,为病案管理工作提供更便捷的服务。

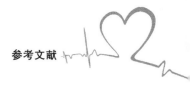

参考文献

[1] 刘新军,顾眉君.病案学[M].北京:中国劳动社会保障出版社,2002.

[2] 曹荣桂,刘爱民.医院管理学:病案管理分册[M].北京:人民卫生出版社,2003.

[3] 崔胜男,廖爱民,刘海民,等.住院病案首页填写项目权重体系的建立[J].中国病案,2017,18(9):18-21.

[4] 姜蕊,马云波.从档案角度看病案管理[J].中国病案,2016,17(11):29-30.

[5] 潘淮宁.病案科(室)建设管理规范[M].南京:东南大学出版社,2005.

[6] 陆薇.病案管理方法的研究进展[J].中国医院统计,2019,26(5):397-400.

[7] 周婧雅,赵青,廖爱民,等.每月开展病案首页编码质量控制对提高编码质量的效果初探[J].中国病案,2017,18(2):8-11.

[8] 郑金丹.疾病分类编码分类方法应用[J].解放军医院管理杂志,2019,26(4):344-346.

[9] 吴文健,刘颖.住院病案首页疾病分类编码分析与改进[J].中国病案,2016,17(7):19-21.

[10] 龚菊.ICD-10肿瘤编码准确性分析[J].中国病案,2016,17(10):32-34.

[11] 刘爱民.病案信息学[M].2版.北京:人民卫生出版社,2014.

[12] 曹荣桂.医院管理学:质量管理分册[M].北京:人民卫生出版社,2011.

[13] 中华人民共和国卫生部.2010国家卫生统计调查制度[M].北京:中国协和医科大学出版社,2010.

[14] 田京发,穆方,陈立新,等.随访中心在医院服务中的作用[J].中华医院管理杂志,2004,20(5):306-307.

[15] 陈金雄.电子病历与电子病历系统[J].医疗卫生装备,2010,31(10):1-4.

[16] 马锡坤,杨国斌,于京杰.国内电子病历发展与应用现状分析[J].计算机应用与软件.2015,32(1):10-12.

[17] 李玉芹,李伟.电子与纸质病历档案双重管理机制的探讨[J].管理观察,2014(15):186-187.

[18] 宓丹.病历档案的信息化管理与应用[J].医学信息,2015,28(19):2.

[19] 袁雪莉.电子病历的现状与难点分析[J].计算机与现代化,2010(10):198-200.

[20] 曲蕴慧,王丽.数字签名和数字水印在电子病历中的应用[J].计算机与数字工程,2010,38(2):107-109.

[21] 袁波.电子认证在我院电子病历归档系统中的应用[J].中国医院管理,2011,31(2):56.

[22] 卫生部.卫生信息化建设电子病历成为重点[J].医院管理论坛,2010,27(6):6.